Ralf Vogt
Beseelbare Therapieobjekte

edition psychosozial

Ralf Vogt

Beseelbare Therapieobjekte

Strukturelle Handlungsinszenierungen in einer körper- und traumaorientierten Psychotherapie

Psychosozial-Verlag

Bibliografische Information Der Deutschen Bibliothek
Die Deutsche Bibliothek verzeichnet diese Publikation in der Deutschen Nationalbibliografie; detaillierte bibliografische Daten sind im Internet über <http://dnb.ddb.de> abrufbar.

Originalausgabe

Goethestr. 29, D-35390 Gießen,
Tel.: 0641/77819, Fax: 0641/77742
e-mail: info@psychosozial-verlag.de
www.psychosozial-verlag.de

Umschlagabbildung: © Ralf Vogt
Umschlaggestaltung: Christof Röhl
nach Entwürfen des Ateliers Warminski, Büdingen
Satz: Annika Schmitt
Druck: Majuskel Medienproduktion GmbH, Wetzlar
www.digitalakrobaten.de
ISBN 3-89806-357-7

Dieses Buch widme ich meiner Familie:

Irina,

Franz, Johanna,

Golo und Itke.

Ralf

Inaltsverzeichnis

Danksagungen

Der erste Dank gilt meiner Frau Irina für die praktische Hilfe in Inhalt und Form dieses Buches und als Motivatorin für den Schaffensprozess.

Fachliche Hilfe in Diskussionen zum Text habe ich von Prof. Dr. Heinz Hennig, Prof. Jürgen Guthke († 2004), Prof. Dr. Frank Piontek, Dr.Dr. Peter Geißler, PD Dr. Konrad Reschke, Dr. Tilman Moser, Dr. Sabine Trautmann-Voigt und Dr. Bernd Voigt erhalten. Vielen Dank dafür!

Technische Hilfe in der Manuskriptherstellung erfuhr ich durch Sylvia Pötzsch, Sven Teresniak, Christin Müller und Janine Stiller. Ebenfalls ein großes Dankeschön an sie!

Letztlich wäre das Buch ohne die bereitgestellten Therapiematerialien meiner Patienten und fotografische Hilfe meiner Nachbarn nicht möglich gewesen. Vielen Dank an Sie Alle!

Meine tiefe Wertschätzung und meinen Dank für das geschenkte Vertrauen möchte ich allen Patienten sagen, deren Therapieprozess ich in Fallvignetten skizziert habe. Danke!
Ich habe versucht, ihren oft schmerzlichen Selbsterfahrungen durch meine Notizen eine bleibende Erinnerung zu geben!

Abschließend möchte ich mich auch bei meinen Handwerkern bedanken, die mit viel Können und Experimentierliebe an der Herstellung und Vervollkommnung der therapeutischen Objekte gearbeitet und getüftelt haben. Vielen Dank für ihre solide und aufgeschlossene Hand- und Kopfarbeit.

Zu guter letzt möchte ich mich auch bei einer Reihe von jungen Kollegen bedanken, die mich in Weiterbildungsseminaren von der Notwendigkeit des Buches überzeugt haben. Vielen Dank!
Ich hoffe, ich konnte Ihnen etwas von ihrer kreativen Neugier zurückgeben

Leipzig, Februar 2004 *Dr. Ralf Vogt*

Geleitwort – Professor Dr. Heinz Hennig

Es ist durchaus nicht selbstverständlich, dass sich ein in eigener Praxis niedergelassener Psychotherapeut der Mühe unterzieht, seine Erfahrungen in einer schlüssigen Konzeption zusammenzufassen und diese in einer umfangreicheren Publikation zur Diskussion zu stellen.

Als Psychoanalytiker und Körpertherapeut beschreibt der Autor einen körperbewegungs- und traumaorientierten, beziehungsmutuellen Behandlungsansatz, den er unter Einbeziehung sogenannter beseelter Therapieobjekte für Einzel- und Gruppenarbeit entwickelt hat.

Unschwer lässt der Titel des Buches erkennen, dass Handlungsaspekte das tiefenpsychologisch bzw. analytisch orientierte Vorgehen wesentlich akzentuieren. Die durchgehend pragmatische Sichtweise des Verfassers spricht in Sonderheit den praktizierenden Psychotherapeuten an, zumal der integrative Ansatz mit einer Reihe von Fallbeispielen nachvollziehbar illustriert wird.

Verdienstvoll ist ferner, dass in einem gesonderten Kapitel erste empirische Untersuchungsergebnisse zur Arbeit mit der strukturellen handlungsorientierten Psychotherapie vorgelegt werden.

Vielfach überrascht der Autor den fachkundigen Leser mit mutigen Technikkombinationen, die durchaus geeignet scheinen, über bisher weniger bekannte Symbolisierungsmedien einen dynamischen Prozess in Gang zu setzen.

Damit liegt ein weiterer Beitrag zu multimodalen Denkansätzen in der psychotherapeutischen Arbeit vor, der zugleich ein Baustein zur Überbrückung mancher Gräben zwischen unterschiedlichen methodischen Ansätzen sein kann. Insofern können diese Arbeitsergebnisse einer kreativen Zusammenarbeit von Vertretern verschiedener Therapiekonzepte durchaus förderlich sein.

Dem vorliegenden Werk wünsche ich viele interessierte Leser und dem Autor eine lebhafte und konstruktiv-kritische Diskussion mit Ihnen.

Halle, Februar 2004 *Prof. Dr. Heinz Hennig*

1. Einleitung

1.1 Vorbemerkung für Kollegen

In diesem Buch zu einer universell strukturierten Psychotherapie möchte ich dem interessierten Kollegen und Leser mein Konzept von einer wirksamen Psychotherapiearbeit vorstellen. Dieses Konzept habe ich in den letzten zehn Jahren entwickelt und in den vergangenen drei Jahren mit Hilfe meiner Frau Irina immer wieder modifiziert und für verschiedene Herangehensweisen an schwierige Symptombilder geöffnet. *Universell* hat dabei für mich die Bedeutung von *relativ einfach anwendbar und relativ vielfältig nutzbar*. Strukturell heißt in meiner Auffassung hauptsächlich, dass die Schritte hierarchisch aufgebaut, gut nachvollziehbar und konkret begründet sein sollen.

Ausschlaggebend für die vielen experimentellen Veränderungen des Settings in meinem Therapieansatz waren immer wieder Patienten, die mir unermüdlich mit einfachen oder differenzierten Rückmeldungen Einsicht in ihre innere psychische Verarbeitung der zu verändernden Problematik und die dabei auftretenden Barrieren gaben. Um ihren ehrlichen Bemühungen um Selbsterfahrung Raum für neue Chancen zu geben, entwickelte ich neue Wege der therapeutischen Arbeit oder versuchte bekannte Therapieverfahren in anderer Art und Weise zu verknüpfen.

Natürlich habe ich wie jeder Therapeutenkollege auch in einem Großteil meiner Behandlungsfälle ganz konventionell die Psychotherapierichtlinien der Bundesrepublik Deutschland nach besten Lehr- und Selbsterfahrungswissen eingehalten. Aber es waren gerade die »nicht so einfach lösbaren« Fälle, welche mich länger beschäftigten und mit denen ich andere Zugangswege suchte – ohne die bekannten Verfahrenswege der etablierten Psychotherapie über den Haufen werfen zu wollen.

Ich hatte Katathymes Bilderleben, tiefenpsychologische Psychotherapie (in Form psychodynamischer Einzeltherapie), Psychoanalyse, analytische Körperpsychotherapie sowie systemische und lösungsorientierte Familientherapie mit Vollabschluss erlernt und andere Verfahren wie Hypnotherapie, Verhaltenstherapie mit Psychodramaorientierung, Gestalttherapie, Pessotherapie, bioenergetische Therapie u.a. in wichtigen Bestandteilen kennengelernt.

In meinem strukturellen Therapieansatz habe ich meine erlernten Herangehensweisen zu einem universellen Therapieansatz verschmolzen, in welchem mein spezifischer Ansatz der Verwendung von Symbolisierungsmedien und der traumaorientierte Therapieansatz meiner Frau eine zentrale Bedeutung haben. Über diese breite Verknüpfung und gleichzeitige Akzentruierung möchte ich mit ihnen diskutieren. Die Begriffserklärungen zur Verwendung der Fachtermini im Konzept der universellen Psychotherapie finden sie zum Nachschlagen im Anhang des Buches (sh. 8.3 unten).

Für Rückmeldungen jedweder Art habe ich meine Korrespondenzadresse angegeben.

1.2 Ziel des Buches

Ich habe als niedergelassener Praktiker recht mühevoll und frühzeitig daran geforscht, *konkrete Strukturen* für das konzeptgeleitete Einrichten eines Settings sowie Abfolgen für Interventionen zu finden – ohne das dadurch die Besonderheit der zwischenmenschlichen Therapiebeziehung verhindert oder zu künstlich-abstrakt entseelt wird. Mit dieser Strukturierung strebe ich an, die Therapieschritte für Klienten wie für Therapeuten übersichtlicher und erlebnisaktiver zu gestalten.

Effektives Arbeiten verlangt nach Kriterien: Was? Warum? Zu welchem Zeitpunkt? Bei welchem Patienten therapeutisch indiziert einzuleiten ist? Weiterhin fragte ich, wie man einen Therapieprozess mit welchen Abstufungen möglicher Durchlaufvarianten unterstützen, katalysieren und nachträglich beurteilen kann? Dabei sollte der Patient sehr aktiv sein und soweit als möglich den Verlauf der Therapie mitbestimmen.

Nach meiner Ansicht brauchen wir als Therapeuten dazu praktikable Strukturen, die ein störungsrelevantes Modell des vorliegenden Problems *auch für den Patienten sichtbar machen helfen*. Zugleich sollten sie auch in der Beziehung des *Hier und Jetzt spontane und sofort sichtbare Lösungsressourcen zur Störungsüberwindung* wecken bzw. zu geeigneten Experimenten einer Veränderungsforschung ermuntern.

Die Lösungen sind ihrerseits wiederum auf Tauglichkeit für den Kontext der Verhaltenssituation in der Therapiestunde und des Problemfeldes in der Lebensumwelt zu prüfen.

Da Patient und Therapeut in diesem mehrdimensionalen Therapieansatz partnerschaftlich-kooperativ, intuitiv verwoben und zuweilen auch in einer gemeinsamen regressiven Atmosphäre arbeiten, habe ich das Beziehungsmodell der spezifischen flexiblen zwischenmenschlichen Arbeitsstrukturen *beziehungsmutuell* genannt.

Das Auflösen von uneffektiven – z.T. festgefahrenen – »Dauerübertragungen« hat mich auch lange beschäftigt. Als gewisse Lösung erkannte ich schließlich Therapiehilfsobjekte, die nicht nur *Therapiewerkzeuge des Fachmannes* sein dürfen, sondern auch übergangsweise wichtige Übertragungsseiten eines alten oder gegenwärtigen Beziehungsproblemes mit übernehmen können. Als diese Idee immer besser funktionierte, begann ich sogar zielgerichtet »Übergangs-Übertragungs-Objekte« als Therapiemedien zu bauen, damit schwierige therapieförderliche atmosphärische Bedingungen für mich als Therapeuten, relativ unabhängig von meinem Alter, Geschlecht und persönlicher Körperausstrahlung, herstellbar waren. Wichtig waren für mich bei dem Bemühen zur Konstruktion neuer Objekte bzw. zum Aufbau neuer Beziehungsstrategien und Rollenspiellösungsstrukturen, dass ich diese *Strukturveränderungen nicht aufgrund von Selbsterfahrungsdefiziten* als Therapeut oder *ungeklärten erzwungenen Beziehungsdrucksituationen* des Patienten einführte und heute einbaue. Erst durch das *gemeinsame Erfassen* und Durcharbeiten der Beziehungskollisionspunkte oder -plateaus wird eine therapeutische Settingveränderung begründet und durch eine konkrete Indikation belegt .

Diese neuen Settingstrukturen veränderten wiederum auch die vom Therapeuten erlebte Arbeitsbeziehung zum Patienten. Es entstand ebenfalls eine Form neuer Beziehungskonflikte, denen ich nicht in der erlernten klassischen Art und Weise als Therapeut begegnen konnte und wollte. So begann ich mehr *an als in der Übertragungsbeziehung* zu arbeiten und ein *wenig dynamisierendes Therapieklima* zu schaffen. Ich kombinierte gruppentherapeutische Arbeit mit einzeltherapeutischen Behandlungseinheiten, da sich hierdurch auch Übertragungs- und Introjektperspektivwechsel zum Teil noch besser arrangieren ließen. Außerdem zeigte sich, dass die Arbeit mit *vertiefenden Rollenspielen* die Einsichtsfähigkeit und Lösungskompetenz des Einzelnen deutlich verbessern und *durch eine Gruppe* i.S. von erweiterten Regressions- und Progressionsfähigkeiten erweitern lässt.

Die ersten Evalutionsergebnisse zum Ansatz struktureller Handlungsinszenierungen in einem universellen Therapierahmen stimmen meine Frau und mich optimistisch.

Dennoch sind mehr testmetrische Vergleiche und Interratereinschätzungen notwendig, um allgemeingültigere Aussagen treffen zu können. Der interessierte Kollege möge mir das als niedergelassenen Praktiker nachsehen, weil diese Dinge mehr Zeit und Aufwand benötigen, was nur größere Teams oder Institutionen leisten können. Wenn das Buch aber in diesem konkreten heutigen Berichtsstand zur Diskussion, partiellen Nachahmung oder eigenen Experimenten ermuntert, wäre ich überaus erfreut!

2. Theoretischer Hintergrund

2.1 Auseinandersetzung mit gegenwärtigen psychotherapeutischen Ansätzen, Settings, Postulaten

2.1.1 Einleitung

Die Auseinandersetzung mit den gegenwärtigen psychotherapeutischen Strömungen ist aufgrund der großen Anzahl von Haupt- und Nebenströmungen nicht einfach. Sie kann in diesem Abschnitt auch nur punktuell erfolgen und beruht auf Ausschnitten von persönlicher Erfahrung, die im Rahmen von Weiterbildungsseminaren oder Ausbildungsschritten in diesen Verfahren gemacht wurden. Ich verstehe meine Bemerkungen nur als subjektive Erfahrung und führe sie an, um sie dadurch erstens zu würdigen und zweitens weil ich in kritischer Auseinandersetzung mit diesen Konzepten, den eigenen Therapieansatz zu strukturellen Handlungsinszenierungen in einem universellen Kontext ableite.

2.1.2 Tiefenpsychologisch-analytische Ansätze

Die tiefenpsychologisch-analytische Psychotherapie ist die älteste Psychotherapieform im deutschsprachigen Raum (Freud (*1856–†1939), Ges. Werke 1892–1939; Ferenczi (*1873–†1933) und Rank (*1884–†1939), 1924; Ferenczi, 1931, 1932; Jung (*1875–†1961), 1976; Adler (*1870–†1937), 1927, 1973; Balint (*1896 –†1970), 1970 u.v.a.). Moderne Herangehensweisen haben zwar mit den Prämissen des Begründers Freud (ges. Werke ebenda) – aber weniger mit der klassischen Auslegung und Umsetzung zu tun (König, 1991; Müller-Pozzi, 1991). In der Literaturfachwelt hat man sich erst spät mit den Hintergründen zu Freuds Einschränkungen im analytischen Setting beschäftigt (Kollbrunner, 2001; Stephan, 1992). Nach wie vor sind tiefenpsychologische und analytische Psychotherapieansätze in Deutschland weit verbreitete Qualitätsstandards und haben maßgeblich dazu beigetragen, dass Richtlinien entworfen wurden, die die Psychotherapie als Regelleistung der Krankenkassen gesetzlich etablierte (Faber und Haarstrick, 1991).

Von den Anfängen dieses Weges nach dem zweiten Weltkrieg unter anderen durch Dührssen (1962) oder Bräutigam und Christian (1973) bis zur heutigen tiefenpsychologisch-analytischen Methodenvielfalt wie sie bei Mertens (1993, Bd. I bis III), Sachse (1997) oder Reimer und Rüger (2000) und Wöller und Kruse (2001) überblickartig beschrieben sind, sind viele kreative Entwicklungen vonstatten gegangen. Der Ansatz von Fürstenau (2001) spiegelt bspw. eine kreative Synthese von analytischem und systemischen Herangehen wieder.

Der Fundus von Veröffentlichungen zur Übertragung, Gegenübertragung, zum Widerstand und zu psychischen Abwehrmechanismen ist immens und unbedingter Bestandteil meiner psychotherapeutischen alltäglichen Arbeit (vgl. Autorenlisten zu diesen Begriffen im Wörterbuch für Psychologie von Arnold, Eysenck, Meili, 1993). Tiefenpsychologisches und analytisches Wissen ist reich an Kontexterklärungen für Störungen und hilft mir deren ätiopathogenetische Entwicklung zu verstehen.

Probleme für mich als Tiefenpsychologen und Psychoanalytiker sehe ich in folgenden Momenten:

a) Das Setting ist in der Lehrmeinung noch zu sehr festgelegt auf die sitzende oder liegende Position des Patienten, wodurch *wesentliche Merkmale* menschlichen Verhaltens – die Bewegung und der Körper – nicht in der psychoanalytischen Sitzung in Interaktion gebracht werden können.
b) In der diagnostischen Ausrichtung sind klassische Ansätze noch zu sehr *defizitorientiert-feststellend und zuwenig lösungsorientiert.* Moderne Therapeuten wie Wöller und Kruse (2001) sind hier zwar zur Ressourcenorientierung übergegangen; sie behalten aber das sitzende Setting bei.
c) Die Ansätze von multimodaler tiefenpsychologischer und analytischer Psychotherapie, wie sie bei Maaz, Henning, Fikentscher (1997), Petzold (1988) oder Damm (1995) beschrieben werden, öffnen das Setting für mehr Bewegung und mehr Interaktion zwischen Patient und Therapeut. Leider fehlen aber noch Zuordnungsregeln, wann ein konkretes Setting zu wechseln ist und wie die Übertragungsbarrieren konkret abzubauen wären?
d) Die zwischenmenschliche Beziehungsarbeit steht in einer positiven Auslegung bei der interaktionellen Psychotherapie (Heigl-Evers u. Ott, 1994) sowie in der psychodynamischen Psychotherapie (Maaz, 1997) im Mittelpunkt. Es ist schade, dass sich die Therapeuten trotz klarer Resonanzorientierung in der Beziehung nicht in die *gemeinsame spontane* Bewegungsinteraktion *mit dem Patienten* begeben und sich vorrangig »verbal-reflektierend« oder »verbal-dynamisierend« in die Beziehung einbringen. Aufgrund dieser restlichen Distanz kann meiner Ansicht nach die übertragene Beziehungskonstellation nicht immer ausreichend abgebaut werden.

2.1.3 Verhaltenstherapeutische Ansätze

Geschichtlich gesehen entwickelte sich die Verhaltenstherapie in den 50-er Jahren des 20. Jahrhunderts aufgrund der unbefriedigenden Ergebnisse, die mit der tiefenpsychologisch-analytischen Behandlungsmethode erzielt wurden.

In der Verhaltenstherapie versuchte man lerntheoretische Ergebnisse der Tierforschung auf den Menschen zu übertragen (Pawlow, 1953; Skinner, 1953).

Die alte biosoziale Verhaltensforschung in Russland (bzw. der früheren Sowjetunion) um Lurija, Leontjew oder Wygotski versuchte weitergehend die Zusammenhänge von Sprache und Bewusstsein (Lurija, 1982), Tätigkeit und Bewusstsein (Leontjew, 1979) und Denken und Sprechen (Wygotski, 1986) in den 50-er bis 70-er Jahren zu erforschen, worauf sich eine sehr grundlagenforschungsorientierte, medizinische und philosophische Psychologie gründete, die vorrangig für wirtschaftliche und politisch-weltanschauliche Zwecke genutzt wurde.

Einige Prinzipien dieser Forscher aber – wie z.B. Wygotski Konzept der Diagnostik der »Zone der nächsten Entwicklung« sind bis heute fruchtbare Denkansätze moderner Leistungsdiagnostik und Verhaltenstherapie (vgl. Guthke, 1996).

Durch ein konsequent am sichtbaren Verhalten orientiertes Vorgehen konnten besonders im Bereich phobischer und Stressthematiken beachtliche Erfolge erzielt werden (vgl. Wolpe 1958 – zit. in Arnold et. al., 1993, S. 2462).

Heute konzentrieren sich Verhaltenstherapieforscher besonders auf die innerpsychischen Bewältigungsstile von vielen Alltags-, Stress- und Krankheitsbelastungen des Einzelnen (vgl. Schumacher, Reschke, Schröder, 2002), deren Erkenntnisse ich auch in meinem universellen Psychotherapieansatz nutze. Grawe (1998) konzipierte – als namenhafter Psychotherapieeffektforscher – einen sehr komplexen verhaltensorientierten Psychotherapieansatz, den er schlicht »psychologische Therapie« nennt. Hier versucht er die bisherigen Schwächen der Verhaltenstherapie, die ungenügende Beachtung der therapeutischen Beziehung und der familiären Störungsgenese, durch umfassende Beurteilungskonstrukte zu lösen, die er auch in die Effektforschung einbezieht. Auch diesen Ansatz sehe ich wegen seiner guten Strukturvorgaben in meiner psychotherapeutischen Arbeit ansatzweise als Modell an.

Insgesamt ist es den Verhaltenstherapeuten nach meiner Ansicht heute gelungen, aus der »kognitiven Ecke« herauszukommen und immer mehr die emotionale Seite einer Störung in die Behandlung einzubeziehen (vgl. Ellis, 1977; Beck, 1974; Smucker, 2003). Ich schätze besonders die psychoedukativen und auf die gemeinsame Modellhandlung im Hier und Jetzt orientierten Therapietechniken neben den altbewährten Desensibilisierungsverfahren.

Als Problem sehe ich dennoch in den verhaltenstherapeutischen Ansätzen folgende Punkte:

a) In der therapeutischen Beziehung bleibt der Therapeut noch zuviel in der Führungsrolle, was eine indirekte Abhängigkeit des Patienten nähren kann.

b) Die Einsicht in psychodynamische Zusammenhänge bleibt vorrangig auf einer *phänomenologischen Ebene*, so dass nicht immer ursächliche Konfliktbereinigungen in Angriff genommen werden.
c) In der Beziehungsdynamik werden zwischenmenschliche Probleme zwischen Patient und Therapeut manchmal zu sehr versachlicht und damit »entseelt«. Die Bearbeitung von Beziehungswiderständen gelingt so nur unzureichend.
d) Die Ansätze bieten noch wenig Auffangmöglichkeiten für *starke Gefühlsausbrüche* von Patienten.
e) Verhaltenstherapeutische Lösungen laufen Gefahr zu schnell als Rezepte verinnerlicht zu werden und verhindern so die kreativere Metasicht als übertragbares Lösungsprinzip.

2.1.4 Familientherapeutisch-systemische und strukturelle Ansätze

Familientherapeutische Ansätze boomten besonders in den 70-er und 80-er Jahren des 20. Jahrhundert zusammen mit der Erforschung von Kommunikationsstrukturen bei der Arbeitsorganisation (Hacker, 1977, 1980). Zunächst wurden besonders pathogene Familienmilieus untersucht worin sich die Mailänder Schule um Selvini-Palazzoli, Boscolo und Cecchin (Selvini-Palazzoli et. al., 1977), in Deutschland die Heidelberger Schule um Stierlin (vgl. Stierlin, 1981) und Beiträge von Simon (1988) sowie Retzer (1991) hervortaten. In den USA erlangten die Schulen um Minuchin et.al. (1988) oder Satir (1973 – 1. Aufl., 8.Aufl. 1991) und nicht zu vergessen die Palo Alto – Schule um Weakland, Fish, Watzlawick, L´Abate und anderen (vgl. Weakland et.al., 1974; Watzlawick, 1991; Weeks u. Låbate, 1985; Fish et.al.,1991) sehr große Bedeutung.

Der hervorragende Beitrag der systemischen Herangehensweise ist, dass sie Störungen im Wechselwirkungsgeschehen von Familienstrukturen sichtbar machen helfen und deren chronifizierende Entwicklung beschreiben, die zum Teil in schwerste psychiatrische Krankheitsbilder münden können. Meiner Meinung nach ergänzen sich systemische und analytische Denkarten in idealer Weise, weil Symptome *im Detail* und *in der komplexen Wechselwirkung* verstehbar werden. Kommunikations- und Beziehungsstörungsmuster werden so besser erkannt und behandelbar. Ich schätze weiterhin, dass in der Familientherapie das Setting und die therapeutischen Rollen flexibel variiert werden können (vgl. Autorengruppen ebenda sowie Haley, 1989; De Jong und Berg, 1998). In Familienaufstellungen nach

Hellinger (1997, 1998) wird mit anschaulichen Rollenaufstellungen zu Störungsmustern gearbeitet, wobei der Therapeut nach internen Regeln Regie übt, um über neue Rollenwahrnehmungen und -aufgaben Veränderungen zu initiieren.

Ich benutze Familienaufstellungen in Symbolen zur diagnostischen Aufstellung und Ideenfindung bei Problemlösungen. Ansonsten lege ich mehr Wert auf innerpsychische Strukturrollenspiele, vgl. unten unter (3.3.3.2 u. 3.3.3.3). Systemische Frage- und Denkstile gehören zu meinem alltäglichen Reportoire in der Therapie.

Trotz der stetigen Wandlung und Anpassung dieser Konzepte an breitere Patientengruppen (vgl. Schweitzer et. al., 1992) erlebe ich in familientherapeutisch-systemischen Ansätzen folgende Probleme:

a) Die neuen systemischen Strukturtheorien lehnen sich zum Teil sehr an konstruktivistische Denkmodelle an und wirken dadurch metaphorisch-kognitivistisch.
b) Therapeuten und Teams greifen manchmal so verdeckt in das Familiensystem ein, dass der Patient dadurch zu sehr zum Objekt wird (Tricks).
c) Als sehr spekulativ erlebe ich Familienaufstellungen, wo der Therapeut der Familie bzw. den Patienten innerhalb von Minuten riskante Statements und Rollenwechsel verordnet, die in der äußeren Struktur unter Umständen alte regressive Rollenmuster fortschreiben können (z.B. bei Hellinger). Hierbei wird die mündige Entscheidungsfähigkeit des Patienten unvereinbart unterlaufen, weil darüber keine bewusste Auseinandersetzung stattfinden konnte.
d) Systemische Therapieansätze sind auch bei konkreten Täter-Opfer-Konstellationen wenig parteiisch, weil sie versuchen »es allen recht zu machen« und nicht im Zweifelsfalle ihre Beziehungsautorität zum Wohle des Indexpatienten einsetzen bzw. es nicht bewusst anstreben.

2.1.5 Hypnotherapeutische und lösungsorientierte kurzzeittherapeutische Ansätze

Eine Weiterentwicklung der kommunikationspsychologischen Forschungen und die Übertragung der Erfahrungen aus der systemischen Familientherapie auf weite Bereiche der Wirtschaft und sozialen Beratung führte in den 90-er Jahren des 20. Jahrhunderts zur weiteren Perfektionierung der Ansätze – wie sie unter 2.1.4. angerissen wurden. In deren Kern stand mehr und mehr die Gestaltung einer »effektiven Beeinflussungsatmosphäre« – zwischen Patient und Therapeut (vgl. Aussagen zum Konzept der Rapport-Technik in Haley,

1989; O´Connor, Seymour, 1992) und die gezielte Suggestion von sofortigen Lösungsintiativen (vgl. Erickson in Rosen, 1990).

Bereits Freud versuchte durch seinen Lehrer Charcot zu Beginn seiner klinischen Laufbahn (vgl. Arnold, Eysenck, Meili, 1993, S. 635) mit Hilfe der klassischen Hypnosetechnik, einen schnelleren Zugang zum Unbewussten – und somit zur vertieften Exploration und Korrektur von Verhalten – zu finden, was er alsbald als wenig erfolgversprechend aufgab.

Die heutigen Suggestivmethoden nennen sich »Hypnotechniken«, da sie nicht mehr tiefe Hypnosen auslösen wollen, sondern mit bewusstseinsfähigeren Trancezuständen arbeiten. Diese erlauben einen effektiveren Zugang zum Patienten, da er im latent wachen Zustand die Dynamik seiner Schutzwiderstände selbst öffnen oder schließen kann (vgl. Grinder u. Bandler, 1994). Mit diesen Hypnotherapietechniken wagt man sich heute z.T. selbst an schwierigste Klientels – wie dissoziative Störungen – heran (vgl. Peter und Kraiker, 1989 oder Kluft in ebenda, 1995) weil man der Ansicht ist, dass die Vielzahl der Behandlungswiderstände so »besser« umgangen werden könnten. Kommunikationspsychologisch werden diese Hypnotechniken auch oft in verschachtelte Metaphern (vgl. Rosen, 1990; Zeig et.al., 1990) eingebaut, die nach einer gewissen Wirkzeit einen neuen Lösungsrahmen für ein stagnierendes Problem geben (refraimen). Die Technik des Neurolinguistischen Programmisens (NLP – O´Connor; Seymour, 1992) versucht dabei besonders raffiniert alle bekannten Kommunikationskanäle des Klienten zu orten und zu nutzen.

Beziehungsseitig wurde durch den lösungsorientierten Kurzzeittherapieansatz von de Shazer (1989 a, b) ein »Dreh« gefunden wie eine schwierige Beziehungsdynamik verhindert werden kann, in dem mit ausgetüfftelten Interviewstilen die Patienten in neue Gefühls- und Kognitionsmuster geführt – oder zum Teil wohlwollend hineingelobt – werden.

Psychologische Überzeugungstechniken im Rahmen von Analogienbildungen und gemeinsamen oder beauftragten *Therapieexperimenten* wie bei Eberling, Hargens (1996); Vogt-Hillmann, Burr (1999) runden die Interventionsstrategien gekonnt ab.

Aus der modernen psychologischen Organisationsentwicklung sind diese Techniken nicht mehr wegzudenken (vgl. Vogt-Hillmann et.al. 2000).

Ich selbst nutze in der Therapie im Rahmen einer klientenorientierten Beziehungsgestaltung eine Reihe von kreativen Perspektivwechseln im Gespräch, Problemmetaphern zur anschaulichen Illustration von Störungskontexten oder die experimentelle Erforschung von systemeigenen Lösungsvarianten in der strukturellen Psychotherapie. Mit einer kleinen selbstgeschaffenen Lösungsstruktur können oft wichtige »Schneebälle ins Rollen« gebracht werden. Als großen Gewinn in meiner psychotherapeutischen Arbeit betrachte ich das Aufstellen von Kriterien für nützliche konkrete Therapieziele der kleinen und prüfbaren Schritte wie es in dieser Therapieform trainiert wird.

Trotzdem sollte auf folgende Schwierigkeiten geachtet werden:

a) Die Beziehungsgestaltung ist »positiv deklariert«, weil ein Hypno- und Kurzzeitlösungstherapeut quasi keine »Widerstände« kennt, sondern alles eher einseitig als Kommunikationsfehler des Therapeuten attributiert.
b) Der Kommunikationsstil mit starken positiven Konnotationen wird zum Teil unecht und damit wenig einsichtsfördernd im Sinne der Ausbildung einer *erwachsenen Haltung* beim Klienten.
c) Der suggestiv psychagogische Stil übergeht die emotionale Bewältigungsseite eines Problems, wodurch neue Rückfälle in der Symptomatik provoziert werden können, weil z.B. der Raum für Trauer und Wut oft zu klein gehalten wird.
d) Der Kurzzeittherapeut *kann dem Patienten* in seinem Tun praktisch doch wieder als »unerreichbarer Wunderfachmann« erscheinen, wodurch dann doch wieder Abhängigkeitsstrukturen in der Beziehung erzeugt werden, obwohl sie gerade vermieden werden sollten.
e) Eine Reihe von kybernetischen Beispielmethaphern wirken in der Überzeugungsarbeit doch noch zu entseelt technisch-esoterisch.
f) Was für den Normalbereich der Organisationsentwicklung und Kommunikationswissenschaften gilt, kann nur bedingt auf psychologische Krankheitsmodelle übertragen werden.
g) Der Kurzzeittherapeut hat beim schnellen Erfassen der Situation, der Reaktionen des Patienten und der Gestaltung der optimalen Kommunikationsalgorithmen einen enormen innerpsychischen Leistungsdruck zu bewältigen und deshalb kaum Kapazität auf seine Gegenübertragungsgefühle im Interaktionsprozess zu achten (was allerdings im Konzept auch nicht als explizites Ziel angestrebt wird).

2.1.6 Gestalttherapeutische, integrative und andere ganzheitliche Ansätze

Als Begründer der Gestalttherapie in den 50-er Jahren gelten vorrangig Fritz und Laura Perls sowie Paul Goodmann (vgl. Fuhr et.al., 2001, S. 16).

Dieser Therapieansatz hat seither eine sehr variantenreiche Entwicklung über viele Autoren durchlaufen, in welchem komplexe Herangehensweisen aus kulturhistorischer Sicht, Gestaltpsychologie, Feldtheorie, Gruppendynamik und Aktionsforschung u.a. lagen (vgl. Portele in Fuhr et.al., ebenda).

Die Gestalttherapie entwickelte sich zum Teil auch aus einer kritischen Auseinandersetzung mit der Psychoanalyse, die zu Lebzeiten Freuds nahezu pseudoreligiöse Züge angenommen hatte (vgl. Baulig in Fuhr et.al., 2001), mit der sich damals junge Analytiker überwarfen.

So brach schon Jung (*1875–†1961) mit dem pathogenetischen Konzept Freuds über das Unbewusste und versuchte die ganzheitliche Heilungsdimension dieses seelischen Motors zu ergründen und zu belegen (vgl. auch Barz, 1986 und Baulig in Fuhr et.al., 2001).

Adler (*1870–†1937) zog sich aus der Wiener psychoanalytischen Gesellschaft zurück, weil er das Freudsche Primat von der Libidotheorie offen ablehnte. Er betonte den sozialen Kontext der Störungsgenese (vgl. auch Baulig, ebenda). Diese kritische Vorarbeiten integrierten später die Gestalttherapeuten.

Von Reich und Lowen übernahm Perls die körperliche Orientierung, von Moreno das psychodramatische Rollenkonzept, von den Neoanalytikern Horney und Sullivan das beziehungsorientierte Setting, in welchem der Kontaktbegriff durch Perls selbst eine zentrale Stellung bekam (vgl. Baulig, ebenda). Der Dialog und die Wahrnehmung sind demnach in der Gestalttherapie wesentliche Arbeitsgegenstände, die über Wort, Bewegung und Medien zwischen Patient und Therapeut in Schwingung gebracht werden. Dadurch sollen Diagnostik und Therapie in eine dialektische Verschmelzung gelangen, was wiederum Wachstumsprozesse auslösen kann.

Integrative Ansätze, wie der sehr weit gereifte Ansatz von Petzold (1988) als Bewegungs- und Leibtherapie, sind meiner Ansicht nach nur Akzentverschiebungen. Ich gehe mit Petzold konform, wenn er schreibt, dass der wesentliche Beitrag der Gestalttherapie insgesamt darin bestand, dass die Pathologiezentrierung der Psychoanalyse überwunden und die Symptomfixierung der klassischen Verhaltenstherapie der 60-er Jahre überwunden wurde. Tragisch ist nach seiner Ansicht die gewisse »antiakademische« und pragmatische Methodik ohne eine wirkliche klinische Ausrichtung in der klassischen Konzeption der Gestalttherapie (vgl. Petzold in Fuhr et.al., 2001, S. 309ff).

Petzold versucht in seinem Modell eine breite wissenschaftstheoretische, soziale, ökologische, kulturelle, historische, biologische, neurochemische und medizinische Einordnung unterzubringen, welche die Fehlentwicklungen alter Therapieansätze und Schulen (vgl. Petzold und Orth, 1999 oder Pohlen und Bautz-Holzherr, 1995) sowie deren Therapieschäden (vgl. Märtens und Petzold, 2002) zu vermeiden sucht. Als Nachteil bei diesem ganzheitlich orientierten Ansatz erlebe ich die immens große Komplexität der »Integrationsmaschinerie«, die auf einen einzelnen therapeutischen Fall übersetzt werden muss.

Als Ableitung geringeren Umfangs verwende ich in meiner praktischen Arbeit gestalttherapeutische Rollenspiele, wozu die Arbeit mit imaginierten

»Stuhlpersonen« oder Personenanteilen gehören sowie psychoedukative Arbeitshaltungen und auch interaktionelle Bewegungs- und Handlungsanalysen aus dem Konzept der modernen Gestaltpsychotherapie (vgl. Petzold, 1988; Bocian und Staemmler, 2000; Fuhr et.al., 2001). Außerdem ist das Konzept der partiellen Regression von Staemmler (vgl. Bocian und Staemmler, 2000) für mich eine wichtige Orientierungshilfe. Der integrative Therapieansatz von Petzold (1988) sowie seine konzeptionelleMethodik in der Psychotraumatologie (vgl. Petzold in van der Kolk et.al., 2000) sind für mich ebenfalls gute Strukturhilfen in der strukturellen Therapiekonzeption.

Andere ganzheitliche Psychotherapiekonzepte – wie das von Maurer (1999) verstehen sich gleichfalls als körperorientierte Ansätze mit mehrdimensionalen Variablenansatz. Sie sind aber nicht so auf Vollständigkeit in der Theorie ausgerichtet wie die o.g. Petzoldsche Integrative Therapiekonzeption, sondern setzen bestimmte Schwerpunkte. Bei Maurer (ebenda) konzentriert sich die Akzentuierung beispielsweise auf die besondere Beachtung der *Spiritualität*, neben den (gestalttherapeutischen) Dimensionen: Kontakt, Körper und Psyche sowie den bewegungstherapeutischen Einflussgrößen von Raum und Zeit (vgl. auch Ansätze von Groddeck, 1966 und Trautmann-Voigt u. Voigt, 1998, 2001).

Letztlich wirkt die *Praxis des ganzheitlichen Ansatzes* von Maurer doch eher bioenergetisch, die zum Teil in philosophischen Metaphern verpackt, nach meinem Gefühl in eine esoterische Richtung abzugleiten droht. Aufgrund der hohen Abstraktheit sind die Definitionen aber weder widerlegbar noch praktikabel herauszufiltern.

Ähnliche Probleme bekam ich beim Studium der Veröffentlichung zum ganzheitlichen Ansatz von Mack (2001). Der Anspruch des Konzeptes seiner weiterentwickelten ganzheitlichen »Coredynamik« ist ähnlich allumfassend breit und verwirrend – abstrakt. Macks Zuordnungen zu »Tiefungs- und Wirkebenen« erscheinen mir kompliziert, indem bspw. der Ansatz der Gruppendynamik dem »Verstand« zugeordnet oder Hellinger als (einziger!) systemischer Familientherapeut der Körperdimension (?) zugerechnet wird. Ergänzt werden diese Anteile im Konzept durch die Dimensionen Gefühlsbild, Biografie, Raumexistenz und die alte Seele-Geist-Core-Achse als Bestandteile einer neuen ganzheitlichen »Coredynamik« usw.

Dieser Ansatz Macks ist aber im Gegensatz zu seinen Altvätern Pierrakos (*1921–†2001; 1976; 1987 – erstes Konzept der Coreenergetik) und Lowen (1976) weniger für Patientenbehandlungen ausformuliert – als vielmehr ein organisationspsychologisches Lern- und Trainingverfahren, wodurch die ursprüngliche therapeutische Orientierung marktpsychologischen Strukturen weicht (Teaching, Coaching, Management u.v.a.).

Abschließend möchte ich einige für mich kritisch anzumerkende Schwierigkeiten wie folgt kurz zusammenfassen:

a) Ganzheitliche psychologische Therapie- und Wachstumskonzepte sind zum Teil aufgrund eines zu großen Komplexitätsanspruches schwer überschaubar. Es ist nicht leicht erkennbar, wie Theorie und Praxis sich wechselseitig konkret ableiten lassen.
b) Bei der Gestalttherapie ist der Schwerpunkt noch zu *sehr auf die Aktion* gelegt worden. Die beziehungsdynamische Einbettung wird meistens explizit nicht ausgewiesen. Manchmal wird auch zwischen Therapieanliegen und Coachingkontext nicht ausreichend unterschieden.
c) Es ist in diesen Konzepten m.u. unzureichend begründet, mit welchem Indikationsanlass, auf welchen Störungshintergrund – auf welches Ziel hingewirkt werden soll.

2.1.7 Körpertherapeutische Ansätze

Es ist wiederum nicht einfach in die Fülle der körpertherapeutischen Ansätze eine gewisse Ordnung zu bringen. Sie sollen hier auch nur ausschnitthaft erwähnt werden, insofern ich mich bei meiner therapeutischen Arbeit positiv darauf beziehe oder sehr deutlich von Nachteilen einiger Ansätze abgrenze. Die Körperpsychotherapie entwickelte sich im deutschsprachigen Raum aus Quellen der Psychoanalyse und der Körperschule.

Ferenczi und Reich waren Schüler Freuds (vgl. Kollbrunner, 2001). Ende der 20-er / Anfang der 30-er Jahre des 20. Jahrhundert entfernten sie sich zunehmend von der orthodoxen Lehrmeinung der Wiener psychoanalytischen Gesellschaft, indem Ferenczi das klassische distanzierte Beziehungssetting zwischen Analytiker und Patient zugunsten einer »aktiven Technik« aufgab und damit eine Entwicklungsförderung von Basisstörungen im Rahmen mutueller Regressionen als gemeinsamen, erlebnisnahen Beziehungsdialog unter Einbeziehung körperlicher, haltgebender, elterlicher Berührungen einführte (vgl. Ferenczi und Rank, 1924, Ferenczi, 1931, 1932, 1964). Dieses Vorgehen der »aktiven und elastischen Technik« entstand auch durch einen wechselseitig befruchtenden Kontakt zu Groddeck, einem experimentierfreudigen Badener Arzt und Psychoanalytiker (Ferenczi und Groddeck: Briefe 1921–1931, 1986; Groddeck, 1966), wodurch sich wiederum eine psychosomatisch-orientierte Psychoanalyse entwickelte, die von da an die vielfältigsten Auffächerungen in Westeuropa und den USA erlebte (vgl. Downing, 1996).

Der abweichende Entwicklungsweg von Reich (*1897–†1957) erwuchs aus der starken Orientierung auf einen kulturell nicht sublimierten Sexualtrieb – quasi als »gelöstes Libidoprinzip«. Reich versuchte gesellschaftliche

Erklärungsdimensionen zur Neuroseentstehung heranzuziehen. Neben der körperorientierten analytischen Therapie strebte er durch psychosoziale Umgestaltungen fundamentale Konfliktlösungen an, wozu auch die Verbreitung von kommunistischem Gedankengut und aktiv gestalteten Lebensprinzipien in Anhängergruppen gehörten.

Die politisch-radikale Form seiner Psychoanalyse betrachtete den »Körper als Symptomträger der gesellschaftlich induzierten Fehlentwicklungen«. Er versuchte zum Teil durch sehr manuelle psychophysische Einflussnahme den »Charakterpanzer« aufzulösen (vgl. Reich 1933, 1936, 1987; Downing, 1996).

Diese Entwicklung führte nach der politischen Emigration Reichs in die USA in den 50-er Jahren zum Orgonkonzept, welches später in der Abwandlung von Pierrakos (*1921–†2001) als CORE-Konzept (Cosmic Orgone Engineering – Pierrakos, 1987; Mack, 2001) weiterentwickelt wurde.

Alexander Lowen (vgl. Lowen 1967, 1976, 1979, 1981), der anfangs Lehrer von Pierrakos war, lehnte einige der Reichschen Praktiken ab und entwarf ein eigenes Körperenergiemodell, was aber nach meiner Ansicht, ebenso problematisch ist wie die Reichschen Vorstellungen. Auf jedem Fall hat er der Bioenergetik – durch die Entpolitisierung der Vorgehensweise und seiner dynamischen Lehre von der Chronifizierung der psychosomatischen Störungsmuster im Körper- und Verhaltensbild des Menschen – in den USA (und später auch in Westeuropa) - zum Durchbruch verholfen (vgl. auch Sollmann, 1984).

Seither sind viele Strömungen bioenergetischer Konzepte und Methoden entstanden die mehr oder weniger somatisch, sozio-psychologisch oder spirituell-esoterisch orientiert sind.

Keleman (1990) befasst sich in seinem Körperenergieansatz noch stärker mit der Manifestation der psychosomatischen Störung in Körperhaltung, Körperform und Körperorganfunktion.

Boysen (1987) arbeitet im Konzept der Biodynamik zuweilen mit Stethoskop an der Bauchperistaltik des Patienten, um Körperblockaden nach deren Diagnostik mit Massagemethoden aufzulösen. Boadella (1991) versteht sich mehr als Biosynthetiker. Er leitet handlungsorientierte Interaktionsaufgaben aus den diagnostizierten bioenergetischen Defiziten für den Klienten ab. Pierrakos (1987), will im Coreenergiekonzept Erkenntnisse der Physik und spirituelle phänomenologische Erfahrungen zur Vereinigung von Chakren (menschliche Energiefelder) mit Auren (umgebende Energiefelder von z. Bsp. Tieren, Pflanzen, Mineralien usw.) nutzen, um sein Heilungsmodell zur Wirkung zu bringen. Mack (2001) weitet diesen Denkansatz zu einem weitgefassten Coachingansatz menschlicher Kommunikationssysteme aus.

Kurtz (1988) strebt mit der Hakomi-Methode als buddhistisches Prinzips der *inneren Achtsamkeit und Gewaltlosigkeit* an, den abgewehrten innerpsychischen

Prozessen Raum zur friedlichen Entfaltung zu geben. Schroeder (1994) meint im *Rebirthing* eine Atemekstase dazu nutzen zu können, die körperliche Entspannung und Selbsterkenntnis in den *natürlichen Gang* zu bringen.

Amber (1996) glaubt, dass *Farben* entscheidend für unsere inneren psychischen Schwingungsfähigkeiten sind.

Tansley (1989) kreiert mit dem Begriff *Radionik* eine Verbindung von Homöopathie, Schüssler-Salzen und Bach-Blüten, welche durch übersinnliche Intuition von Patient und Therapeut abgestimmt zur Anwendung gelangen.

Gemeinsam ist diesen bioenergetischen oder/und spirituellen Ansätzen, dass sie in der faktischen Theorie und Praxis doch wieder auf das Primäre des Somatischen zusteuern und die psychodynamische Genese einer Erlebens- und Verhaltensstörung meistens außer acht lassen (vgl. Geuter, 1996). Letztlich können sie damit ungewollt auch den unbewussten Introjekten der Eltern, der sanktionierenden Gesellschaft oder z. T. anderen nicht reflektierten Täterstrukturen dienen, weil Quellen und Wechselwirkungen von Störungssystemen und -zusammenhängen *in der unmittelbaren Beziehungswelt nicht klar benannt und die reife Bearbeitung der Konflikte im sozialen Kontext nicht trainiert* werden. Zum Beispiel hat sich auch Pierrakos – entsprechend meiner Recherche zu seiner Biografie – niemals mit seinen strengen orthodox-religiösen Eltern auseinandergesetzt, obwohl er aus Griechenland z. T. gerade aus diesem Grund wegging. Wenn er in den USA also ein so kompliziertes Coreenergiekonzept entwirft, so frage ich mich schon, ob es da nicht einen abgewehrten Zusammenhang geben könnte? Ich finde es in allen o.g. Ansätzen sehr bedauerlich, dass die therapeutische Beziehung nicht mehr ausreichend mit Übertragungs- und Gegenübertragungsaspekten im aktuellen Interaktionsprozess beachtet wird, womit solide analytische Erfahrungsebenen mystifizierend verworfen werden (vgl. Kritik bei Geißler, 1994; Downing, 1996; Krüger, 1998).

Trotz alledem sind bioenergetische Methoden und die Beachtung des Energieflusses im Körper ein wichtiges und notwendiges Handwerkszeug für jeden Körperpsychotherapeuten. Ich habe selbst gute Freunde unter den bioenergetischen Kollegen, die diese Kritik teilen und sich auch für die familiären und sozialen Strukturen ihrer Klienten interessieren und bei schwierigen Introjektbearbeitungen therapeutisch eingreifen. Ich selbst orientiere mich bei meiner *therapeutischen Körperbeobachtung* sehr stark an den bioenergetischen Erfahrungen. Wichtig finde ich die Beschreibungen über Körperberührungspunkte, mit denen ich schon oft Patienten zum tieferen Erleben von verkörperlichten Gefühlen verhelfen konnte.

Ein dritter Strang von moderner Körperpsychotherapie erwuchs aus der oben genannten Körperschule um die Berliner und Breslauer Gymnastik- und

Tanzlehrerinnen Gindler (1926) und Laban (1926), welche historisch von Stolze (1984) und Downing (1996) gewürdigt werden.

Primat dieser Frauen war, aus den beobachtbaren Bewegungen der Klienten auf bestimmte seelische Zustände schließen zu können und diese entsprechend von gestalterischen Entwicklungsannahmen durch Bewegungsübungen zu beeinflussen.

Konzepte der konzentrativen Bewegungstherapien haben sich seither zum wertvollen Bestandteil von stationärer Psychotherapie entwickelt (vgl. Köhler und Kiesel, 1972; Stolze, 1984, Gräff, 1989; Becker, 1997 u.a.). Unterschiedlich mutet auf mich jedoch der Grad der Verknüpfung der bewegungstechnischen Aufgaben und Objektverwendungen in das tiefenpsychologisch-analytische Setting von Übertragung und Gegenübertragung etc. an (vgl. Vogt 2001a, b, 2002a, 2003).

Bei den modernen Konzepten der tiefenpsychologischen Tanz- und Bewegungstherapie (vgl. Siegel, Trautmann-Voigt; Voigt 1997 oder Koselleck, 1993) ist das tiefenpsychologisch-analytische, diagnostische und therapeutische Konzept stringenter. Es werden beziehungsseitige Interaktionssymptome in den sprachlichen Bearbeitungsdialog gebracht und gedeutet (Trautmann-Voigt, Voigt, 2001, 2002). Das Herangehen von Hochgerner (2002) versteht sich als Bewegungs- und Gestaltungskonzept unter Zuhilfenahme von Darstellungsmedien. Auch hier finde ich viele Anregungen nützlich. Offen bleibt bei dem derzeitigen Stand der Veröffentlichung, ob in der Gruppenarbeit durch die *Vorgabe von Themen* alle wichtigen Symptome hinreichend bearbeitet werden können? Ich selbst versuche aber auch, angeregt durch die prägnannten Fallbeispiele von Trautmann-Voigt und Voigt (2001) und Hochgerner (2002) Elemente dieser erfahrenen Psychotherapeuten in Ideen zu Sequenzen meiner strukturellen Handlungsinszenierungen einfließen zu lassen.

Die neueren Ansätze zur Bewegungstherapie schließen auch die Erkenntnisse der modernen Säuglingsforschung (Lichtenberg, 1991; Stern, 1996; Dornes, 1997, 1998) ein und versuchen sie in den aufgefundenen Spontanverhalten der Patienten wiederzuentdecken und in Behandlungskonzepte einzubeziehen (vgl. Trautmann-Voigt; Voigt, 2001, 2002; Geißler, 1998, 2001a, b, 2003; Downing 1996 u.a.)

So interessant diese Videoanalysen der atmosphärischen Beziehungsgestaltung zwischen Mutter und Kind sind, so helfen sie in der Therapie mit sprachfähigen Kindern zunächst nur *grundsätzliche Kommunikationssymptome* sichtbar zu machen und *motivierten* Müttern und Vätern eine bessere Grundabstimmung mit dem Kind zu trainieren. Schwierig ist es auch die Operationalisierung der Begriffe »RIG« und »Schema of being with« (vgl. Lichtenberg, 1991; Stern, 1996) auf konkrete körpertherapeutische Interventionen mit Erwachsenen anzuwenden. Bei erwachsenen Menschen sind die Kommunikationsmodi nicht mehr pur zu erfassen, sondern immer durch höhere Abwehrformen, Sprachbewusstsein und –kapazität sowie von voluntiven Wahrnehmungsfaktoren geprägt. Außerdem ist schwer beweisbar, dass gerade ein bestimmtes affektmotorisches Schemata von einer konkreten Mutter oder einem Vater stammt, weil sich der Klient in der Regel an diese feinen Wechselwirkungssequenzen nicht mehr erinnern kann und sich deshalb oftmals mit pauschalisierten Deckerinnerungen zufrieden geben muss.

So gesehen wird noch einiges zu erforschen sein bis die Säuglingsforschung durch Kohortenstudien weitere Aufklärung bringen kann (vgl. Geißler, 1998, 2002; Krüger, 2001; Vogt, 2001a, b u.a.). Auf jeden Fall hat die Säuglingsforschung die *feinsinnige Bewegungsanalyse* in der Körperpsychotherapie spürbar befruchtet (Geißler, 2003) und auch zu einem Paradigmenwechsel von einem früher als nur reaktiv betrachteten Säuglings – zum mehr aktiv gestaltenden Säugling in der psychologischen Entwicklungsbeurteilung (vgl. Mahler, et.al. 1980 versus Dornes, 1998) beigetragen. Das unterstreicht zumindest empirisch die körpertherapeutische Bedeutung einer strukturierten Handlungsanalyse, weil die Bewegung eine Form des größtenteils unbewussten Körpergedächtnisses ist.

Abhandlungen über den Begriff der Handlungsanalyse, die Aufgabe des gewohnten Couchsettings durch Bewegung, der Gestaltung der analytischen Arbeit *an* oder *in* der Übertragung sowie die Gewährung von Berührung und Körperkontakt in der Psychoanalyse bewegen seit ca. 20 Jahren die analytische und körperanalytische Fachwelt. Die Diskussion zur Handlungsanalyse hat Heisterkamp (2002) in eine neue qualitative Diskussionsphase gebracht. Bereits Klüwer (1995 –Erstabdruck 1985) kritisiert Freuds frühere Auffassung vom zu unterbindenden Agieren durch motorische Bewegungen auf der Couch und bezeichnet diese unbewusste – ständig ablaufende – Interaktion zwischen Patient und Therapeut als *Handlungsdialog*. Er postuliert, dass neben dem sprachlichen (oberen) Dialog – eben dieser (untere) körperliche Dialog laufe, mit welchem ein ständiger Informationsaustausch zwischen beiden Menschen stattfindet. Diese Wahrnehmungen sollten durch die Analyseprinzipien des »Holding« (Winnicott, 1974) und »Containing« (Bion, 1962, dt. 1971) aufbewahrt werden, um sie in späteren (gewachsenen) Momenten förderlich einzubringen. Das Konzept des begrenzten Mitagierens von Klüwer (1985 bzw. 1995) baut dabei auf theoretischen Überlegungen zum »szenischen Verstehen« von Argelander und Lorenzer auf, dass beide Ende der 60-er Jahre des 20. Jahrhundert formuliert haben (vgl. Lorenzer, 1991; 2000). Während das obere (sprachliche) Handeln durch Deutungen gebremst werden müsse, so wäre das untere (motorisch interaktionelle)

Verhalten als »unersetzlicher Motor« zu fördern (Klüwer, ebenda). Obwohl Klüwer dadurch kein ausgewiesener Körperpsychotherapeut wurde, hat er durch dieses Konzept der analytischen Begrifflichkeit eine Reformierung ermöglicht, derer sich später andere analytisch arbeitende Bewegungspsychotherapeuten bedienten und dazu eigene Ansätze kreierten (vgl. Heisterkamp, 2002; Streeck, 2000). Für meine theoretischen Überlegungen zur analytischen Bewertung der Handlungsanalysen spielten auch die konzeptionellen Beschreibungen von Heisterkamp eine wichtige Rolle.

Die Diskussion um die Aufgabe des Couchsettings geht schon auf Ferenczi (1932) und seinen Schüler Balint (1936) zurück. Dennoch tat sich der mainstream der Analytiker bis in die 80-er Jahre schwer, dass gewohnte einseitige Arbeitssetting aufzugeben. Wenngleich diese Handlungsinszenierungen verlockend sein können, so lösen sie doch beim Analytiker viel Verunsicherungen und Kontrollverlustängste aus, für die zunächst wenig Kompensationsmechanismen und Selbsterfahrungsmöglichkeiten vorhanden waren. Während bspw. Bauriedl (1994) noch relativ zaghafte Versuche einer theoretischen Überwindung des »ständigen Couchsettings« unternimmt – gehen Moser (1987), Heisterkamp (1993), Geißler (1998) und Worm (1999) als Analytiker/Innen schneller und mutiger zur Bewegung und Berührung über.

Moser (1987, 2000, 2002) belegt eindrucksvoll in seinen analytischen Ableitungen, dass das klassische Setting bei einem entsprechenden Fall von frühen emotionalen elterlichen Vernachlässigungen geradezu Gefahr läuft, die Geschichte des Patienten *retraumatisierend zu wiederholen* und so die eigentlich angestrebte Heilung in der Nachreifung des Patienten zu verhindern! In seinen Körperinteraktionen nimmt die Berührung einen zentralen haltgebenden Platz ein. Außerdem fördert er schwingende–mütterliche und experimentierende–väterliche Bewegungssequenzen beim Patienten, die oftmals neue Erfahrungen einleiten und so verwehrte Entwicklungspotenzen des (inneren) Kindes fördern. Dieses Vorgehen war in seinem Mut und der analytischen Bewertung der dyadischen Sequenzen oft Vorbild für mein Herangehen im körperorientierten Setting.

Heisterkamp (1993, 2000, 2002) geht im Grunde sehr ähnlich vor. Er gestaltet aber nach meiner Kenntnis mehr Körperskulpturen zum analytischen Problemverständnis und zur Lösungssuche bei aufgeworfenen Gefühlsblockaden in der Interaktion.

Worm´s (1999) Schwerpunkt im vergleichbaren Rahmen ist die ausführlichere Analyse der Gegenübertragungsmomente im Kontext einer spontanen körperlichen Handlungsaufforderung eines intuitiven Bewegungsprozesses. Sie wechselt nach meiner Ansicht schneller den »Betrachtungsort« von der Arbeit *in* oder *an* der Übertragung hinein und heraus.

Geißler (1994, 1998, 2002, 2003) ist als analytischer Körperpsychotherapeut sehr von Ansätzen der bioenergetischen Körpertherapie und Einflüssen der modernen Säuglingsforschung geprägt. Die Arbeit *in* oder *an* der Übertragung im *gewollten, geordneten Wechsel* ist nach meinem bisherigen Bekanntwerden mit seiner Methode eine wichtige Arbeitsprämisse. Er beschreibt auch explizit, weshalb die körpertherapeutische Arbeit *an* der Übertragung weniger unproduktive psychische Spannung erzeugt und die moderne Psychoanalyse variabler mit dem Regressionssetting umgehen sollte, wozu er die historischen Ableitungen gut nachvollziehbar darlegt (Geißler, 2001).

Als weiterer wichtiger Therapieansatz soll auch das Psychodrama von Moreno (1939, 1946, 1959) erwähnt werden. Das Kreative dieser Methode sehe ich in der geordneten Spielstruktur innerhalb von Gruppen, wo schwierigste innerfamiliäre und innerpsychische Themen in dosierter Form anschaulich dargestellt, diagnostiziert und mit Hilfe von erwählten Gruppenmitgliedern oder im Selbstversuch mit Rollenwechseln probeweise gelöst werden können. Das Psychodrama hat in der Welt eine riesige Verbreitung gefunden und ist auch in vielen Bereichen der Wirtschaft und Ausbildung als Rollenspielmethode nützlich und fruchtbar (Managertrainings). Einen Nachteil sehe ich in der psychotherapeutischen Praxis darin, dass entsprechend der Widerstände der Patienten schnell *agierende Rollen selbst inszeniert* oder auch durch *klischeehafte Rollenwiederholungen* sekundäre neurotische Chronifizierungen erzeugt werden können. Klienten sind dann nicht mehr bereit, zur Introjektarbeit überzugehen, weil sie wieder »äußere Rollen« (und Feindbilder) inszenieren können.

Pesso (1986) versucht in seinem eigenen Psychodramaansatz dagegen mehr auf die *entwicklungspsychologisch – emotionale Relevanz* des dargestellten Themas zu achten und hat ein anderes Rollenauflösungskonzept. Im Kern seines Ansatzes fördert Pesso einen innerpsychischen Piloten im Patienten, der ihn an die Stelle seiner Entbehrungen und möglichen versagten kindlichen Liebeserfahrungen zurückführt. Dort in Zeit und Raum der regressiven Transformation angekommen, werden diese Bedürfnisse *heute nachträglich von idealen Bezugspersonen (idealen Eltern)* mit den entsprechenden »lang ersehnten Sätzen« oder mit einfühlsamen Sätzen von empathischen Gruppenmitgliedern in Regie des Therapeuten erfüllt. Erst wenn diese idealen Beziehungskonstellationen einige Minuten bestehen konnten, gibt es nach seiner Ansicht eine »vollendete innere Struktur«, welche im heutigen Leben die Ruhe und Reife für die Weiterentwicklung ermöglicht (vgl. Pesso, ebenda). In seinem entwicklungspsychologischen Ansatz spielen die grundsätzliche Sorge um Raum, Ernährung und Fürsorge, Halt und Unterstützung, Schutz und um Grenzen eine zentrale Rolle. Im zweiten Teil der Therapie gibt es weitere metaphorisch-symbolische Transferamplifikationen für das Alltagsleben des Patienten.

Kritisch sehe ich hier die zu starke und einseitige Akzentuierung von *erwünschten* Lösungen des Patienten. Es gibt nämlich bei Patienten Beziehungskonstellationen, wo es zunächst-therapeutisch gesehen- doch das momentan *wichtigere Ziel* ist, bspw. eine überfällige *aggressive Abgrenzung* zu unterstützen. Hier überspringt die Wunschlösung die natürliche Reihenfolge der Veränderung, was Pesso jedoch für »nicht indiziert« hält (vgl. Pesso, ebenda).

Unter Berücksichtigung dieser Einschränkungen sind die psychodramatischen Rollenspielansätze von Moreno (1946) und Pesso (1986) wichtige Modelle in meiner rollenspielorientierten Therapiekonzeption gewesen.

2.1.8 Ansatz der Psychotraumatologie

Psychotraumatologische Forschung wird erst verstärkt seit den 80-er Jahren in kleinen Zentren der modernen Industrieländer betrieben (vgl. Huber, 2003), obwohl bereits seit Janet (1898, 1911, zit. in Huber, 1995) die qualitativ andersartige Struktur der Dissoziation gegenüber anderen Neurosphänomenen beschrieben worden ist.

Der Abschnitt zur Psychotraumatologie erscheint mir aus zwei Gründen besonders wichtig: Zum einen erleben wir in unserer ambulanten Praxis immer stärker die chronifizierenden Auswirkungen früherer Traumata, was meine Frau und ich in früheren Behandlerjahren nicht so komplex wahrgenommen haben. Grund dafür dürften schlechthin auch Ausbildungsmängel sein, weil die moderne Psychotraumatologie leider noch immer nicht zum praktischen Stoffgebiet der tiefenpsychologischen und analytischen Fachausbildung gehörte und gehört. Hintergrund dafür dürften immer noch die zählebigen Ambivalenzen der Freud-Schüler gegenüber dem Psychotrauma sein. Freud äußerte am 21.9.1897 in einem Brief an Wilhelm Fließ (S. 62–65, 1972), dass er von jetzt an seine »Neurotica« nicht mehr glaube. Er halte es für unwahrscheinlich, dass die umfangreichen Beschuldigungen der Väter bzgl. perverser sexueller Übergriffe gegenüber Kindern eine reale Grundlage haben könnten.

Freud stellte für sich resigniert in diesem Brief fest, dass es dann wohl keine Realitätszeichen im Unbewussten gäbe und die »sexuelle Phantasie sich der Eltern bemächtige.« (S. 63, ebenda). Somit wäre dann nach seiner Logik auch die Lösbarkeit der Neurose und deren Erklärung aus der Ätiologie in der Kindheit nicht mehr haltbar, wodurch der Faktor der »hereditären Disposition wieder einen Machtbereich zurückerobere« (S. 64, ebenda).

Den Sinn der Symptome sieht Freud (1975, S. 258–272) konsequent im Abwehrprofil; den Begriff Trauma (Freud ebenda, S. 273–284) gebraucht er global im Sinne von neurotischem Vorfall und Neurose. Das bedeutet, dass hier noch keine qualitativen Unterschiede zwischen neurotischen Störungshintergründen vollzogen wurden bzw. vollzogen werden konnten.

In »Zur Ätiologie der Hysterie« (S. 423–459 in Bd. I Ges. Werke 1886-1902, 1969) belegt er in seiner Schrift ausführlich, weshalb es soviele Traumata einfach nicht geben könne, wie durch die Symptome vermutet werden müsste. Diese Fehlleistungen des Psychischen wären eigentlich nur lapidare Symptome, welche eigene verborgene sexuelle Wünsche und Behinderungen des Kindes (vgl. ebenda) zur Grundlage hätten, die dann zu einem späteren Inkubationszeitpunkt als Traumata auftauchten.

In der ebenfalls weit verbreiteten psychoanalytischen Schule von Melanie Klein (1932, 1962) erfährt der erwachsene Patient auch keine hohe Glaubwürdigkeit seiner Symptome, weil ihm auch eine »selbstverschuldete« kindliche Entwicklung unterstellt wird, die Klein nur mit ungelösten sexuellen und analen Phantasien ursächlich in Zusammenhang bringt. Diese Zweifel an der Echtheit des »ungeheuerlichen Symptoms« lässt auch heute noch analytische Fachleute schwanken, obwohl die Quote der übersehenen Psychotraumata weit höher ist als die der falsch diagnostizierten (vgl. Petzold in van der Kolk, 2000 oder Huber, 2003). Es ist meines Erachtens wichtig, weder die Traumadiagnose so aufzuweichen, dass praktisch jedes schlimme Lebensereignis diagnostisch so bezeichnet wird – noch sich dieser Tatsache des häufigen Übersehens einer behandlungsbedürftigen Störung zu verschließen; auch wenn Traumapatienten oft noch andere zusätzliche Erlebens- und Beziehungsstörungen aufweisen können. Manchmal sind gerade eben die anderen Störungsaspekte auch sekundäre Nachfolgestörungen.

Als zweiter Grund für das gewachsene Interesse an der Psychotraumatologie ist zu nennen, dass uns das experimentelle körperorientierte analytische Arbeiten auch in der Tat immer häufiger und schneller an traumatisierte Stellen des Psychischen führt, weil diese Erlebensinhalte oft im Gedächtnis fragmentarisch gespeichert sind (vgl. Huber, 2003). Durch die aktive Gestaltung von atmosphärischen Diagnose- und Therapieräumen (siehe nächstes Kapitel) flackern solche Ereignisse oft spontan wieder symptomatisch auf oder fallen z.T. erwartet, – was für die Therapie günstiger ist –, assoziativ ins Gedächtnis ein. Wer sich aber mit dieser überaus wichtigen Materie der Psychotraumatologie befassen will, braucht dazu bestimmte solide Vorkenntnisse, damit man die »Geister, die man rief« in einem therapeutischen Rahmen mit dem Patienten beeinflussen und behandeln kann, um dem Betroffenen schmerzliche Retraumatisierungen zu ersparen. Zentrale Themen mit Traumaintrusionen bearbeiten wir mit erprobten Spezialtechniken. Dabei greifen wir auf Kurserfahrungen mit Michaela Huber (vgl. Konzept in Huber, 2003) zurück, wenn es um den generellen Umgang mit *dissoziativen Störungen* als Folge von Psychotraumata geht; außerdem beziehen wir das EMDR-Verfahren von Shapiro, dass durch Kurse des deutschen Institutsleiters Arne Hofmann (vgl. Konzept in Hofmann, 1999) an uns vermittelt wurde, mit in unsere Behandlungskonzeption ein. Strukturelle Methoden von Watkins und Watkins (2003) sowie eigene Therapiestrategien komplettieren unser Vorgehen bei traumatisierten Patienten unterschiedlichen Symptomschweregrades (vgl. unten ab 4.1.1.1). Wichtige Forschungsarbeiten zur derzeitigen Diagnostik und Behandlung von Psychotraumata finden sich bei van der Kolk, Mc Farlane und Weisaeth (2000), des Weiteren bei van der Hart, Nijenhuis und Steele (2003). All diese Autoren bzw. deren diagnostische und therapeutische Konzepte haben unsere therapeutische Arbeit in den letzten drei Jahren deutlich gewandelt bis revolutioniert.

Hier können zu den Grundlagen der Genese, Symptomatik, interdisziplinären Diagnostik und Therapie dieser Störungen, die an eindrucksvollen Fallbeispielen beschrieben und mit historischen Kontexten ergänzt werden, fruchtbare Zugänge gefunden werden. Eines der wichtigen Forschungsergebnisse ist, dass nur ein interdisziplinäres, multimodales Verstehen der neurochemischen Steuerungsprozesse von Gedächtnisspuren im Zusammenhang mit der äußeren Verhaltensregulation für eine adäquate Behandlungskonzeption erfolgversprechend sein kann (vgl. alle Autoren in o.g. Veröffentlichungen). Aufgrund der wenig berechenbar aufsteigenden Intrusionen müssen außerdem spannungsmindernde Verfahrenstechniken zur Erregungssenkung bis hin zur psychagogisch-strukturierten Führung in der Beziehungsgestaltung zur Anwendung kommen. Dynamisierende Methoden – wie auch der in der klassischen Psychoanalyse beabsichtigte Aufbau von Übertragungsneurosen – sind oft kontraindiziert. Wie Peichl (2000) zeigt, haben wir als Therapeuten geradezu große Mühe bei Traumapatienten fortlaufend Übertragungs- und Gegenübertragungsmomente zu stoppen oder umgehend aufzulösen. Wir brauchen vielmehr Hilfsmittel, damit sich der traumatisierte Patient umgehend »neben« den Prozess stellen lernt und somit eine *positive dissoziative Haltung* als Mitbehandler einnehmen kann.

Petzold, der im europäischen Raum gleichfalls zum Psychotrauma forscht, setzte in Krisenregionen – wie auf dem Balkan – im Konzept einer Integrativen Psychotherapie bei diesen Störungen eine begründete Mischung aus psychoedukativen Vorgehen, Körperentspannungsmethoden, Körperregulationstraining (z. Bsp. sportliche Interventionsprogramme) neben dosierenden Konfrontationsmethoden ein. Nach seiner Ansicht (vgl. in van der Kolk, 2000, S.10) ist durch die moderne Psychotraumatologie ein Modellfall gegeben, dass differentielles und integratives therapeutisches Arbeiten das klassische psychoanalytische Konzept vom Durcharbeiten ablösen wird (vgl. Konzept zur integrativen Traumatherapie bei Petzold et. al. in van der Kolk, 2000 oder auch allgemeinere Fallbeispiele zum integrativen Ansatz bei Nitsch-Berg und Kühn, 2000).

Bei Vertretern des klassischen analytischen Vorgehens im Bereich Psychotraumatologie – wie etwa bei Holderegger (1993) spürt man einerseits ein echtes Bemühen den traumatisierten Patienten »irgendwie näher« zu kommen, das klassische Setting wird aber dennoch nicht verlassen. Selbst in der (nicht so sehr festgelegten) *verbalen Beziehung* bleibt der Therapeut in der rationalisierenden Sprache hängen und versucht immer wieder (vgl. S. 138 ff, ebenda) den Patienten durch konfrontierende Dialoge *zur Aufgabe »seiner Abwehr« zu bewegen*. Es ist hier meines Erachtens offenbar noch schwer vorstellbar, dass Übertragungen, die in Folge von Traumatisierungen entstanden sind, eine *viel komplexere Schutzfunktion* besitzen. Durch das »Hängenlassen des Patienten« kann besonders bei traumatisierten Patienten zuviel retraumatisierender Druck entstehen, so dass auf dieses Beziehungsgestaltungsmittel zugunsten eines supportiven Settings verzichtet werden sollte.

Bei Richter-Appelt (2002) findet sich eine größere Öffnung des klassischen Vorgehens mit modernen Methoden der analytischen und tiefenpsychologischen Körperpsychotherapien durch das Einbeziehen von Autoren wie Worm oder Hoffmann-Axthelm in das Buch. Dennoch überwiegen die klassischen verbalen Interventionen und die therapeutischen Überlegungen bleiben immer wieder (in den zuvor x-mal geklärten) *Grundfragen der Nützlichkeit und Problematik von Berührungen* stecken.

Das Vorgehen von Levine (1998) wirkt dagegen pragmatisch anders. Hier werden für traumatisierte Patienten, die oft auch große Schwierigkeiten haben, den *möglichen Hintergrund einer Symptomatik in einer früheren Traumatisierung* zu sehen, praktische diagnostische Kriterien und Fallbeispiele in Alltagssprache angeboten, was das Arbeiten sehr anschaulich-psychologisch macht.

Leider geht der theoretische Ansatz, eine Mischung aus psychagogischen, gestalttherapeutischen, körperorientierten und verhaltenstherapeutischen Interventionen, doch nicht genug in die Tiefendiagnostik und Breitenbehandlung von schwierigen Beziehungskonstellationen und den dazugehörigen Übertragungskollisionen. Statt dessen neigt Levine immer wieder zu esoterischen Metaphern (z. Bsp. »Alle Kinder Gottes haben Rhythmus«, S. 73 ff; »Alles ist Energie«, S. 114 ff) u.ä. Hierdurch wird beim Patienten meines Erachtens nicht die *nötige Struktur* der zwischenmenschlichen Störungszusammenhänge der Schädigung, Traumagenese und Therapie aufgebaut, die vor Rückfällen zuverlässiger schützt sowie auch spätere Traumatisierungen durch neue oder alte Täter (oder innere Täterintrojekte) erfolgreicher verhindern hilft als »formelhafte Prophezeiungen«.

Bei bioenergetischen Therapeuten wie Boadella und Keleman (vgl. oben unter 2.1.7.) glaubte ich – beim Studieren von Fallberichten zu »Schockpatienten« hypothetisch –, dass hier *ebenfalls eine Reihe von Traumapatien-*

ten enthalten sein dürften, denen mit dieser somato-behavioralen Vorgehensweise keine tiefere Erforschung der zwischenmenschlichen Störungshintergründe gelingen, was sich letztlich ebenfalls wieder täterloyal auswirken kann, wenn der Patient bspw. nicht nach einem traumatischen Zusammenhang sucht, den er bewusster untersuchen könnte (Fallberichte in Hoffmann-Axthelm, 1996).

Der Patient wird unbeabsichtigt mit der *beziehungsseitigen Bewältigung* von Introjekten oder den weiteren Übergriffen von realen traumatisierenden Tätern (welche inzwischen auch andere Objekte in der Lebensumwelt sein können) alleingelassen.

Der klientenzentrierte Psychotherapeut Oppelt (2002) und der körperorientierte Psychoanalytiker Moser (2001) gehen hier komplex und biografisch-historisch an den Zusammenhang von frühem Trauma zu spätem (neurotischen) Erscheinungsbild heran. Oppelt lenkt seine tiefenpsychologisch-klinischen Kräfte aber meines Erachtens sehr in das Auffinden von amplifizierbaren griechischen Mythologieanalogien und bleibt damit im gesellschaftskritischen Credo stecken, was er als ausreichend für den Ausstieg aus der Symptomvernetzung hält.

Moser dagegen versucht das individuelle traumatische Material als Symptom einer Störung, als Schicksal einer individuellen familiären Entwicklung sowie als Produkt eines Generationsprozesses zu verstehen und verknüpft in seinen körperanalytischen Behandlungsstunden sowohl heilsame Berührungen für das traumatisierte Kind als auch verstehende Transformationen auf der familiären und zeitgesellschaftlichen Ebene. Die Bedeutung der inneren Introjekte wird durch Rollenspielinszenierungen bewusst gemacht und bearbeitet. Offen bleibt nach meiner bisherigen Kenntnis seines Ansatz für mich, wie er sich an fragmentierte Gedächtnisinhalte des Patienten heranarbeitet und akuten Intrusionen im analytischen Setting begegnet?

Hierzu müsste man doch die Techniken und die Vorgehensweisen in der Beziehungsgestaltung wie bei den Psychotraumatologen Huber (2003) und van der Kolk et.al (2000) in eine moderne Art von flexiblem Setting entsprechend der momentanen psychischen Verfassung des Patienten einpassen.

Wie aber eine effektive, strukturierte Gestaltung einer therapeutischen Arbeitsbeziehung unter umfassender Berücksichtigung von Übertragungsprozessen und Introjektbildungen in der Beziehung zu einem Traumapatienten genau aussehen kann oder soll, befindet sich derzeit bei allen Therapeuten noch in der Diskussion und Erprobung.

3. Eigener Ansatz der strukturellen Handlungsinszenierungen mit Symbolisierungsmedien

Vorbemerkung

Orientierende Strukturen helfen nach meiner bisherigen therapeutischen Erfahrung seelische Heilungs- und Veränderungsprozesse zu beschleunigen und die notwendigen Beziehungsangebote während einer Therapie durchsichtiger und damit auch effektiver zu gestalten.

In der klassischen Psychoanalyse wirkt meines Erachtens z.T. noch immer ein Modell, welches den Patienten mitunter zu passiv, unkundig und unmündig im therapeutischen Setting hält, was aber keineswegs das proklamierte Ziel des analytischen Arbeitens war und ist. Dennoch wirkt alles auch unabhängig von unseren Absichten – mit sich selbst in einer Art unterschwelliger Eigendynamik. Wenn der Therapeut schweigt – ohne das der Patient den *Sinn und Zweck als selbst erprobt* versteht oder im konkreten menschlichen Bündnis *gutheißt* – so hinterlässt diese abwartende Passivität m.E. auch eine labilisierende Desorientierung, die nach unserer klassischen Lehrmeinung einen individuellen Assoziationsprozess auslösen soll, welcher inhaltlich nach und nach Aufschluss über die Herkunft der Störung geben soll (vgl. Laplanche u. Pontalis 1991, S. 410 ff.).

Was aber, wenn diese Labilisierung keine wichtigen Erinnerungen oder kreativen Einfälle auslöst und Zusammenhänge aufdeckt, sondern bei einem depressiven Patienten unter Umständen einfach nur die früheren verunsichernden Lebensumstände (retraumatisierend) wieder hervorruft? Oder was ist wenn ein selbstbewussterer Patient diese Technik deshalb begründet ablehnt?

Wie kommt es eigentlich, dass dieser passiv-abwartende Weg gerade der effektivste Weg zum Auslösen psychoanalytischer Einsichten und Veränderungen sein sollte? Wie kommt es eigentlich, dass der Hauptweg der klassischen psychoanalytischen Arbeit in den Deutungen des Therapeuten gesehen wurde? Ist das klassische Setting wirklich für den Patienten die beste Arbeitsform oder mehr die abständigste und sicherste Beziehungsdefinition für den Therapeuten (vgl. Pohlen u. Bautz-Holzherr, 1995)?

Ich bin in diesem Buch nicht in der Lage, die widersprüchlichen Punkte zu diesen Fragen umfassend zu diskutieren, ich möchte aber dazu bewusst beitragen, dass strukturelle Alternativen in der psychotherapeutischen Arbeit bekannt gemacht werden und zum kollegialen Diskurs einladen.

3.1 Eigenes Konzept einer beziehungsmutuellen Struktur in der psychotherapeutischen Arbeitsbeziehung

Die eigenen Überlegungen zur beziehungsmutuellen Struktur meiner psychotherapeutischen Arbeit basieren auf frühe analytische Erfahrungen und Schriften von Sandor Ferenczi, der von 1873 bis 1933 lebte.

Modifikationen dieses Konzeptes finden sich auch bei seinem Schüler Michael Balint (1936; 1970). Ferenczi hat in seinen letzten Lebensjahren ein psychoanalytisches Behandlungsexperiment mit einer Patientin unternommen (vgl. Fortune, 1994), das nur in seinem privaten klinischen Tagebuch von 1932 festgehalten war und erst 1985 veröffentlicht wurde – als es 50 Jahre nach seinem Tod eine gewisse Renaissance seiner Auffassungen gab (vgl. Ermann, 1994, S. 707).

Ferenczi entwickelte in den 20-er Jahren dieses Jahrhunderts die »aktive Technik« (vgl. ebenda), die immer mehr das Freudsche Setting und seine Auslegung des Abstinenzbegriffes aufgab, damit ein Patient nicht retraumatisierende Erfahrungen der versagenden Eltern wiedererleben müsse (vgl. ebenda, S. 709). Ähnliche Auffassungen finden sich auch bei gegenwärtigen analytischen Körperpsychotherapeuten wie Moser (1987) oder Heisterkamp (1993).

Ferenczi (1921, 1928, 1931, 1932 bzw. 1964, 1988) versuchte sehr aufopferungsvoll neue Wege dafür zu finden, die dem Klienten es erleichtern sollten, seine erlittenen Entbehrungen oder psychischen Schädigungen der Kindheit zu erinnern und für diese einen therapeutischen Ersatz zu schaffen. Ermann (1994, S. 711) wirft Ferenczi vor, dass er zunächst mit der psychoanalytischen Technik die Erinnerung und die Wiederbelebung eines Traumas fördern wollte und später mit der zwischenmenschlichen Haltung des *Ersatzes als gutes Objekt* die Wiederbelebung des Traumas zu vermeiden suchte, dabei aber gleichzeitig eine therapeutische Fehlhaltung produzierte, die sein Scheitern letztlich vorprogrammierte.

Ich sehe das nicht ganz so. Zwar ist es richtig, dass die neurotische Struktur der verdrängten Bedürftigkeit in einem therapeutisch geförderten Analyseprozess beim Patienten zum Auftreten von Regressionssüchten sowie schwer verdaulichen Zerstörungshass führen kann; aber dass sah schon Ferenczi zu seiner Zeit als Problem kritisch (vgl. Ferenczi, 1928). Die Hauptschwierigkeit seines Therapieansatzes sehe ich darin, dass er diesen Konflikt »alleine – für den Patienten« lösen wollte. Er hatte zwar wichtige interaktionelle Seiten der psychoanalytischen Arbeitsbeziehung erkannt und war seinerseits zu riskanten Experimenten in der Selbstöffnung bereit. Aber offensichtlich hat ihn die tiefe Wertschätzung der Persönlichkeit der Patienten und die breite Annahme und das Mitgefühl der kindlichen Defizite der Klienten zur Verkennung der

Parallelität der frühen und gegenwärtigen Persönlichkeitsstrukturen geführt. Die *erwachsenen* Seiten des Patienten *können und müssen auch in Kooperation* mit dem Selbstheilungsprozess gebracht werden. In diesem Problem ist meiner Ansicht nach verschachtelt, dass die Bedeutung der Widerstandsseiten gegen den Veränderungsprozess in Form von »erworbenen Introjekten« in der Persönlichkeitsstruktur des Patienten weit unterschätzt wurde und zuweilen bis heute unterschätzt wird. Diese Anteile wirken *neben den Übertragungsanteilen* auch mehr oder weniger dauerhaft parallel und verändern so mitunter plötzlich das Beziehungsgeschehen (vgl. Abschnitt 4 unten).

Neben diesen Schwierigkeiten ist für mich aber Ermanns (1994, S. 713–715) Argumentation nachvollziehbar, dass biografische Besonderheiten bei Ferenczi – wie die ambivalente, ungelöste Beziehung zur Mutter – mitverantwortlich für seine erlebten Abgrenzungsschwierigkeiten gegenüber Patienten waren. Andererseits bemängelt er auch Ferenczis zu kurze Lehranalyse bei Freud, bei der auch gerade das Reservoir an negativen Übertragungen nicht ausreichend bearbeitet wurde, was Ferenczi jedoch damals gegenüber Freud *selbst* beklagte (vgl. Brief Ferenczi an Freud 1930 – zit. bei Ermann, 1994, S. 174).

Möglicherweise hat Ferenczi aber auch mit dem fürsorglich emphatischen Vorgehen einen Ansatz verwirklicht, den er sich von seinem Lehrtherapeuten selbst gewünscht hätte?

Wie dem auch sei, fest steht für mich, dass Ferenczis experimenteller Höhepunkt eine mutuelle Analyse mit »R.N.« war, wo er sich gleichberechtigt um eine gemeinsame Regression bemühte und wechselseitig die Rollen von Analytiker und Analysand tauschte, je nachdem wo er meinte, dass im Moment gerade die Hauptursache einer Beziehungsblockade zu finden wäre, um dadurch eine nächste Stufe von tiefer Annahme zu erreichen (vgl. Fortune, 1994, Ferenczis Tagebuch 1932 – veröff. 1988). Ferenczi gab schließlich die Untersuchungen zur mutuellen Analyse mit den Selbstvorwürfen auf, dass er wohl doch nicht ausreichend kompetent der Klientin mit seiner Nähe helfen könne usw. (vgl. auch Ermann, 1994, S. 716).

Leider hat man dieses einseitige Eingeständnis *damals wie z.T. auch heute* schnell – und eventuell auch *unbewusst* dankbar – *benutzt*, seine experimentelle Suchrichtung gleich völlig zu verwerfen. 1932 erhielt Ferenczi – als vormaliger Präsident der IPV – beinahe Redeverbot auf dem Wiesbadener Kongress und stand mit seinen Gedanken und Gefühlen praktisch allein da (Dupont, 1972 und 1985 – zit. ebenda).

Durch seinen Schüler Balint (1936, 1970) und andere Autoren wie Winnicott (1974) und Bion (1971) wurde das Konzept des nährenden Auffüllens von Defiziten in der Psychoanalyse von Basisstörungen bei Patienten übernommen – der Aspekt der aktiven mutuellen Beziehungsgestaltung blieb aber seither außen vor.

Was mir selbst an diesem Gedanken einer »wechselseitigen regressiven Beziehungsgestaltung zum gegenseitigen Nutzen« neben der hohen kooperativen Effektivität aber auch gefällt, ist die spätere Chance zum zwischenmenschlich reifsten Abschluss einer gewachsenen Beziehung. Nach meiner Ansicht könnte gerade die mutuelle Beziehungsqualität der gelungene ideale Abschluss einer analytischen Langzeittherapie sein. Das Ziel der Beziehungsentwicklung muss dabei nicht unbedingt der Rollentausch sein, sondern könnte sich in einer stimmigen Auflösung der Rollenunterschiede zwischen Eltern versus Kind oder Gesunder versus Kranker als ein reifes Veränderungserlebnis vollziehen. Vorstellbar wäre auch, dass »ehemaliger« Therapeut und »ehemaliger« Patient später ein gemeinsames gesellschaftspolitisches Anliegen haben.

Der Hauptunterschied im Herangehen zu Ferenczi ist jedoch, dass wir zunächst als Therapeuten die *klare Führung im Beziehungsaufbau*, in der Gestaltung von *prüfbaren Analysequalitäten* zur Auflösung von Übertragungs- und Introjektstrukturen geben sowie vom Patienten auch seinen *kooperativen, aktiven Beitrag* für den Einstieg in neue Beziehungsformen – (als freiwilliges Entscheidungsangebot) – abverlangen. Damit gehen wir als Therapeuten *nur indiziert* beziehungsmutuell in der konkreten therapeutischen Handlungsinszenierung vor. So gesehen findet bei der überwiegenden Mehrzahl der Patienten der mutuelle Ansatz in der Gestaltungsstruktur einer kontrollierten, gemeinsamen Interaktionsregression befristet statt, in welcher Therapeut und Patient auch immer ihre progressiven Selbststeuerungskapazitäten behalten. Die beziehungsmutuelle Regressionsatmosphäre ist aber, wenn sie tatsächlich erreicht werden kann, einem einseitigen Regressionsangebot (oder schlechter: einseitigen Regressionsforderung) in seiner analytischen Effektivität weit überlegen.

Ein Hauptproblem des klassischen psychoanalytischen Settings sehe ich wie oben gesagt darin, dass sie zuviel therapeutische Erklärungs- und Orientierungsstrukturen dem Patienten vorenthält und damit tendenziell in der progressiven Beziehungsgestaltung den Klienten unterschätzt.

Mein Arbeitsstil in der Beziehungseröffnung bei einer Psychotherapie mit strukturellen Handlungsinszenierungen hat sich inzwischen so gewandelt, dass ich zu Beginn einer Therapie psychoedukativ vorgehe und dem Patienten nach der Exploration seiner Symptomatik, die Begriffe Übertragung, Gegenübertragung, Introjekt, Abwehrdynamik, Regression, Rollenstrukturen verschiedener innerer Persönlichkeitsanteile, Reinszenierung von Beziehungsstörungserfahrungen u.a. in Ruhe erläutere, um a) keine unproduktive *Labilisierung durch Unkenntnis und Informationszurückhaltung* zu erzeugen und b) einfachere Beratungsfälle im Vorfeld einer Psychotherapie herauszufiltern.

Das mutuelle einer Beziehung fängt mit einem *gut informierten Patienten* an, der sich in der Struktur eines Settings besser zurechtfindet und somit überhaupt zu einer gemeinsamen Entscheidung für Settingveränderungen fähig wird. Erst dadurch kann oder will ein Patient selbst Verantwortung für ein therapeutisches Gelingen übernehmen. Das beziehungsmutuelle Vorgehen bedeutet in der Patient-Therapeut-Beziehung demnach in der strukturellen Psychotherapie weiterhin, dass der Therapeut sich ebenfalls auf ein (in meinem Verständnis) aktives, regressives Interaktionsmilieu in der Bewegung mit dem Patienten einlässt, wobei er aber stets den Sinn und Zweck dieser gemeinsamen Initiative im Auge behält, kommentiert und ggf. modifiziert, damit das Ziel der vereinbarten therapeutischen Struktur erreicht werden kann.

Wenn es dabei zum Abbau von negativer Beziehungsübertragung wichtig ist, so lässt sich der Therapeut auch auf bestimmte Interaktionswünsche des Patienten ein (z.B. zur Entängstigung etwas gemeinsam gestalten oder Dialoge mit Plüschtieren kreieren oder anderes mehr, vgl. unten Abschnitt 4.), um so *für den Patienten erlebbar mit in die Regression* einzutauchen – oder auch manchmal etwas beispielgebend voraus zu sein. Das ist im Grunde ein Verhalten, was auch Eltern mit ihren Kindern bspw. beim Schwimmenlernen praktizieren, um so das Kind zu entängstigen. Hier wäre es auch unpädagogisch und herzlos von den Eltern, ein Kind einfach ins Wasser zu werfen und zu sagen: »Ich musste das auch so lernen, also streng dich an!«. Vielleicht geht es eben auch beziehungsmutuell partnerschaftlicher und mit einer positiveren Übertragungsveränderung als es durch eine beobachtende körperlich-inaktive Haltung möglich ist? Die Verkürzung der Therapiezeit und die Nachhaltigkeit des veränderten Beziehungserfolges ist ein gutes Ergebnis solchen mutuellen Vorgehens (vgl. Fallbeispiele unter 4.).

Schwierig ist es im Grunde nur, als Therapeut die gewisse (neue) Verunsicherung durch das Verlassen des gewohnten Settings selbst zu ertragen und sich im Vorherein die nötige Selbsterfahrung für solcherart Arbeit zu verschaffen. Ziel dieser geteilten Kompetenzen muss es dabei auch sein, die notwendigen Kriterien am Fallbeispiel zu erarbeiten, wann die beziehungsmutuelle Vorgehensweise *gut genug vorbereitet* ist und der aktuellen Übertragungsveränderung oder neuen experimentellen Entwicklungserkundung des Patienten dienen könnte?

Beziehungsmutuelle Interaktionsangebote sollten *nicht zur Anwendung* kommen, wenn der Therapeut innere Ängste vor einer Selbstüberforderung hat, Furcht vor gewissen Introjekten– oder Übertragungsseiten des Patienten spürt, die er verbal überhaupt nicht befriedigend bearbeiten kann oder wenn er nur aus nebulöser Unklarheit einem Druck des Patienten bzw. einer Helferrolle nachgibt.

Hier könnte zwar in »glücklichen Fällen« auch noch eine regressive Atmosphäre entstehen – sie ist aber strukturell-therapeutisch nicht definiert und so *nicht effektiv auswertbar*. Dazu ist auch ein gewisses beziehungsdynamisches Selbsterfahrungsniveau in der Therapie vonnöten, wo prinzipiell alle wichtigen Grundgefühle – wie Wut, Trauer, Angst, Liebe, Leere, usw. – in der Wahrnehmung zwischen beiden Menschen schon mindestens einmal vorgekommen und gut ansprechbar – d.h. bearbeitbar – gewesen sind, weil sonst kein verlässliches Arbeitsbündnis für eine experimentelle und mutuelle Beziehungserweiterung möglich oder therapeutisch sinnvoll vertretbar wäre.

In analytischen Supervisionen wurde ich von Kollegen immer wieder gefragt, ob denn nicht durch das frühe Ansprechen von Übertragungen und der offenen Darlegung des therapeutisch-methodischen Zusammenhangs nicht der »ganze psychoanalytische Effekt verpuffe«? Ich meine klar, dem ist nicht so. Und wenn Übertragung denn so einfach aufzulösen wäre, so wäre das ja auch eher ein Hinweis auf ein edukatives Defizit beim Patienten, welches man nicht mit aufwendigen dynamischen Inszenierungen behandeln müsste, sondern durch einfache, wohlwollende Aufklärung hinreichend auflösbar sein sollte. Echte und schwerwiegende Übertragungen wie sie durch neurotische Entwicklungen entstehen, kommen in vielfältiger Weise aber *auch nach anschaulichen Erklärungen* immer wieder vor und können bei einer *identifizierten Mitarbeit* des Patienten besser und insgesamt kürzer behandelt werden, wenn *auch dem Patienten diese Strukturen gut durchschaubar sind*, weil er partiell das Know-how erhält, diese selbst zu initiieren, zu steuern und auszuwerten.

Damit in der Zukunft ein beziehungsmutuelles Verhältnis zwischen Patient und Therapeut entstehen kann, benötigen wir in der Gegenwart zunächst bei Patienten ein erwachsenes und intellektuell-emotional etwas abständiges, arbeitsfähiges ICH im therapeutischen Arbeitsbündnis, dass freiwillig und ernsthaft die Verantwortung für den gemeinsamen Prozess bewusst übernehmen kann.

Hierzu gehört auch die Bereitschaft des Klienten sich auf *negative Übertragungsseiten der Arbeitsbeziehung bewusst einzulassen* und nach deren Aufdeckung auch *kleine Initiativen zu deren Verringerung* im Hier und Jetzt zu starten. Dazu können auch dem Therapeuten kleine Aufgaben gestellt werden, welche er im Rahmen seiner Selbsterfahrungskapazität wiederum freiwillig und zum bewussten Nutzen realisieren kann, um seinen Anteil am »überflüssigen« Übertragungsgeschehen zu verringern. Das genaue Vorgehen ist am besten an einem Beispiel zu erfassen, wie es in dem Behandlungsfall des Sven Reimann unter 4.1.1. und 4.1.2. (s.u.) geschildert wird.

Die aktuell erlebte Beziehung wird im Laufe der Therapie *immer ähnlicher zwischen Patient und Therapeut* wahrgenommen, diskutiert und verändert. Durch den mutuellen Abschluss der Behandlungsbeziehung kann letztlich auch der Therapeut in sein »normales Leben« entlassen werden, was die menschliche Ablösung auf dem natürlichsten Wege fördert.

3.2 Wesentliche Elemente der therapeutischen Wechselwirkung

Psychische Probleme existieren im Erleben und Verhalten von Menschen in Beziehung zu sich selbst und anderen Menschen gegenüber. Sie sind in der Regel im Verlaufe der Lebensentwicklung durch Einflussnahme von nahestehenden und/oder verantwortlichen Bezugspersonen entstanden, im Gedächtnis eines Menschen gespeichert und bestimmen heute sein Wirken in der Gesellschaft und seine Zielorientierungen. Ein struktureller und universeller Therapieansatz soll durch *interaktionelle Störungsanalysen und Veränderungsorientierungen* adäquate Lösungsmuster in einer erprobten Gemeinschaft behandeln. Hier werden besonders die wechselseitig komplizierten Erlebenssysteme berücksichtigt, welche auch *im Hier und Jetzt des gemeinsamen Arbeitens* zwischen Patient und Therapeut auftreten. Die alten Störungsmuster werden im experimentellen Interaktionsverhalten wieder reproduziert und gemeinsam reflektiert, um Lösungsideen auszuprobieren.

Sonst könnte bspw. ein Therapeut, der einen Patienten aus einer depressiven Krise führen will, schnell Gefahr laufen, den Ratsuchenden mit eigenen Entwicklungsideen zu überformen, alte Abhängigkeitsstrukturen zu chronifizieren oder aber von rigiden Introjekten des Klienten mit »ewigen Rückfällen« zermahlen zu werden und sich mit seinem Helfersyndrom zu verschleißen.

Der Ausweg aus der stetigen Dialektik von Hilfe-Wollen und Therapie-Verhindern im Patienten ist meines Erachtens nur in der aufzubauenden *therapeutischen Eigenkompetenz des Klienten* zu sehen, welche mit dem Patienten zunächst entwickelt und gefestigt werden muss.

Die zu fördernde Eigenwahrnehmung der Persönlichkeit des Patienten, die eigene Deutungsfähigkeit seines Verhaltens, die eigenen Problemanalysen und Aktivitäten zur Lösungsentwicklung bedingen gleichfalls, dass wir als Therapeuten unser therapeutisches Grundwissen, unsere Zweifel und unsere Lösungserwartungen *geordnet und schrittweise* aus der Hand geben, damit es zur immer selbstständigeren Eigenbehandlung vom Patienten genutzt werden kann.

Das Schwierige daran ist, dass natürlich zunächst dazu beim Klienten Fähigkeiten und Kompetenzen zur Symptomanalyse, Widerstandsbearbeitung und Verhaltenserprobung entfaltet und trainiert werden müssen, damit die *eigene Bearbeitung* weder dem Klienten noch anderen Mitmenschen Schaden zufügt und gesundes Veränderungspotential entwickeln hilft.

Wichtige Prinzipien dieses strukturell-universellen Vorgehens sind nach meiner Ansicht folgende:

1) Die therapeutische Arbeit soll ein hohes Maß an aktueller Anschaulichkeit in diagnostischer und therapeutischer Hinsicht haben.Das heißt bspw., dass eine verbale Symptomdarstellung nicht genügt, sondern Wege gesucht werden, die Problematik im Hier und Jetzt durch verschiedene experimentelle Verhaltenssequenzen kontrolliert zu erzeugen und modellhaft zu bearbeiten.
2) Durchsichtige Therapiestrukturen werden mit dem Klienten gemeinsam erarbeitet, begründet, vereinbart und in den Ergebnissen geprüft.
3) Die therapeutische Zusammenarbeit verlangt beiderseits ein hohes Maß an Beziehungsmotivation, den gemeinsamen Anspruch die Hintergründe einer Störung zu verstehen bzw. zu ergründen sowie im Rahmen der aktuellen Lösungsmöglichkeiten durch abgestimmte beiderseitige Aktivität zu bearbeiten (mutuelles Beziehungs- und Behandlungsziel).
4) Die therapeutische Arbeit berücksichtigt in hohem Maße die dialektikisch notwendige Wechselwirkung von Regression und Progression, Subjekt und Objekt, sowie Introjekt und Übertragung.

Im Regressions- und Progressionsaspekt sollen dabei die emotionale Einstimmungsfähigkeit trainiert und erwachsene Umschalt- und Transferkompetenz entwickelt bzw. erweitert werden. Dazu gehört bspw. auch die emotionale Strukturerweiterung des Patienten, sich vom Erleben kurzzeitig zu distanzieren und parallel beobachten zu können sowie der Mut für definierte Experimente eine kindliche oder archaische Spontanität zu wagen.

Unter dem Subjekt-Objekt-Aspekt verstehe ich erstens, dass sich der Patient in der Interaktion wechselseitig sowohl als reagierender als auch als inszenierender Teil der Beziehung sehen kann. Zweitens sollen durch bestimmte Symbolisierungsmedien Objekte in der Therapie dazu genutzt werden, seelische Strukturen in der subjektiven Bedeutungsatmosphäre wahrzunehmen und mit diesen Objekten auch individuelle Probehandlungen zur Symptomlösung zu erforschen.

Drittens ist mit dem Subjekt-Objekt-Aspekt auch der dynamische Zusammenhang zwischen dem Einzelnen und der Gruppe gemeint. Dieses wird als Behandlungskriterium in der therapeutischen Arbeit als wechselndes Setting angestrebt, damit z.B. die gewonnenen Arbeitsergebnisse der Einzeltherapie in einem Gruppensetting als möglichen Spiegel der Umwelt verifiziert und erweitert werden können und umgekehrt. Die Gruppe ist dabei durch einen hohen Anteil an Selbsthilfestruktur ein soziales Experimentierfeld für Auseinandersetzung, Erziehung und Solidarität.

Der Aspekt der Wechselwirkung zwischen Introjekt und Übertragung wird in diesem Ansatz explizit hervorgehoben, weil er eine der wichtigsten konzeptuellen Neuerungen betrifft.

Eine Übertragung existiert meines Erachtens nicht ohne eine entsprechend dazugehöriges Introjekt, welches die *dynamische Chronifizierung der Symptomatik mit »sichert«* - gewissermaßen als vermeintliches Produkt der bisherigen Beziehungserfahrung im gestörten Entwicklungssystem des Patienten.

Wenn also zum Übertragungsabbau des Klienten gearbeitet wird, muss mit dem Introjektwiderstand gerechnet und dieser ebenfalls in die Therapie einbezogen werden. Dabei entsteht aber wiederum Übertragungswiderstand usw. Im therapeutischen Arbeitsprozess sind jeweils die vordergründigen Akzente zu bearbeiten.

Um den »dynamischen Verschleiß« in dieser psychotherapeutischen Arbeit möglichst gering zu halten, wird prinzipiell – entsprechend der obigen konzeptuellen Prämissen – mehr *an der Übertragung als in der Übertraung* therapeutisch gearbeitet. Dasselbe gilt für die psychotherapeutische Arbeit *am Introjekt – als gegen die Introjekte*, damit weniger zerstörerische Psychodynamik – und damit weniger Retraumatisierungsgefahr provoziert wird.

3.3 Eigener Ansatz von Objektverwendung, Übertragung und Rollenspielinszenierungen

3.3.1 Der Ansatz der Übergangs-Übertragungs-Objekte

Das Konzept der Übergangs-Übertragungs-Objekte ist bereits in einer Reihe von Veröffentlichungen der letzten drei Jahre beschrieben worden (vgl. Vogt 2001 a-e; 2002 a-c, 2003).

Deshalb soll der interessierte Leser an diese Stellen verwiesen werden und hier nur ein sehr kurzer Extrakt der Herangehensweise beschrieben sein.

Ein wichtiges Ziel meiner psychotherapeutischen Arbeit mit den Klienten sehe ich darin, die z.T. schwerwiegenden Hintergrundkonflikte des Patienten – einschließlich deren Bearbeitung und Veränderung – in anschaulich handhabbare Szenenbilder zu transformieren. Dadurch soll die Diagnostik von Störungsmustern *für den Patienten leichter nachvollziehbar* und *die abzuleitende Therapie dieser Symptomkomplexe experimentell mit spielerischem Ernst* für den Klienten punktuell im Hier und Jetzt lösbar werden.

Aus der Traumafoschung (vgl. Huber 2003; van der Kolk 2000) wissen wir außerdem, dass affektiv stark besetzte Erlebnisse nur *fragmentarisch gespeichert* weden und in der Therapie deshalb manchmal nur in *aktiver Annäherung an die traumatisierende Szene* bewusst gemacht und bearbeitet werden können.

Der Nachteil eines klassisch-analytischen Couchsettings besteht demnach auch darin, dass mit dieser monotonen liegenden Haltung nicht Symptomatmosphären »angetippt« oder »hervorgerufen« werden können, die der Patient beim besten Willen oder momentanen Widerstand wirklich nicht assoziieren kann, ohne einen *aktuell getriggerten Einfluss* zu erleben.

Im Laufe der letzten sieben Jahre habe ich nun in einem empirisch-experimentellen Streben *Symbolisierungsmedien bewusst hergestellt,* die den erzählten konflikthaften, belastenden und manchmal traumatisierenden Situationen in einer Mischung aus *spielerischer und ernster Form entsprechen* – so wie sie mir durch viele fortgeschrittene Patienten beschrieben wurden.

Ziel war es, Objekte zu bauen oder vorhandene Medien zu nutzen, welche den Klienten trotz immenser Berührungs- und Kontaktängste in relativ kurzer Zeit in Teile der ursprünglich belastenden Situation atmosphärisch zurückversetzen und eintauchen lassen. Beziehungsseitig wird dabei angestrebt, die oft festgefahrene negative Übertragungssituationen durch die Zerlegung auf ein triangulierendes Teilobjekt zu entlasten, weil letztlich der Therapeut ja mit den Patienten *an dem Problem der unbewussten Übertragung* in Ruhe und Präzision arbeiten möchte. Schließlich können die zwischengeschalteten Objekte außerdem auch die häufig beschriebene Sexualisierungsgefahr in der analytischen Körperpsychotherapie durch den dinglichen Abstand und die *beobachtbare* eindrucksvolle Regressionsatmosphäre entschärfen helfen.

Da das ergänzende Therapieobjekt damit *übergangsweise* einen schwierigen *Übertragungsanteil* übernimmt, bezeichne ich es in der strukturellen Psychotherapie als »Übergangs-Übertragungs-Objekt«.

Diese Definition beinhaltet neben gewissen Ähnlichkeiten zum Winnicottschen Begriff der Übergangsobjekte (Winnicott 1953 – zit. in Petzold und Sieper 1996) und dem Petzoldschen Begriff der Intermediärobjekte (vgl. Petzold, 1996; Vogt 2002 c) auch differierende Punkte.

Ein wichtiger Unterschied ist, dass die Übergangs-Übertragungs-Objekte von erwachsenen Klienten *bewusst beseelt* werden, um in der Beziehungsstruktur eine Übertragungsseite des früher und jetzt wiederholt erlebten emotionalen Erfahrungsgeschehens abzubilden. Sie wirken also *nach der progressiven Rückkehr des Klienten* aus dem Therapiesetting *nicht mehr durchgängig* als atmosphärisches Regressionsobjekt in der Beziehung zum Therapeuten (vgl. unten 3.3.1.1). Sie haben auch nicht so wie die kindlichen Übergangsobjekte vorrangig *haltgebende* sondern *interaktionsfördernde Funktion.* Und drittens sind sie *nicht Ersatzsymbol* für eine Person, sondern mehr *atmosphärisches Merkmal* für das psychische Problemerleben des Patienten.

Durch die Verwendung von Übergangs-Übertragungs-Objekten ist es dem Therapeuten möglich, aus der stark affektiv besetzen *Arbeit in der Übertragung*

– zur emotional oft effektiveren Beziehungsvariante – *an der Übertragung* überzuwechseln; zumal die klärende Interaktionsarbeit so leichter und anschaulicher differenziert werden kann. (vgl. unten 3.3.2):

Hierzu sollen jetzt drei Schemata gezeigt werden, die demonstrieren sollen, wie man als Therapeut mit Hilfe eines zwischengeschalteten Übergangs-Übertragungs-Objekt von der verbalen Arbeit *in der Übertragung* zur handlungsorientierten gemeinsamen Arbeit *an der Übertragung* überwechseln könnte.

Schema 1

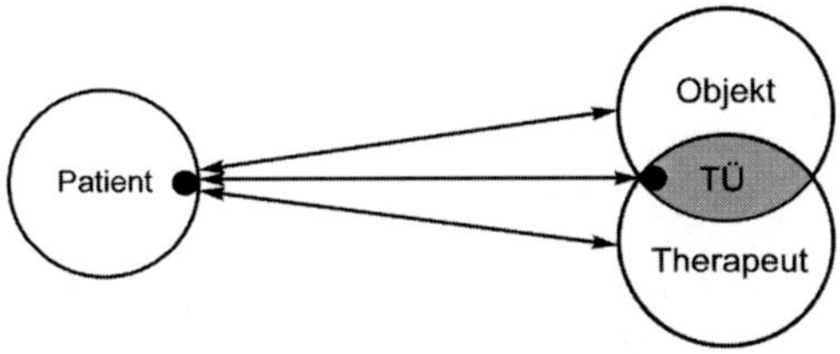

TÜ Therapieübertragung;
● emotionale Berührtheit;
←→ Übertragungsrichtung/Wechselwirkung

Diese Übertragungsaufteilung gemäß Schema 1 dient oft zur Übertragungsabfuhr.

Schema 2

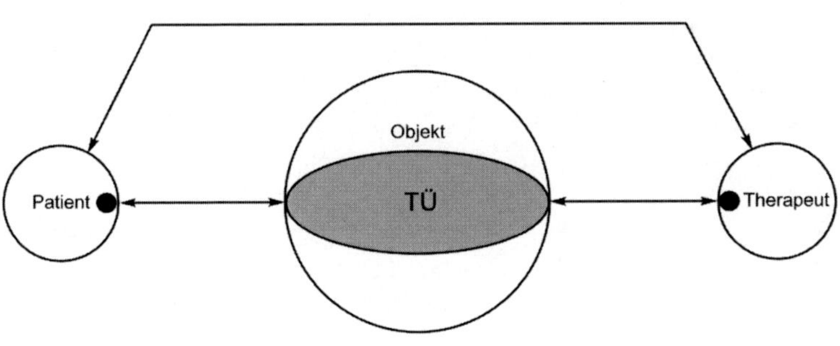

TÜ Therapieübertragung;
● emotionale Berührtheit;
←→ Übertragungsrichtung/Wechselwirkung

Diese Übertragungsgestaltung von Schema 2 dient oft zur Übertragungserforschung.

Schema 3

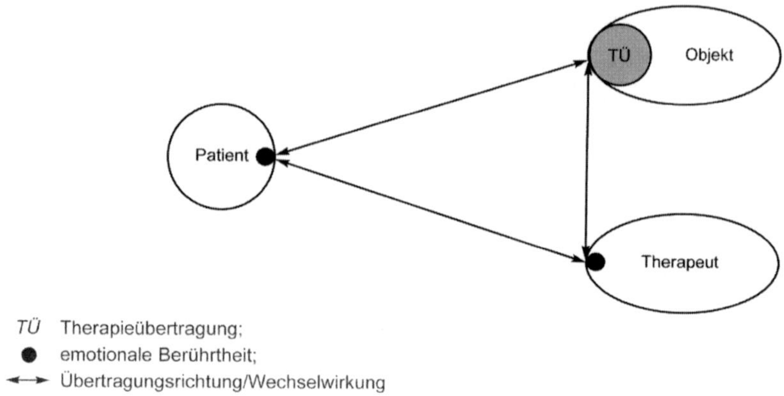

Das Übertragungssetting von Schema 3 dient oft zur Übertragungseröffnung.

Wie spielerisch oder wie ernst die Übertragungsatmosphäre ausfällt entscheidet die momentane Beziehungsatmosphäre zwischen Patient und Therapeut sowie das spontane Niveau der »seelischen Trigger« der Anmutungsobjekte entsprechend dem speziellen individuellen seelischen Erfahrungshintergrund des Klienten. Aber auch für die Gegenübertragung des Therapeuten ergeben sich für die psychotherapeutische Interaktionsarbeit neue Chancen und spontane Interventionsmöglichkeiten.

So kann der Therapeut weit mehr negative Übertragungsangebote in aktiver Handlungsoffensive des Patienten *aushalten (Schema 1) oder auch erwidern (Schema 2), was mit nur verbalen Reaktionsmöglichkeiten* oder persönlichem Körpereinsatz kaum machbar wäre. Weiterhin sind bei Verwendung der zwischengeschalteten Objekte im Kontakt zum Patienten in der Regel – (beim relativ arbeitsfähigen Klienten sofort) – Berührungsformen in der Interaktion möglich, die bei direktem Haut-zu-Haut-Kontakt erst mitunter in 50 Therapiestunden realisierbar wären. Das Ziel des Einsatzes der Übertragungs-Übergangs-Objekte ist also *nicht der Ersatz*, sondern die *vorgezogene oder abgestufte Sofortinteraktion* zwischen Klient und Therapeut (Schema 2). Diese Möglichkeit baut in der Regel auch unproduktive Gegenübertragungeinstellungen des Therapeuten ab, weil auch er durch die unmittelbaren Aktivitätsangebote therapieindiziert entlastet werden kann und nicht in einseitigen Beobachtungshaltungen (evtl. wie ein nicht helfender Elternteil) ausharren muss. Ansonsten könnte er evtl. noch zusätzliche negative Übertragungsenergie erzeugen, was letztlich seinem »Differenzierungsauftrag« als Therapeut entgegenliefe. Andererseits sollen diese Bewegungschancen des Therapeuten auch nicht ein vorschnelles, nicht indiziertes und nicht strukturiertes Agieren fördern, sondern ein dosiertes gemeinsames Auflösen der Blockaden im Hier und Jetzt aktiv – für beide Seiten nützlich – voranbringen.

Schließlich kann – wie in Schema 3 verdeutlicht – der Therapeut dem Klienten die Struktur einer gestörten seelischen Belebung eines Symptoms besser verdeutlichen, wenn der Patient durch die ermutigende Hilfe eines Übergangs-Übertragungs-Objektes merkt, dass er *in Anmutung dieses Objektes, seine seelischen Zustände wechselt* und in einer *aktiven Handlung mit einem Objekt* auf völlig vergessene oder »andere« Einfälle bzgl. seiner Vergangenheit kommt, die der Therapeut mit Objektinszenierungen fördert.

In der Gegenübertragung wird auch der Therapeut den Klienten nicht mehr so für »unbheilbar oder chronifiziert rigide in seinen Einstellungen« erleben, weil auch er seine parallelen Erfahrungen in den kleinen Interaktionsexperimenten mit Objekten macht, wo er, um empathisch und spontan arbeiten zu können, gar nicht so lange ins rationale Dauerbeobachten abgleiten kann. *Er fühlt dabei auch selbst die Verunsicherungen des Interaktionsgeschehens,* wodurch eine beziehungsmutuelle Arbeitsatmosphäre gefördert wird. Dem Therapeuten ist es dabei bspw. in einer gemeinsamen Aggressionsübung im Therapiegeschehen auch erlaubt, seinen Frust – im adäquaten Maße wie der Patient es vormacht – loszuwerden. Das mindert dann auch seine Gegenübertragung, lässt ihn glaubhafter werden und hilft damit seine Empathie in wenigen Minuten wieder zu verbessern. Letztlich dient dieses Vorgehen der indizierten Gegenübertragungsminderung sogar dem Erhalt oder der Wiederherstellung der therapeutischen Psychohygiene, was sich in Langzeitbehandlungen für den Patienten und den Behandler natürlich auszahlt.

3.3.1.1 Konstruktionen und Darstellung der Übergangs-Übertragungs-Objekte

Der beseelte »Charakter« der Übergangs-Übertragungs-Objekte ergibt sich aus zwei Aspekten:

a) aus der potentiellen regressiv-archaischen Kraft der unterschwelligen Anmtung des Objektes und
b) aus der realisierten beseelten Verwendung des Objektes in der konkreten Interaktion zwischen Patient und Therapeut.

Um die anmutende Kraft in der Objektform herstellen zu können, wurde der emprirische Weg der Patientenbefragung gewählt. Es ging darum herauszufinden, welche *psychische Atmosphäre ein Patient meint,* wenn er sein seelisches Problem fühlt, bspw.: »Das ist so wenig fassbar, belastend, nicht greifbar, ... - wie bei Mutter, Vater, der Clique, der Arbeitsgruppe« usw. als Problem (vgl. Konstruktionsprinzipien bei Vogt, 2001 a, b). Daraufhin habe ich nach dem Versuchs-Irrtum-Prinzip Objekte gebaut und mit diesen Patienten geprüft, ob dieses Objekt das »genauso oder ähnlich fühlen lasse« - ob man beim »begreifen (berühren)« dieses Objektes das Gefühl dadurch anschaulicher erfassen könne o.ä.

An dieser Stelle soll ajetzt eine Auswahl der am meisten verwendeten Übergangs-Übertragungs-Objekte anhand von Fotos und den häufigsten empirischen Verwendungskriterien dargestellt werden. Obwohl ich hier schon die Präsentation anhand von Abbildungen gewählt habe, möchte ich den Leser darauf hinweisen, dass die Anmutung so nur z.T. gelingt, weil man bspw. die großen Körper *direkt vor sich sehen und erspüren* muss, um in die seelische Schwingung eintreten zu können; deshalb habe ich die Maße zur gewissen Ergänzung der Vorstellungskraft angeführt. Große Objekte bewirken leichter eine Verfremdung zwischen Spielraum und »eigentümlicher Gefahrenwelt«, wodurch sie *eine regressive Wirkung* auslösen können, die ein Arbeiten *an der Übertragung* ermöglicht. Diese eigendynamische Wirkung der Übergangs-Übertragungs-Objekte ist unterschiedlich, so dass ich grob zwischen Objekten unterscheide, wo der Faktor A (vgl. oben) - der Eigenanmutung – überwiegt oder mehr der Faktor B (vgl. oben) – der beseelten Verwendung- die tendenziell stärkere Rolle spielt. Beim Verwendungsfaktor liegt die Chance besonders im Aufbau alternativer Interaktions- und Auswahlstrukturen für den Patienten, wodurch das Milieu der Übertragung gut erforscht werden kann. Hierzu werden jetzt aber nur Stichpunkte angeboten und auf die Abschnitte mit den Fallbeispielen verwiesen, da andere Begründungen den Rahmen dieses Buches übersteigen würden.

Die Abbildungen zu diesem Text finden sich im Anhang unter 8.1. (vgl. dort).

Farbe, Gewicht, Material, Inhalte sind empirisch erprobt und begründet und deshalb urheberrechtlich auch zu meiner Sicherheit gegenüber fehlerhafter Verwendung und zum Schutz der kleinen Vertriebsfirma mit ihren Subhandwerksmanufakturen geschützt.

I. Der rote Riesenklotz

Maße in cm: 150x80x80 (kleinere: 80x80x60; 60x60x45)
Mehrdeutige Anmutungsaussagen von Patienten:

- »Der bringt mich in Wut.«
- »Der ist mächtiger als alle.«
- »Der lässt nichts zu.«
- »Den will ich umstürzen.«

- »Da will ich draufsitzen.« u.a.

Häufige Verwendung in der Therapie:

- in Rollenspielaufstellungen und Rollenspielstatements Symbolisierung des strengen, gefürchteten, gewalttätigen Familienmitgliedes.
- in Einzel- oder Gruppentherapie Zielobjekt der Aggressionsabfuhr mit Keule oder Tritten
- Kraftschieben des Patienten gegen den Therapeuten
- Podest, Altar, Fels für diverse Inszenierungen des Klienten u.v.m.

II. Der schlaffe Riesensack

Maße in cm: ø 140x70 (mittlerer: ø 95x45; kleiner: ø 65x40)
Mehrdeutige Anmutungsaussagen von Patienten:

- »Da möchte ich draufhauen.«
- »Den krieg ich nicht zu packen.«
- »Beim Reintreten bekomme ich Ohnmachtsgefühle.«
- »Wenn ich länger hinschaue werde ich einsam und traurig.«
- »Ich möchte draufliegen – wie in einem Nest.« u.ä.

Häufige Verwendung in der Therapie:

- in Rollenspielaufstellungen und Rollenspielstatements des Patienten Symbolisierung des nachgiebigen, unerträglichen schwachen oder toten Familienmitgliedes
- in Einzel- oder Gruppentherapie Zielobjekt mörderischer Wut mit Keule oder Tritten
- Ohnmachtserleben durch leeres, haltloses Hineingreifen
- Lasterleben durch Tragen oder Darunterliegen
- Nest, Fels, Ekelperson, Mistberg u.a. für diverse Inszenierungen des Patienten u.ä.

III. Die weiße Wand

Maße in cm: 250x120x20
Mehrdeutige Anmutungsaussagen von Patienten:

- »Gegen die kommt man nicht an.«
- »Das ist wie ein Kampf im Nebel gegen eine Übermacht.«
- »Die wirkt wie eine zugeschlagene Tür.«

- »Diese Mauer will ich einreißen.«
- »Da muss ich gegentreten.« u.ä.

Häufige Verwendung in der Therapie:

- in Rollenspielaufstellungen und Rollenspielstatements Symbol für große nebulöse Macht in der Familie
- in Einzeltherapie Zielobjekt zur Aggressionsabfuhr mit Keule, Sackwerfen oder Tritten
- gegen eine Wand anrennen im Leben
- eisige Wand, Leere, verschlossene Tür, nicht angreifbare Macht o.ä. Inszenierungen

IV. Die Riesenmatte

Maße in cm: 250x230x22
Mehrdeutige Anmutungsaussagen von Patienten:

- »Das ist ja wie eine große Tobewiese.«
- »Das wirkt wie eine endlose Fläche im nirgendwo.«
- »Da kommt man sich gleich so winzig klein vor.«
- »Das ist ja wie eine Riesenscholle auf dem Meer.«
- »Hier kann man wie irre um sich schlagen und schreien.« u.ä.

Häufige Verwendung in der Therapie:

-in der Einzel- und Gruppentherapie als Spielwiese
-in der Einzeltherapie als Säuglingsbett
-in der Einzeltherapie als Schlag- und Haltematte bei Trauerthemen im Liegen, »Assoziationserdcouch« u.v.m.

V. Die Riesentonne

Maße in cm: 150 cm x außen ø 80; innen ø 54, *Traglast: bis* ca. 150 kg, *Eigengewicht:* ca. 50 kg
Mehrdeutige Anmutungsaussagen von Patienten:

- »Hier bekomme ich Platzangst.«
- »Hier könnte ich ewig drin liegenbleiben.«
- »Jetzt möchte ich mich ewig rumkullern im Tonnenbauch.«
- »Die kann man so schlecht umarmen, obwohl man das möchte.«
- »Ich fühle mich depressiv und verlassen.« (drinsitzend)

Häufige Verwendung in der Therapie:

- in der Einzeltherapie zum Abbau phobischer Symptomatik
- in Einzel- und Gruppentherapie Spielrolle oder bei Rollenspielinszenierungen Symbol für eine glatte, nicht greifbare, schwierige Person oder aber mächtige, plattmachende Person (Walze)
- in Einzeltherapie Krankenbettchen des Kindes oder Versterktonne
- bei stehender Tonne und im Loch sitzend bei depressiver Verlorenheit
- unnahbares Umarmen eines Menschen oder Geburtskanal des Säuglings u. v. m.

VI. Das Riesenei
Maße in cm: außen ø ca. 150; innen ø ca. 120, Platz für ca. zwei Erwachsene oder drei Kinder
Mehrdeutige Anmutungsaussagen von Patienten:

- »Ich bekomme Angst, dass das ist, wie ein Mund, der zuschnappt.«
- »Ich fühle mich darin so geborgen wie in einem Mutterleib.«
- »Ich kann in diesem Versteck meine schlimme Geschichte erzählen.«
- »Da möchte ich sofort mit rumkullern.«
- »Das ist eine geschützte Welt, die ich nie hatte.«

Häufige Verwendung in der Therapie:

- in der Einzeltherapie zum Abbau phobischer Symptomatik
- Bearbeitung von Geburtsthematiken oder einem speziellen Geburtstrauma
- Exploration von besonders schambesetzten Thematiken
- Gewähren eines konkreten kindlichen Schutzraumes
- Spielbude, Nest, Kullerhöhle, Kuschelwelt u.ä.
- Inszenierungen der Einzel- und Gruppentherapie als besondere Geheimniskugel u. v. m.

VII. Die Gurtschwebe:
Maße in cm: 200 lang, Steckschlaufen alle 12cm
Mehrdeutige Anmutungsaussagen von Patienten:

- »Ich fühle mich wie ein Baby getragen.«
- »Das Schweben über dem Boden macht mir Angst.«
- »Das leichte Schwingen macht mich ganz traurig – die Gesichter wirken

so groß.«
- »Es macht mich so traurig, dass sich soviele um mich kümmern.«

Häufige Verwendung in der Therapie:

- Schwebe- und Halteübungen in der Gruppentherapie
- Krankentrage in der Gruppe
- Babywiege – Babyschaukel in der Gruppe u. v. m.

VIII. Die Zuggurte
Maße: Ausführung als Kinder- oder Erwachsenengurt
Mehrdeutige Anmutungsaussagen von Patienten:

- »Da fühle ich mich gleich wieder wie im Babygestell festgehalten.«
- »Ich fühle mich stark wie ein Pferd.«
- »Ich bekomme riesige Ohnmachtsgefühle, wenn ich nicht vom Fleck komme.«
- »Da kann ich besser an meine Grenzen gehen, wenn ich im Rücken diesen Gurt spüre.«

Häufige Verwendung in der Therapie:

- Babygurtszenen, Pferdspiele in der Gruppe
- Ohnmachtssimulation bei festhaltenden Eltern oder Lebensbedingungen
- Haltegurt bei großer Aggressionsabfuhr
- Gestaltung aggressiver Dialoge zweier Streitpartner

IX. Die Keulen
Maße: Ausführung als Kinder- oder Erwachsendenkeule
Mehrdeutige Anmutungsaussagen von Patienten:

- »Mit der Keule habe ich doppelt soviel Kraft wie sonst.«
- »Durch die Keule spüre ich meine Wut besser.«
- »Endlich kann ich mal ohne Rücksicht zuschlagen.«

Häufige Verwendung in der Therapie:

- Aggressionsabfuhr auf Säcke oder Klötze u.ä.
- archaische Kraftmobolisation bei abgrenzungsschwachen Patienten
- Frustabfuhr für hyperaktive Kinder und Erwachsene u.v.m.

X. Das Seil

Maße: 4m; ø 2cm (größeres: 6m; ø 4cm oder Gruppentau: 10m; ø 4,5cm)
Mehrdeutige Anmutungsaussagen von Patienten:

- »Damit spüre ich wirklich den Halt von Ihnen durchgehend körperlich.«
- »Das Seil gibt mir Mut weiter ins Innere einzutauchen.«
- »Das Seil wirkt wie eine verlängerte Hand.«
- »Ich erlebe das Seil wie eine Nabelschnur – aus dem Ei / aus dem Bauch – heraus.«

Häufige Verwendung in der Therapie:

- Lianenschaukel für Kinder oder kindliche Erwachsene
- Haltwippe zwischen Patient und Therapeut
- Gruppenzerrseil oder Haltewippe für bis zu 12 Personen
- »begleitende Hand« bei schwierigen Angst- und Ohnmachtsthemen auf der Matte, in der Tonne oder im Ei
- Nabelschnursymbol bei Geburtsthematik

XI. weitere Symbole als Übergangs-Übertragungs-Objekte

Es kommen außer diesen aufgeführteen noch weitere Medien zur körpertherapeutisch-symbolisierenden Anwendung. Diese haben einige ähnliche Übergangs-Übertragungs-Anmutungen oder weniger mehrdeutige Aussagekraft. Ihre Verwendung im beseelten Erleben des Patienten macht sie aber häufig zu wirksamen Inszenierungshilfen. Sie sollen jetzt aus Platzgründen in nur einem Satz beschrieben werden:

1) *Hängematte.* Die Hängematte wirkt ähnlich der Gurtschwebe und etwas in Richtung der Riesentonne und dem Ei. Sie ist besonders für die Einzeltherapie als Babywiege oder Kinderbett nützlich.
2) *Schaukel.* Die Schaukel führt regressionsförderlich in das Kleinkind- und Schulkindalter (Unterstufe) zurück. Sie ist als wohltuendes Medium für das »Gespräch nebenbei« geeignet (gute Eltern/Großelternbeziehung).
3) *Schwungbeutel.* Dient in der tieferen Regression als Schaukelbirne oder zum Dranhängen an einen beseelten Körper (klammern u.ä.). Im anderen Zusammenhang auch Schlag- oder Boxsack für Aggressionen.
4) *Gelber Sack.* Dient als Kampfsack zum Schieben oder Werfen (Argumente sich um die Ohren hauen mit dem Therapeuten oder Mitpatienten etc.). Manchmal aber auch eigenes Körpersymbol für das innere Kind (zum Festhalten geeignet).

5) *Bauchkissen.* Hat hauptsächlich die Funktion zum Klammern und Haltgeben bei Angstzuständen von Kindern und Erwachsenen. Schützt den Bauch beim Liegen.
6) *Decken.* Bieten Schutz und Begrenzungen für Kinder und Erwachsene, wirken wie sorgende Umarmungen und Hände bei Regressionen.
7) *Kontaktstäbe.* Stellen Kontakt auch bei Berührungsängsten her. Ermöglichen auch feinsinnige Schwingungsübungen mit differenzierten Instruktionen.
8) *Fingerball.* Geeignet für Kontaktspiele und Regressionen im Kinderspielalter (auf Knien). Der Fingerkontaktball ist eine hervorragende Möglichkeit zu feinsinnigen und spontanen Finger-und-Hand-Kontakten zwischen Patient und Therapeut (Kleinkind – Eltern/Großeltern u.ä.).
9) *Plüschtiere.* Kuscheltiere sind einerseits für Familienaufstellungen oder Introjekt-Übertragungsrollenspiele (s.u.) geeignet. Weiterhin kann mit Plüschtieren ein kleinkindgemäßer Gesprächskontakt hergestellt werden oder es können dadurch Stellvertreterdialoge in Angstsituationen geführt werden (Beschützer-, Beobachter-, Helfertiere). Wichtig ist beim Einsatz von Plüschtieren, dass man eine ausdrucksstarke Palette von kuschligen, zweideutigen und furchteinflößenden Tieren zur Verfügung hat.

Auf die Auflistung weiterer Therapieobjekte wird verzichtet, weil wir uns im Augenblick vorrangig auf die oben genannten empirisch-erforschten Symbolisierungsmedien begrenzen.

3.3.1.2 Das besondere Problem des Beseelens und der Indikation des Einsatzes von Objekten

Das Beseelen und die Indikation der verwendeten Therapiemedien sind Kernstücke des Ansatzes der Übergangs-Übertragungs-Objekte, weil sonst der strukturelle Rahmen des adäquaten Einsatzes dieser Therapiemittel verloren geht.

Symbolisierungsmedien werden seit langem vielfältig in der Psychotherapie verwendet. Ich selbst habe sie im Rahmen meiner Familientherapieausbildung bei der spielerischen Begegnung mit Kindern als äußert wichtig erlebt. In der konzentrativen Bewegungstherapie (vgl. Becker 1997) sind sie auch in der Erwachsenenpsychotherapie Gang und Gäbe. Gestalttherapeuten, Bioenergetiker u. a. Berufskollegen verwenden Therapiematerialien routinemäßig. Die Verwendnung von symbolischen Stoffen und Gegenständen ist laut Petzold und Sieper (1993) seit Reil (1803 zit. ebenda) und Janet (1925) in der modernen Psychiatrie bekannt.

Während Hospitationen bei Konzentrativen Bewegungstherapeuten, Bioenergetikern u. a. Kollegen habe ich leider festgestellt, dass hier oft nicht mit psychotherapeutischer Sorgfalt Objekte gemeinsam mit dem Patienten oder mit fundierter Indikation durch den Therapeuten ausgewählt wurden. Als weiterer Mangel offenbarte sich, dass die Wahrnehmung dieser Objekte beim Patienten nicht ausreichend erforscht sowie die erlebnisseitigen Handlungsimpulse des Patienten nicht systematisch aufbereitet wurden (was zumindest nach einer spontanen Handlungssequenz hinterher mit gewisser therapeutischer Distanzierungsfähigkeit durch beide Akteure notwendig wäre!).

Letztlich bedeutete dieses auch, dass dadurch die Beziehung zum Therapeuten bei der Auswahl von o. g. Therapieobjekten, der Besonderheit der derzeitigen Behandlungsphase und dem spezifischen Symptommuster des Patienten nicht immer die genügende Beachtung geschenkt wurde.

Zweitens wurde bei oben genannten Therapiesettings leider darauf verzichtet, dass der konkrete Patient eine beseelte Qualität erspürt oder verbal so beschreibt, dass es über die pure technische Eigenschaft des Mediums hinausgeht (z. B. »Das ist ein riesiger Brocken« versus »Das ist ja hart und uneinnehmbar wie bei meinem Vater«).

Drittens habe ich bei o. g. Begegnungen auch vermisst, dass sich bei sichtbarer emotionaler Betroffenheit in der Wahrnehmung des verwendeten Objektes und der modellhaft ausgelösten Handlungsimpulse beim Patienten die *trilogische Wechselwirkung* zwischen Patient, Objekt und Therapeut bewusst herausgefiltert und nachbereitet wurde.

Die angeführten Kritikpunkte bedeuten selbstverständlich nicht, dass somit dort der Einsatz dieser Medien generell falsch oder therapeutisch unwirksam gewesen wäre. Es bedeutet aber, dass es beim Einsatz von Therapieobjekten vielleicht sogar große analytische Reserven gibt, wie deren Verwendung gezielter und damit letztlich auch effektiver organisiert werden kann oder wie zum Teil therapeutische Bumerangeffekte des missglückten Einsatzes von Objekten eine wichtige Erklärungshilfe finden können, damit eingesetzte Medien nicht nur bloße *Hilfsmittel und Werkzeuge des Therapeuten* sind, sondern beseelte *Selbsterfahrungsobjekte des Patienten* werden können (vgl. Vogt, 2003).

Im oberen Abschnitt 3.3.1.1 habe ich beschrieben, dass einige der verwendeten Objekte bereits eine Beseelungspotenz besitzen, wenn sie eine Anmutungsqualität der »besonderen Art« im Patienten auslösen (s. o.).

Jetzt möchte ich systematischer die drei verschiedenen Komponenten des Beseelens bei diesen wie neutraleren Objekten wie folgt definieren:

1) *Beseelbare* Therapieobjekte entstehen durch die *bewusste Absicht* des therapeutischen Angebotes, Symbolisierungsmedien zur äußeren Darstellung innerseelischer Prozesse fokusorientiert nutzen zu wollen. Der

Patient wird bewusst angeregt, für seine innere Befindlichkeit einen dinglichen Ausdruck als Abbild bzw. Teilabbild für dieses Gefühl, diesen Charakter, diesen Konflikt usw. zu suchen.

2) *Beseelte* Objekte entstehen in diesem Such- oder Aneignungsprozess durch die *konkret reflektierte emotionale Wahrnehmung des Patienten*, entweder weil er sich auf die Anmutungsqualität eines Therapiemediums soweit einlässt bis er seine innere Schwingungsresonanz bzgl. eines subjektiven Themas von Bedeutung spürt oder weil er sich zu seinem fokussierten Thema eine Objektgestaltungsform sucht (z. B. durch Vergleichen von Medien) oder weil er eine atmosphärische Inszenierung aus Objekten aufbaut (z. B. eine Konfliktfigur aus Therapiemitteln).
3) Symbolisierungsmedien sind beseelbar, wenn sie nach deren Auswahl eine *patienteneigene erlebnis- und handlungsaktivierende Wirkung* erzielen, welche eine selbstdiagnostische Evidenz und selbstkreierte Problemlösungsstrukturen beim Patienten ermöglichen. Hierdurch entsteht in der therapeutischen Übertragungssituation übergangsweise eine Veränderung. Beseelbarkeit bedeutet in diesem Punkt auch, dass die »eigentümliche Qualität« des Objektes nach Ende der Therapiesitzung wieder zurückgenommen bzw. ausreichend reduziert werden kann. Also nicht die »bloße Existenz« eines Objektes bewirkt schon den therapeutisch-beseelten Übergangs-Übertragungscharakter, sondern *erst die vollständige Modulationsfähigkeit.*

Weitere Hinweise zum Begriff des Symbols bzw. Symbolisierens finden sich bei Vogt (2003).

Die Indikation zum Einsatz von Therapieobjekten ergibt sich zunächst aus der feinsinnigen Beziehungs-Übertragungsanalyse zwischen Patient und Therapeut. Wenn es hier trotz wahrgenommener und *angesprochener Übertragungsstrukturen schwer veränderbare Auflösungsblockaden* bei diesen Beziehungsprägungen gibt oder wenn die *weitere Erforschung der Übertragungsräume* diagnostischen Gewinn bringen könnte, wäre an den Einsatz von Übergangs-Übertragungs-Objekten zu denken. Natürlich müssen *zuvor* die Grundbegriffe der konkreten Übertragungsstrukturen dem Klienten bekannt sein. Gleichfalls sollten in der Beziehung zwischen Patient und Therapeut bereits *alle wichtigen Grundqualitäten eines Gefühls wie Wut, Trauer, Ohnmacht, Angst, Leere* usw. mindestens einmal aufgetreten sowie in gegenseitiger Übereinstimmung einmal erkannt und beim Patienten als Übertragung und für den Therapeut als Gegenübertragung zugeordnet gewesen sein.

Wenn bspw. der Therapeut noch große Furcht, Mißgunst oder Ohnmacht gegenüber dem Patienten empfindet, kann er diese Mängel auch nicht hinreichend gut durch Hinzuziehung der Therapieobjekte vermindern, da der nicht differenzierte Patient spätestens die gemeinsame Auswertung der Handlungsszene »vermasselt«, weil sein Widerstand ihm die stete Beziehungsstörung aufzwingt und er alle Veränderungsangebote eines Settings nur als »nächsten Trick« erleben wird. Dennoch gibt es auch mit dem fortgeschritteneren Patienten grobe Indikationsfehler wie die folgenden grafischen Darstellungen zeigen sollen (vgl. Vogt in Trautmann-Voigt, 2002)

Fall A:
Therapeut inszeniert, »was er für richtig hält« – ohne dass der Patient sich damit identifiziert. Der Therapeut agiert seine eigene Problematik in Manipulationshandlungen. Es findet ein Kleinmachen des Patienten statt; der Therapeut inszeniert sich letztendlich selbst.

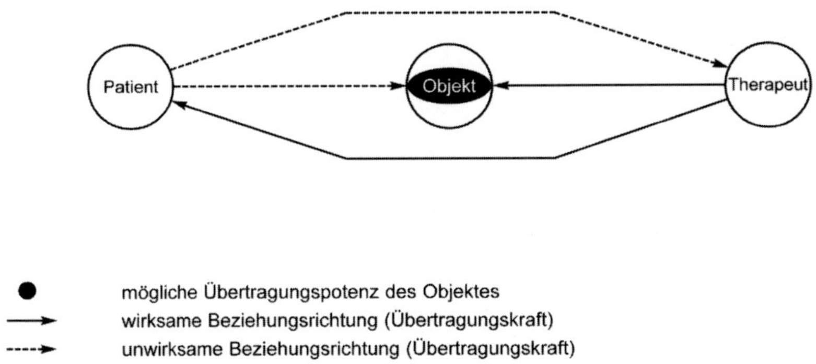

Beispiel:
Der Therapeut »verordnet« dem Patienten wegen seiner Aggressionshemmungen so kräftig wie möglich auf einen Sack zu schlagen. Der Patient ist damit aber nicht identifiziert und erlebt die Forderung des Therapeuten als Bloßstellung oder als unsinnig.

Fall B:
Therapeut und Patient inszenieren etwas ohne ernstzunehmende (regressive beseelte) emotionale Beteiligung. Die Therapierelevanz bleibt ungeklärt, beide sind zufrieden im Agieren, weil sie unbewusste Ersatzhandlungen ohne »Auflösungsdruck« ausüben können (Objekt I). Eine andere wichtige therapeutische Objektbeziehung (Objekt II) bleibt unbewusst ausgeklammert.

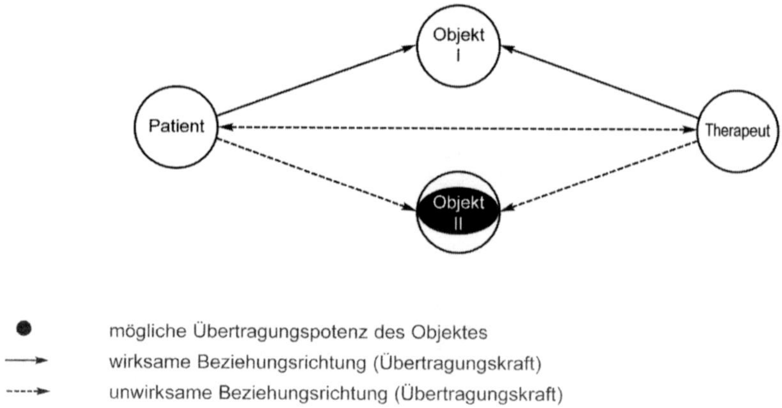

Beispiel:
Der Therapeut oder der Patient kommen auf die Idee heute in der Stunde ein »Vaterthema« zu bearbeiten und der Patient schlägt bis zur »befriedigenden Erschöpfung« auf einen großen Klotz. Unerkannt blieb hier, dass sich der Patient im wirklichen Leben mit einer zweiten Scheidung herumplagt, weil eine latente mütterliche Verlassenheit nicht bearbeitet wurde. So blenden sich beide Aktionspartner mit einer »emotionalen Fehlinszenierung«, ein wichtigeres (aber vermutlich bedrohlicheres) Thema aus.

Fall C:
Der Patient inszeniert sein Agieren der Symptomatik ohne therapeutisches Arbeitsbündnis. Der Therapeut fürchtet oder »vergisst« die Beziehungsklärung und ist quasi Opfer der Handlungsmacht des Patienten.

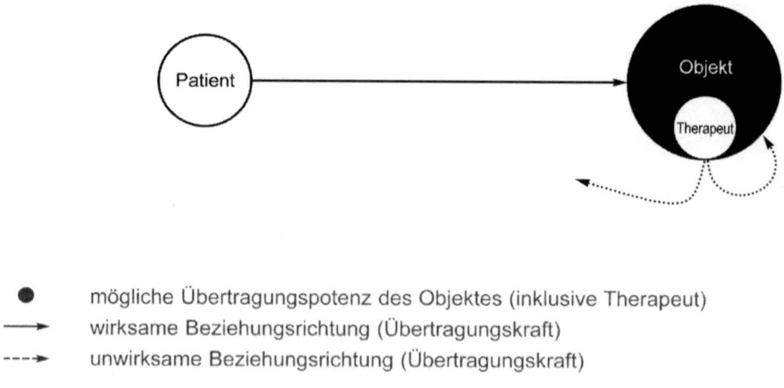

Beispiel:
Ein körperlich sehr starker Patient analysiert mit seiner (schmächtigen) Therapeutin, dass er eine aggressive Abgrenzung gegenüber seinem autoritären Vater nachholen müsse. Die Therapeutin »vergisst« völlig ihre Gegenübertragung, da dieses Thema an sich gut nachvollziehbar ist – sie hat aber eine unterschwellige Angst vor den Gewaltintrojekten des Patienten. Beim Schlagen mit der Keule bekommt die Therapeutin immer mehr Angst (weil sie sich durch die sehr laute Entladung beeinträchtigt fühlt). Sie wagt den Patienten nicht zu stoppen und hat so keine therapeutische Kontrolle über die Situation.

Diese tatsächlichen Fallbeispiele aus der Praxis mögen beleuchten wie kompliziert die Indikationsstellung beim Einsatz von »therapieförderlichen« Interaktionsmedien sein kann.

Generell erlernt man die Fähigkeiten, ein Objekt nach psychotherapeutischen Gesichtspunkten von Beziehungscharkter und Übertragungssituation richtig einzusetzen nur durch klinische Fallsupervisionen.Allgemein kann ich aus meiner Praxis auch nur im Sinne einer Faustregel sagen, dass Objekte nur als Hilfsmittel zum Einsatz kommen sollten, wenn der Therapeut eine gewisse Sicherheit im therapeutischen Arbeitsbündnis verspürt und die Struktur der zu behandelnden Störung »prinzipiell auch anders« therapieren könnte. Der Einsatz von Übergangs-Übertragungs-Objekten ist somit der begründete Versuch einer etwas katalysierten oder aufgefächerten Bearbeitung des Übertragungsproblems im Hier und Jetzt (sh. nächsten Abschnitt).

Therapiemedien sind also nie aus Ideenlosigkeit oder als Rettungsversuch einer völlig verfahrenen Arbeitsbeziehung einzusetzen.

Eine angemessene Anwendung eines Symbolisierungsmediums sollte nach meiner Ansicht acht Phasen durchlaufen, damit eine gewisse Qualität der Interaktionsinszenierung wachsen kann (wobei nicht immer alle Phasen in den relativ kurzen Zeitrahmen *einer Therapiestunde* unterzubringen sind):

Phasen einer Therapiestunde mit beseelten Objekten

1) *Anwärmen*
   Aufnehmen des Kontakts der beteiligten Personen zur therapeutischen Arbeit.
2) *Rahmen geben*
   Bestimmen des bisherigen Erfahrungsrahmens, des aktuellen Themas und der Suchrichtung unter Abklärung der aktuellen gegenseitigen Arbeitsfähigkeit und der Bedingungen dafür.

3) *Form geben*
Einrichten des Settings, Bestimmen der Rollenverteilung und der besonderen hilfstherapeutischen Instruktionen, z.B.: Haltgeber für Patient, Unterstützer für Patient, Gegenspieler für Patient.
4) *Beseelen*
Emotionales Einstimmen der Beteiligten in den Rollen, Kontaktaufnahme des Patienten mit seiner inneren Konfliktdynamik (Regressions- oder Progressionsenergie) und den äußeren Objekten sowie ggf. auch den Beteiligten in den Rollen.
5) *Beleben*
Aktivieren in den therapeutischen Rollen, Dynamisieren der Gefühlsatmosphäre, stimmiges Wiederherstellen des Konflikttypes oder/und Experimentieren mit dem passenden Wechselwirkungskontext.
6) Lösen
Ausdruck von angestauten Affekten oder/und Wahrnehmen der komplexen Gefühlsatmosphäre in der Konfliktstruktur, Aha-Erlebnisse, Evidenzerlebnisse, Auflösen bzw. Lockern aller Strukturen und Ausbilden neuer Strukturelemente als Probelösung.
7) *Benennen*
Assoziieren von Zusammenhängen auf verschiedenen Bewusstseinsebenen, neue Bedeutungen und Begriffe der Struktur finden.
8) *Ableiten*
Transferieren des Erlebten in den Alltag, Bestimmen der zu schützenden inneren Strukturen (Havariemaßnahmen definieren), Aufgaben der Weiterentwicklung ableiten, Integrieren bisheriger Erkenntnisse und Aufzeigen von Therapieperspektiven.

Ich möchte diese Passage mit zwei Fallvignetten aus Vogt (2003) belegen, weil sich dadurch das konkrete Beseelen des Therapiemediums und die sich herstellende Indikation des konkret inszenierten Settings am besten illustrieren lassen:

1) Fallvignette des Patienten D. – eine Arbeit mit dem Wandseil
Herr D. ist ein 34-jähriger Patient, der sich seit ca. 2 Jahren in einer analytischen Körperpsychotherapie befindet, welche dieser Tage ihren Abschluss findet. Er kam mit Körperangstsymptomen unklarer Genese in die Therapie, obwohl er schon zwei Monate stationäre Gruppentherapie und eine Reihe von einzeltherapeutischen Sitzungen mit verschiedenen Psychotherapieverfahren hinter sich hatte. Ihm war jedoch aus eben diesen Therapien bereits bewusst, dass seine Angstsymptomatik auch mit einer starken psychischen Gewaltausstrahlung seines jähzornigen Vaters und dessen häufige Ignoranz dem Sohn

gegenüber zu tun hatte, der offenbar nie dessen wohlwollende Aufmerksamkeit erringen konnte.

Der Patient D. erlebte sich oft zerissen zwischen der großen Sehnsucht nach dem guten Vater, der sein Erzeuger mitunter auch sein konnte, und der schier unendlich großen Wut auf ihn wegen der unendlichen Demütigungen und Versagungen.

In den analytisch körpertherapeutischen Interventionen des ersten Jahres wurden viele erwachsene Themen seiner Existenzgründung im freischaffenden Berufsleben und mütterliche Versorgungsthematiken mit gutem Erfolg bearbeitet. Bei der o. g. Vaterübertragung tat sich dagegen – relativ gesehen – wenig. Daher versuchten wir in einer Sitzung die innerpsychische Konfliktdynamik einmal mehr *in Worte und Bewegungen* zu fassen.

Beim Anwärmen entstand im Patienten eine Bewegung von Zerren und Umreißen wollen. Als Beziehungsabbild fiel Herrn D. das große dicke Hanfseil ein – an das er mich zu stellen bat, um mich dann durch den Raum zu ziehen oder umzureißen. Da ich diese aggressiv-sadistischen Impulse als einen Teil seines Vaterintrojektes schon kannte und auch darin einen agierenden Widerstand erspürte, änderte ich seinen Einfall ab, indem ich mich von diesem Ansinnen abgrenzte und stattdessen empfahl, das Seilende, dass ich in den Händen halten sollte, in einen einzementierten Wandhaken zu hängen, damit ich stabil stehen bleiben könne und er besser an seine erlittene Ohnmacht komme. Der Patient willigte in diese veränderte Idee ein, weil er auch aus Vorgesprächen wusste, dass das Betrauern seiner kindlichen Ohnmacht noch nie richtig gelungen war.

Er nahm also das Seil in beide Hände und begann, an dem Hanftau ruckartig zu ziehen. Ich hatte das Seil fest verankert und stellte mich Herrn D., das Tau ernst festhaltend, gegenüber, so dass die Aufhängung des Wandhakens nicht zu sehen war, wodurch das Seilziehen des Jungen (Herr D. erlebte sich zwischen 8 bis 12 Jahre alt) »wieder sehr echt« wirkte. Der Patient fühlte nach einigen Rucken seine alte Aggression wieder und kam schnell in seinen Wutaffekt, der ihn immer verzweifelter am beziehungslos da stehenden Vater zerren ließ. Herr D. hatte dabei das Erleben, dass *das Seil wie die harte Hand des Vaters sei.* Seine Wut steigerte sich zusehends durch die Unmöglichkeit mich als Therapeutenvater auch nur einen halben Meter wegziehen oder stürzen zu können. Nach ca. 5 Minuten mischte sich die Wutäußerung schließlich immer mehr mit einem Weinen des Jungen, bis der Patient letztlich auf dem Boden zusammenbrach und erschütternd weinte. In diesem Moment stieg ich aus der Rolle des beziehungsversagenden Vaters aus und gab dem Patienten mit meiner Hand an seiner Schulter Halt.

Nach einigen Momenten der Erschöpfung konnte Herr D. äußern, dass er jetzt das Gefühl habe, den enttäuschten Jungen in sich selbst besser annehmen zu können und jetzt auch wirklich wisse, was mit »loslassen« gemeint sei.

In den folgenden Nachgesprächen ergänzte der Patient weiterführend, dass seine negativen Vateranteile eine wichtige »Niederlage« eingesteckt hätten. In der Schule wäre er früher als »Oberrüpel« durch die Lehrer nicht zu stoppen gewesen. Die Kombination, dass jemand stärker sei als er und trotzdem seine Überlegenheit nicht hämisch ausnutze, kenne er auch noch nicht bewusst, weshalb er so berührt sei.

Nach einigen weiteren Stunden bemühte sich Herr D. erstmals ohne vernichtende Rachegedanken seinen Vater zu einer Aussprache zu gewinnen, was ihm auch gelang und eine gewisse versöhnliche – aber auch distanzierte Nähe – zwischen beiden ermöglichte. Der Patient konnte sich dabei gut steuern und hat auch zu anderen Freunden klärende Initiativen eingeleitet, was ihm früher als erster nachgebender Part nicht möglich war. Sein selbstzerstörerisches Verhalten mit Genussmitteln reduzierte sich nach dieser Episode ebenfalls spürbar.

Fazit für die Praxis:

Der Aufbau des Settings konnte die innerseelische Problematik des Patienten auf geeignete Weise abbilden. Die beziehungsdynamische Modifikation des vorgeschlagenen Settings durch den Therapeuten war hierbei ein wichtiges Korrekturelement für die Relevanz des Settings und die Wirkung des Übergangs-Übertragungs-Objektes.

Aufgrund der Beziehungserfahrung mit dem Patienten nahm ich aktiv Einfluss auf das symbolisierte Konfliktmuster, was schließlich das Eintauchen in die weichere und veränderungsrelevante Erlebensseite des Patienten ermöglichte. Das große Tau war ein gutes Symbol für den Beziehungskonflikt des Patienten, wo es in seiner geplanten Aktion einerseits um das Abhängigkeitsproblem des kleinen Jungen (Zuwendungssehnsucht) und nicht um die Vergeltungswut des pubertierenden Jungen oder um das verinnerlichte Vaterintrojekt (den anderen selbst wieder besiegen und demütigen wollen) ging. Durch die oben genannte Handlungsinszenierung konnte diese Spezifik tatsächlich erfasst werden.

Der Patient hat nach diesem Schlüsselerlebnis neue Schritte von Beziehungs- und Verhaltens-korrekturen vorgenommen, welche nur mit ermunternden Spiegelungen von Seiten des Therapeuten begleitet zu werden brauchten.

2) Fallvignette des Patienten B. – eine Arbeit mit schlaffem Sack und Riesentonne

Herr B. ist ein 25-jähriger Mann, der vor einem Jahr in die Therapie kam. Zu den Hauptsymptomen zählten depressive Krisen, mangelnde Identität, Autoritätskonflikte und große Beziehungsabhängigkeit von der Mutter. Den Vater hatte der Patient nie kennengelernt; unter den Schikanen und Schlägen des Stiefvaters hat Herr B. sehr gelitten.

In der Therapie des ersten Jahres standen stabilisierende Foci im Vordergrund. Die Beziehungsaufnahme zu mir als männlichen Therapeuten kann als gelungen und belastbar angesehen werden. Der Patient hatte keine schweren depressiven Krisen mehr und reduzierte den Kontakt zur Mutter von fast täglichen zu monatlichen Begegnungen oder Anrufen.

Der Punkt, der trotz intensiver psychotherapeutischer Arbeit nicht hinreichend aufgehoben werden konnte, war die *riesige Furcht vor dem Stiefvater* und die daraus resultierenden Autoritätskonflikte. Dabei mangelte es nicht am theoretischen Verständnis von Übertragung, Reinszenierungserleben und Erfahrungen von zum Teil traumatisierend wirkender Gewalt. Es fehlte also mehr an Fertigkeiten zur Umsetzung seiner Erkenntnisse in seinen Lebensalltag – bzw. einer »effektiven Klärung« der dysfunktionalen Widerstände.

In der therapeutischen Beziehung hatte ich zu dieser Zeit noch das Gefühl, dass der Patient aus Angst vor Beziehungsverlust nicht in der Lage war, wirklich ernsthaft zu fühlende negative Übertragungsaspekte zu mir als Therapeutenvater zu zeigen und auszudrücken. Hilfreich war nun hin und wieder eine Analyse von Fehlhandlungen mir gegenüber, wie Zuspätkommen u. ä. Verhaltenssymptome. Der Patient begriff diese Zeichen »einsichtig« als Ausdruck einer unbewussten Aggressivität – und konnte sie trotzdem nicht ändern.

An diesem Stagnationspunkt besprach ich mit dem Patienten eine Settingänderung, die innerhalb kurzer Zeit den »Knoten löste«: Wir vereinbarten, dass ich als Therapeut einmal gezielt in die Rolle des Stiefvaters schlüpfen würde und mir »einmal probeweise« das Wutstatement und die gewachsene Kraft des Jungen (Patient B. als Pubertierender) ansehen und aushalten wolle. Eine weitere dynamisierende Beziehungsklärung hielt ich nicht für indiziert, da wie beschrieben, die verbalen Befindlichkeitsklärungen und Deutungen zur Genüge ausgetauscht waren. Außerdem war aufgrund der frühen Störungsanteile des Patienten entweder mit retraumatisierenden Effekten infolge zu großer Dynamisierung zu rechnen oder mit einer Pseudostabilisierung der Abwehr, wodurch das Problem nur mittels Anpassung befristet weggedrückt werden würde, um an anderer Stelle wieder aufzutauchen.

Zu meinem eigenen körperlichen Schutz legten wir den großen schlaffen Riesensack zum Hineintreten oder Boxen vor die Riesentonne, welche wie eine große Walze vor mir lag. Der Patient konnte spüren, dass dieses Setting sofort etwas in seiner Anmutung meiner Person veränderte. Es bedurfte keiner Aufforderung mehr und er begann wutschnaubend den großen Sack zu treten, wobei er mich hasserfüllt und traurig ansah und Schimpfworte von sich gab. Als ich auf seine schroffen Verbalattacken nicht reagierte, rannte er mit aller Kraft gegen den Sack und Rolle an und versuchte alles weg zuschieben, was ich ein paar Zentimeter zuließ und mich dann fest hinter die Rolle stellte und die Attacke wieder bremste. Nachdem der Patient ca. 8 Minuten getreten, geschlagen, mich angebrüllt und verflucht hatte, war dieser Aggressionsausbruch vorüber und er meinte zu mir in einem *anderen Ton*, dass wir diese Übung jetzt abbrechen könnten.

Im Nachgespräch äußerte der Patient, dass er jetzt zum ersten Mal so laut und kraftvoll gewesen wäre, wie er gekonnt habe und sehr erfreut sei, dass ich ihn in keinem Moment fallen gelassen hätte, obwohl ich soviel Wut und Schimpfworte an den Kopf geworfen bekommen habe. In der nächsten Stunde kam der Patient pünktlich und hochmotiviert und konnte auf meine Nachfrage, ob denn etwas der geäußerten Wut auch mir gelte, einige Aspekte meiner Beziehungsrealität zu ihm kritisieren. Durch diese positiven Neuerfahrungen wurde fortan der Austausch von negativen Beziehungserleben und -fantasien wesentlich einfacher, was nach und nach auch in der Lebensumwelt des Patienten umsetzbar wurde. Letztens sprach der Patient sogar mit dem Direktor seiner Schule, weil es Missstände im ABM-Projekt gab, was zuvor bei dieser Autorität undenkbar gewesen wäre.

Während der Arbeit an Riesensack und Riesentonne konnte der Patient entsprechend seiner späteren Erklärung *in der zweiten* Nachfolgestunde (s. o.) auch parallel neben mir das reale Bild seines Stiefvaters sehen und seine Ohnmacht als Junge wieder erleben.

Er gab an, dass er zuvor noch nie so bewusst starke Wut- und Trauer gespürt habe, was seinen Gefühlen einen erlösenden Ausdruck verschafft habe.

Außerdem stellte sich für den Patienten auch heraus, dass der schlaffe Sack vor der Tonne auch zum Familienbild passe, wo die schwache Mutter auch immer den brutalen Stiefvater in Schutz genommen habe. Diese Deutung hat in den Folgewochen auch zur noch besseren Abgrenzung von der Mutter beigetragen.

Therapeutisches Fazit:

Durch die Inszenierung konnte ein wichtiger therapeutischer Fortschritt eingeleitet werden. Die eingesetzten Symbolisierungsmedien hatten nach o. g. Definition die Qualität von Übergangs-Übertragungs-Objekten. Sack und Tonne stellten dabei sowohl die negativen Übertragungsseiten, der zuvor nur rational bearbeiteten realen Stiefvaterperson als auch die negativen Teilobjekte des Therapeuten dar und konnten sich durch diese Symbolisierung mit den Übertragungswahrnehmungen des Patienten in emotional spürbarer Art und Weise evident verbinden.

Wichtig für das gelungene Setting war natürlich auch der Sachverhalt, dass der »Therapeutenvater bereit war, dem Sohn entgegenzukommen und sein gewohntes Setting zu verlassen«.

Letztlich wirkte diese Verwendung eines Objektes in dem festgefahrenen Dialog triangulierend, weil sie dem Patienten auf geeignete Art und Weise erlaubte *zugleich in und neben dem* Affekt zu stehen und dadurch Gefühle im erlebbaren Zusammenhang und ohne übergroßes Beziehungsverlustrisiko zu beobachten und begrifflich zu fassen.

Die therapeutische Arbeit ist dadurch ganzheitlicher und für den Patienten handlungsaktiver geworden (vgl. Vogt 2002 b).

Die angeführten Fallvignetten zeigen in der Indikationssituation wie Übergangs-Übertragungs-Objekte in der therapeutischen Beziehung entstehen und wirken können. Die beschriebenen Therapiehilfsmittel erfüllten im Wesentlichen zwei Funktionen: Zu einem erleichterten sie die technische Durchführung der therapeutischen Handlungsexperimente, in dem sie den Akteuren eine körperlich relativ einfach auszuführende Interaktion ermöglichten, die das Wesentliche der erfühlten Problematik hervorhob und dabei zugleich eine optimale Waage von Nähe und Distanz in der therapeutischen Arbeit einrichten half.

Zum anderen generieren diese Medien zu Übergangs-Übertragungs-Objekten, weil ihre Verwendung in der psychotherapeutischen Übertragung begründet, vom Patienten auf seine Art bewusst reflektiert und im Moment der Handlungsinszenierung beseelt – mit edlen Gefühlen – verläuft.

3.3.2 Der Ansatz der beziehungsanalytischen Arbeit an der Übertragung

Der Begriff der Übertragung wird in der klinisch-psychologischen Verwendung einerseits sehr weit und zuweilen auch unterschiedlich interpretiert (vgl. Laplanche und Pontalis, 1991, S. 550 ff) – andererseits können wir uns hier auch auf die psychoanalytischen Auslegungen (vgl. Arnold, Eysenck, Meili, 1993, S. 2384/2385) beschränken.

Die Autoren sind sich nach meiner Lesart darin einig, dass mit Übertragungen Prozesse gemeint sind, wo ein innerpsychisches oder/und äußeres Verhaltensproblem eines Menschen zu einem erheblichen Teil aus einer früheren unbewältigten psychodynamischen Ereignis- oder/und Konfliktsituation erklärt werden kann, welche für das unbewältigte Erleben und ineffiziente Verhalten des Menschen verantwortlich sein dürfte.

Der Klient überträgt somit die schlechten Erfahrungen bzw. das Ungelöste des erlebten Konflikttypes auf neue Situations- und Beziehungskonstellationen, so dass er diese letztlich im Rahmen seiner Projektionen wieder erkennt oder seine alten Erfahrungen labilisierend aufblitzen lassen; oder aber indem er sie im Rahmen von projektiven Identifikationen aktiv wieder herstellt oder er sich intuitiv in die alte unbewältigte Problemsituation wieder hineinmanövrieren lässt.

Dieses Zurückfallen und Wiederholen wird in der analytischen Literatur als Regression bezeichnet (vgl. obige Nachschlagewerke); durch diese psychodynamischen Prozeduren entstehen die neurotischen Verhaltensfixierungen, Fehlverhaltensweisen in der aktuellen Situation oder es werden Bedingungen für selbstschädigende Retraumatisierungen gefördert.

Bei Geißler (2001) findet man einen sehr umfassenden Überblick über den konzeptuellen Gebrauch der Regression oder die Verschiedenheit der Auslegung der Behandlungsbegriffe über die analytische und Körperpsychotherapie vom letzten Jahrhundert bis heute. Besonders interessant sind dabei neue Regressionskonzepte, die die aktive und auch gesunde Interaktion der verschiedenen Regulationsebenen im Individum unter dem Stichwort der »Modernen Säuglingsforschung« beschreiben. Bocian und Staemmler (2000) greifen ebenfalls dieses moderne Regressionskonzept von Stern auf, welches im Kern besagt, dass nicht der »ganze« Mensch auf frühere Entwicklungsstadien unweigerlich zurückfällt, sondern, dass es sich nur um partielle und momentane Einbußen der oft vorhandenen Selbstregulationskompetenz unter konkreten (labilisierenden) Bedingungen handelt.

Ich kann mich gut all diesen Aussagen anschließen und möchte im Sinne meines strukturellen Ansatzes nur folgende Gliederungsmatrix entwerfen, weil sich darauf auch mein Einsatz der Übergangs-Übertragungs-Objekte bezieht:

			Therapeutenerleben		
			A	B	C
			NGÜ	MGÜ	PGÜ
Patientenerleben	1	NÜ	1A	1B	1C
	2	MÜ	2A	2B	2C
	3	PÜ	3A	3B	3C

Matrix der Übertragungen

1) NÜ = Negative Übertragung des Patienten
2) MÜ = Mischübertragung des Patienten
3) PÜ = Positive Übertragung des Patienten

A) NGÜ = Negative Gegenübertragung des Therapeuten
B) MGÜ = Misch-Gegenübertragung des Therapeuten
C) PGÜ = Positive Gegenübertragung des Therapeuten

1) *Im Übertragungsgeschehen treffen durch die konkreten Persönlichkeiten von Patient und Therapeut mindestens folgende Kombinationen aufeinander:*
   a) Eigenschaften, wo die Interaktionspartner die wirklich gestörten Seiten des Anderen entsprechend seiner *negativen Vorerfahrung* wiedererleben
   b) Besonderheiten, wo die Interaktionspartner nur Ähnlichkeiten mit diesen negativen Vorerfahrungen wiedererleben (Mischübertragungen)
   c) Chancen, wo die Interaktionspartner neue Seiten des Anderen als Unterschied zu ihren bisherigen Erfahrungen machen können.

2) *Die Übertragungen und Gegenübertragungen können in der Interaktion einer Beziehung mindestens in Form von drei verschiedenen Wahrnehmungsebenen auftreten:*
   a) als Ähnlichkeiten mit den *charakteristischen Eigenschaften* einer Person
   b) als Ähnlichkeiten eines Interaktionstypes bzw. eines Wechselwirkungsgeschehen einer früheren konkreten Situation – oder
   c) als Ähnlichkeiten von *atmosphärischen Bedingungen einer Wechselwirkung* als früheren Rahmen der gestörten Wahrnehmung.

Dieser Vielfalt von Übertragungsmöglichkeiten wird derzeit m.E. weder der klassisch analytische noch ein bioenergetisch-körpertherapeutischer oder anderer Ansatz in der Settinggestaltung und Therapiekonzeption gerecht.

Meiner Meinung nach ist es aber anstrebenswert, verschiedene Übertragungskapazitäten anzuzapfen. In der therapeutischen Arbeit könnte mehr Übertragungsvielfalt eingerichtet und mehr Übertragungsmodulation experimentell hergestellt werden. Nach meiner Auffassung sollte in der Therapiesituation gerade die Chance gesehen werden, die schwierigen Gefühlslagen des Patienten zu einer dosierten Inszenierung zu bringen und gewissermaßen vor Ort – in Anwesenheit des Therapeuten – zu lösen.

Dazu geht es nach meiner Ansicht im klassisch-analytischen Setting nicht mutig und aktiv genug zum Inszenierungsknotenpunkt. Es wird mit viel Feingefühl das Aufbauen von Übertragungen und zuweilen einer Übertragungsneurose beim Patienten beobachtet und auch verbal bearbeitet; aber außer dem Faktor Entwicklungszeit (Nachreifung) und der Deutung der Übertragungssituation öffnet sich keine weitere Einflussmöglichkeit. Als *analytischer Kollege* kann ich bspw. bei einem Übertragungswiderstand – außer dem (auferlegten) Abwarten, Nachfragen oder »Andeuten« – nichts aktiv tun, um eine Übertragungssituation in die Analysestunde »hereinzuholen«.

Körperorientierte Kollegen anderer Therapieschulen gehen zwar schneller in die Aktion, haben aber beziehungsseitig nicht immer die Gewähr, dass dieses inszenierte Problem wirklich das schwierigste und wichtigste emotionale Beziehungsdilemma des Patienten adäquat abbildet, weil sie die Übertragungskonstellationen nicht voll in der aktuellen Hier-und-Jetzt-Beziehung abprüfen. *Psychodynamisch arbeitende Kollegen* wiederum scheuen nicht die Aktualisierung der komplizierten Beziehungsinszenierung; hier kann aber schnell ein großer Druck beim Patienten entstehen, der das retraumatisierende Eskalieren der Übertragungsinszenierung fördert.

Während in früheren Ansätzen zur analytischen Psychotherapie sehr von der Standardsituation der Hauptbeziehungsarbeit im Interaktionsfeld 1C ausgegangen wurde (vgl. Freud, 1920), begann in den 50er Jahren die stärkere Herausarbeitung der Widerstandsseiten des Therapeuten (vgl. Racker, 1959) bzw. die fruchtbare analytische Arbeit mit dem Konzept der Gegenübertragung.

Bettighofer (1998) geht in seinem prozessdynamischen Analyseansatz von Übertragung und Gegenübertragung noch einen Schritt weiter, indem er meint, dass negative Übertragungen nicht nur unvermeidbar seien, sondern auch in der *aktiven Auseinandersetzung* – unter Wahrung des analytischen Settings – gefördert werden sollten. Heinrich (2001) sieht im Bereich der Körperpsychotherapie Chancen im aktiven Austragen von Übertragung und Gegenübertragung in der prozessorientierten Körperarbeit, welche deutendes Vorgehen vermeide (S. 62 ff., ebenda).

Ich möchte – wie auch schon in Vogt (2002, b) – hier den Aspekt der *bewussten Variation und Veränderung von Übertragungen* in möglichst breitem Modulationsspektrum als psychotherapeutischen Arbeitsschwerpunkt hinzufügen.

Ich meine damit, dass wir im Rahmen der therapeutischen Arbeit danach streben sollten, verschiedene Übertragungssituationen, wenn sie für den Patienten eine natürliche und spezifische Relevanz besitzen, *bewusst herzustellen* und in den unterschiedlichen Aspekten darzustellen, um

1) Übertagungen durch Modulation *sichtbar* und damit *für den Patienten diagnostizierbar* zu machen,
2) durch aktives Einbringen des Therapeuten in die Beziehung (mutueller Charakter u.ä.) die Variabilität von Übertragungen aufzuzeigen und zur aktiven Bewältigung zu ermuntern,
3) Lösungsbeispiele für den Übertragungsabbau mit dem Patienten im Hier und Jetzt zu kreieren sowie
4) auch für den Therapeuten bessere Möglichkeiten für den Abbau seiner Gegenübertragungen zu schaffen.

Dieser Arbeitsstil ist nach meiner Ansicht und Konzeption am leichtesten im Rahmen von Inszenierungen mit Übergangs-Übertragungs-Objekten als Symbolisierungsmedien für die anschauliche Abbildung der Neurosekonstellationen sowie als Hilfsmittel zur therapeutischen Beziehungsgestaltung möglich (vgl. obigen Abschnitt 3.3.1).

Hierdurch wird ein Arbeiten *an der Übertragung* – das heißt relativ wenig dynamisierend vorzugehen – zur bestimmenden Zielrichtung und zum tendenziellen Gestaltungsrahmen der therapeutischen Beziehungsstruktur. Andererseits ermöglicht dieser trilogische Objektansatz auch ein punktuell weniger belastendes analytisches Arbeiten *in der Übertragung*, wenn z.B. Übertragung und Gegenübertragung zwischen Patient und Therapeut kurzzeitig »ausgetragen« werden müssen, um die Arbeitsfähigkeit der grundsätzlichen Beziehung wieder herzustellen (vgl. Fallbeispiel Sven Reimann unter 4.1.2).

Während im klassischen Ansatz der Psychoanalyse die therapeutische Beziehungsveränderung von 1C zu 3C lief (vgl. Matrix der Übertragungen oben) und sich in späteren Entwicklungsstadien dieser Psychotherapie die Veränderungen von 1B zu 3C gestalteten, versuche ich mit diesem Ansatz noch mehr für den Therapeuten die schwierigen Fälle von Spalte A bzw. die Sonderfälle 1 bis 3A oder 1 bis 3B in die Gestaltungsarbeit der Beziehung zu bekommen, indem auch der Therapeut eine Chance erhält, seine innere Befindlichkeit in einer therapeutischen Objektinteraktion mit dem Klienten oder manchmal auch vor dem Klienten zum Ausdruck zu bringen.

Da diese Interaktion psychologisch begründet und in der Handlungsart zur Sichtbarmachung der Beziehungsproblematik eingesetzt wird, entsteht ein psychotherapeutischer Bezugsrahmen und affektiv-eindrücklicher Beziehungsgewinn, der der Situation Bewusstheit und Echtheit in der Modellszene verleiht.

Bei Bewegungsvorschlägen von Bioenergetikern oder konzentrativen Bewegungstherapeuten sehe ich ein ähnliches Bemühen um diese Gestaltungsformen von Beziehung; sie bleiben meines Erachtens aber mehr im »Übertragungsdreieck« 3B-2C-3C in ihrer praktischen Ausübung verhaftet, weil sie *mit ihrer Gegenübertragung* nicht aktiv in die Bewegungsszene eingreifen.

Eine zweite These der Veränderung der Übertragungsarbeit mit Übergangs-Übertragungs-Objekten geht davon aus, dass wir in der Therapie auch Übertragungsformen explizit prüfen (und damit kurzfristig einrichten) sollten, welche der Patient als problematisch erlebt, die er bisher aber aufgrund der begrenzten Projektionsfläche des Therapeuten nicht wahrnehmen und bearbeiten konnte. Hier übernimmt ein Objekt oder eine Objekt-Konstellation in der Handlung das »Auslösen« von 1A, 2A, 1B und 2B. Hierdurch wäre ebenfalls ein besseres Arbeiten *an* der Übertragung gegeben.

Letztlich finde ich die Präposition *an* auch etwas irreführend, weil eine »lebendig erlebte« *Übertragung* auch immer ein Gefühl von *in der Übertragung* auslöst. Und wenn ich mich in einer analytischen Therapiesitzung mit einem Patienten in der Übertragung befinde und über Vorerfahrung mit den Eltern spreche, so bin ich letztlich auch wieder »draußen« und arbeite *an der Übertragung*.

In diesem Zusammenhang fände ich es insgesamt etwas treffender, wenn man vom anzustrebenden Maxim des Arbeitens ***in** einen lebendigen Übertragungsinteraktionsprozess **an** einem anschaulichen Übertragungsgegenstand* als Ganzes sprechen würde.

Es geht immer um ein effektives Setting, in welchem der Patient die Evidenz seiner Übertragung in der Therapiestunde erkennen und ablegen kann.

Das Ziel dieses Abschnittes wäre erreicht, wenn hier gut verdeutlicht werden konnte, dass es im Ansatz der strukturellen Psychotherapie um ein weniger beziehungsdynamisierendes aber dennoch sehr authentisches und breitgefächertes Darstellen von Übertragungsproblematiken in der Bewegungsinteraktion unter Zuhilfenahme von Objekten geht. Der wesentliche Beitrag wird dabei aber nicht nur in der Deutung des Übertragungsgeschehens gesehen, als vielmehr in der *Veränderung von Übertragung* vor Ort in ein- und derselben Therapiestunde als Modell für eine neue Beziehungserfahrung.

3.3.3 Das Konzept der dynamischen Einheit von Introjekt und Übertragung

3.3.3.1 Das Introjekt und die Wechselwirkungsdynamik im dynamischen Introjekt-Übertragungs-Schema

Zum Begriff des Introjekts wurde in der psychoanalytischen Literatur weit weniger geschrieben als zum Begriff der Übertragung. Eine Ursache dafür sehe ich darin, dass in den »verinnerlichten« Objekten eher die freiwillig identifizierten und damit weniger beeinflussbaren Anteile einer Persönlichkeit gesehen wurden (vgl. Laplanche u. Pontalis, 1991, S. 235 ff oder Arnold, Eysenck, Meili, 1993, S. 1018).

Es wird hier der Bogen von phantasierten Einverleibungen eines Objektes durch das Kind – zur quasi erweiterten Bedürfnisbefriedigung – bis hin zur Abwehr von inneren Frustrationen durch die Übernahme der Außenwelt gespannt (vgl. Autoren, ebenda).

Wenn man Aussagen von Wolpe (in Arnold, Eysenck, Meili, 1993, S. 1474 ff) zur Entwicklung von Neuroseeigenschaften hinzuzieht, könnte man ergänzen, dass ein wichtiger Teil der verinnerlichten Verhaltensweisen (Introjekte) durch das Kind modellhaft übernommene gewohnheitsmäßige Verhaltensweisen der beinflussenden Bezugspersonen sind. Unterschiedlich sind auch die Auffassungen der Wechselbeziehungen zwischen Introjektionen und Projektionen. Ferenczi, der den Begriff *Introjektion* 1909 einführte (vgl. Laplanche u. Pontalis, 1991, S. 235/239), beschrieb deren psychodynamische Bedeutung als Gegenteil des Abwehrvorganges *Projektion*, welche letztlich beide dem Oberbegriff der Übertragung zugeordnet werden. Die Metapher der »Übertragungssucht« von Ferenczi erscheint nur insofern problematisch, da hier dem Kind, welches Übertragungen in der »Nach-Innen-oder-Außen-Verlagerung« vornimmt, zuviel »Abwehrprofit« unterstellt wird. Das ist nach meiner Ansicht nur eine Seite des Geschehens und kann bei streng eindimensionaler Betrachtungsweise wieder zum Postulat des »Die-Neurose-selbst-verursachenden-Kindes« führen.

Die Mehrzahl der Freud'schen – und später auch besonders der Kleinianischen Erklärungskonzepte in der Psychoanalyse (vgl. Freud, Ges. W., Bd. I, 1969; Klein, 1932, 1962; Mahler et.al., 1980) sehen das Kind als trieb- und wunschgesteuerten Verursacher seiner eigenen Konflikte im passiven Erleben der Umwelt und dem unbewussten Agieren mit der Umwelt. Erst durch die *bewusste Anpassung des Kindes* an seine erwachsene Lebenswelt könnten neurotische Projektionen und Introjektionen nach diesen Autoren aufgegeben werden. Im Grunde könnte ein Kind damit zum *eigentlichen Täter* in seiner Neurosedynamik mit der *gesünderen Lebensumwelt* werden (vgl. Argumentation unter 2.1.8 oben)

Erst durch die Ergebnisse der Modernen Säuglingsforschung konnte dieses alte Paradigma der Psychoanalyse reformiert werden (vgl. Stern, 1991, 1996; Lichtenberg, 1991; Dornes, 1997, 1998, 2002a; Downing, 1996; Geißler, 1998, 2002, 2003).

Eindrücklich belegen diese Forscher und analytischen Fachleute, dass Kinder erstens viel aktiver in der Aneignung von Beziehungserfahrungen sind und zweitens, dass sie auch viel mehr den frühen, prägenden Formen affektmotorischer Interaktion ausgeliefert sind, als wir vorher zu glauben wagten.

Schlechte Beziehungserfahrungen bleiben im unterschwelligen Kommunikationsstil des Menschen viel nachhaltiger bestehen und prägen unbewusst die neuen Beziehungswahrnehmungen und -gestaltungsmuster als bis dahin vermutet wurde.

Das heißt, dass zum Teil die neurotischen Übertragungen deshalb so zäh in der Behandlung des Erwachsenen nachwirken, weil sie *im Kommunikationsstil auch als Introjekt so früh geprägt und verankert* wurden. Die Übertragungen, die sich im Beziehungsverhalten des Menschen zeigen, haben dabei nur begrenzt etwas mit den erinnerbaren Konflikten zu tun, weil bestimmte affektmotorische Schemata schwer bewusstseinszugänglich sind. Die Erklärungen, die wir zu unserem Verhalten haben, vermitteln Eckpunkte der Störunsgenese, sind aber nicht die »ganze und reine Ursache selbst«. Das bedeutet bspw., dass selbst zu Freuds Zeiten nicht der Sexualtrieb die Hauptursache kindlicher Neurosen gewesen sein dürfte, sondern nur *eine Haupterklärung*, weil der Umgang mit der Sexualität ein großes gesellschaftliches Problem zur Jahrhundertwende war. Die von Freud »von der Couch aus« ermittelte Dynamik von sexuellem Tabu – bei gleichzeitigem sexuellen Agieren in der Gesellschaft in Form von Affairen mit Bekannten, Vergewaltigungen im Alltag und in der Ehe, sexuellem Mißbrauch Jugendlicher und Inzest in der Familie u.ä. war offensichtlich so groß, dass es für Freud offenbar »zu unheimlich und nicht mehr vorstellbar« war, diesen riesigen Sumpf von gesellschaftlichen Störungen trocken zu legen, so dass er sich frühzeitig für ein *Erklärungskonzept von gestörten Kindern mit entsprechenden Komplexen* entschied, damit sein Wirken möglicherweise überhaupt erträglich bleiben konnte. Andernfalls hätten eine handvoll Analytiker zur Jahrhundertwende wohl kaum die gesellschaftliche Legitimation zur Aufdeckung des wahrnehmbaren psychosozialen Elends erhalten; sie haben ja bereits selbst durch die *sexuelle Triebtheorie in der Kindheitsentwicklung* in der damaligen Zeit enorme Anfeindungen erlebt.

Wie dem auch sei, die Problematik der »negativen Kräfte« in der psychischen Entwicklung des Kindes befindet sich in einem neuen Diskussionsstand, wo es weder einseitig um die pauschale Verteufelung der Lebensverhältnisse oder Vorverurteilung der Eltern und sonstiger Erziehungsträger geht, sondern um die Bewusstmachung der komplizierten Wechselwirkungen zwischen *aktiven aber zugleich komplex abhängigen und determinierten* Individuen, die *beiderseits* psychodynamischen Mechanismen von Introjektionen und Projektionen unterworfen sind.

Analytische Widerstandskonzepte wie das der »negativen therapeutischen Reaktion« (vgl. Mertens, 1993, S. 175-191) werfen immer wieder die Frage auf, welche projizierten oder introjizierten Kräfte plötzlich den Erfolg einer psychotherapeutischen Behandlung kippen wollen? Ein therapeutisch – soeben in einer guten Therapiesitzung – verändertes Individuum müßte doch »ein großes Interesse« an der weiteren Gesundung haben? Bei Mertens (ebenda S. 191) schlussfolgert der Analytiker wieder auf schwere Charakterstörungen des Patienten, weshalb in ihm Angst und Verzweiflung vor der Zerstörung *seiner frühen Introjekte* (Hervorh. R.V.) entstünde. Also hat der Patient sich das wieder selbst eingerichtet mit seinen unveränderlichen Charakterstörungen? Ich meine, hier finden wir wieder die einseitige fatale Deutung einer kindlichen Selbstverursachung.

Ich bin der Ansicht, dass zur Erklärung dieser negativen Beziehungskräfte unbedingt die *Dynamik der unterschwelligen Introjekte in Relation zu den oberschwelligen Projektionen (Übertragungen)* stärker herangezogen werden müßte. Es geht bei diesen Introjekten besonders um *unfreiwillig* – also nicht bewusst identifizierte – übernommene gewohnheitsmäßige – bis hin zu unter schweren psychischen Druck aus (existenzieller) Angst übernommene – äußere Objekte mit prägender Wirkung für das Psychische. Anleihe für diese theoretischen Überlegungen kann man meines Erachtens aus der modernen Traumaforschung nehmen, wo diese Dynamik bei der Internalisierung von Täterintrojekten bei Gewaltopfern beschrieben und wo auch vehement der klassische Ansatz des »neurotischen Kindes in der gesunden Umwelt« verworfen wird (vgl. Huber, 2003, Kap. 2 bis 5).

Ich bin aufgrund meiner langjährigen Erfahrung mit durchschnittlich geschädigten Neurosepatienten der Ansicht, dass die grundsätzlichen Muster der unfreiwilligen Verinnerlichung von Objekterfahrungen auch hier vorzufinden sind. Die Introjektmuster treten bei diesen Patienten zwar weniger dissoziiert und gespalten in Erscheinung; sie sind aber nicht minder sehr langlebig und zäh wirksam.

Als ich noch nicht so erfahren in der ambulanten Psychotherapie war, habe ich solche Fälle von unerwarteten »Rückschwankungen und offensichtlichen Elternähnlichkeiten« manchmal vorschnell als »das ist eben so widersprüchlich oder eben vererbt« abgetan. Das sehe ich inzwischen nicht mehr so.

Durch selbsterfahrene Patienten mit sehr guter Introspektionsfähigkeit und Traumapatienten habe ich Beispiele gesammelt, wie es zum plötzlichen Introjektdurchbruch kommt bzw. unter welchen psychisch belastenden Umständen eine Dimension von sehr problematischen Introjektionen entstanden ist (vgl. Fallbsp. unter 4.1.1.1; 4.1.2.1; 4.1.3.1 u. 4.1.4.1). Es ist offenbar so, dass Introjekte der komplizierten negativen – oft selbstdestruktiven – Form auch unter erheblichen innerpsychischem Streß des Kindes entstehen. Das Kind hat in diesen Beispielen einer existenziellen Not, einer andauernden Ohnmacht gegenüber einer wichtigen Bezugsperson nichts ausrichten können. Es fühlt sich vollends abhängig von diesem Bezugsobjekt und hat oft zugleich riesige Angst, diesen Menschen nicht gerecht werden zu können bzw. »die Gunst des beeinträchtigenden Objektes« noch mehr zu verlieren. Oder aber es klammert am inkompetenten Erwachsenen, weil es diesen sehr liebt und ohne diesen nicht weiterleben zu können glaubt. In solchen Gewalt oder/und herzzerreißenden Gefühlsambivalenzen bilden sich nach meiner empirischen Fallsammlung sehr bald sehr komplizierte negativ wirkende Introjekte dieser Peiniger aus, welche fortlaufend in die Behandlung eingreifen wollen.

Die These der breiten unbewussten Herausbildung von frühen Introjekten durch erlebte Bezugspersonen unterstreichen auch Überlegungen von Dornes (2000 und 2002 b), worin er analytische Beispiele dafür liefert, wie selbst beobachtetes Verhalten von Kind gespiegelt und verinnerlicht wird.

Wir müssen also wahrscheinlich wirklich davon ausgehen, dass alles was bereits ein kleiner Mensch erlebt hat als »ganze Szene mit allen Rollenverteilungen komplett« verinnerlicht wird, ob man das nun möchte oder nicht. Es ist natürlich nicht alles im selben Maße wirksam, sondern nur potentiell vorhanden und möglich. Die Wichtung und Bedeutung der »inneren Archivierung« wird dynamisch – zunächst unbewusst – entschieden. Die Inszenierung in allen Rollenverteilungen scheint so zu funktionieren, dass die Wiederherstellung der erlebten Verhältnisse einmal nach außen auf neue Lebensumwelten übertragen wird – und auch nach innen im Sinne einer (ewigen) Selbstinszenierung zwischen Übertragung und Introjekt wirkt.

Das macht die Psychotherapie natürlich sehr kompliziert, weil Übertragungen und Introjekte gleichermaßen nach außen in den Beziehungsgestaltungen zur Umwelt – wie auch nach Innen in der erlernten Beziehung zu sich selbst miteinander und gegeneinander arbeiten. Konkret bedeutet dieses etwa, dass man bspw. eine gute Beziehungsveränderung in der »Neufamilie« des Patienten im Rahmen einer Psychotherapiestunde bearbeitet hat, diese aber durch ein altes Introjekt im Patienten selbst zu Fall gebracht wird. Das wird im ungünstigen Falle in der nächsten Therapiesiuation wiederum nicht reflektiert, weil hier wieder ein »Übertragungskind« sitzt. Oder aber es ist das innere Wechselspiel des Patienten gut bearbeitet worden – bei einem Besuch in seiner »Altfamilie« kippt aber wieder alles im Stile der alten Regression in sich zusammen, da der Introjektstil der Bezugspersonen (quasi Täterkontakt im Sinne der Traumaforschung) und der Übertragungsrahmen der altbekannten Familienrollen übermäßig zurückwirft (triggert).

Ich meine, dass in beider Hinsicht noch analytischer Nachholebedarf besteht. Über die Übertragungen ist viel gearbeitet worden, aber wie ist die aktuelle und noch reale Wirkung der existierenden Introjekteinflüsse auf den Patienten im Hier und Jetzt seiner Lebenssituation? Das heißt: Wo hat der Patient recht, weil es keine Übertragung ist, dass er noch im Stile der alten Introjekte geschädigt wird? Und wo hat er nicht so recht begriffen, da es keine Übertragung ist, dass er sich selbst massiv im Stile der alten Introjekte weiter schädigt?

Das Konzept der wechselseitigen regenerierenden Bedingung von Übertragung- und Introjekteigenschaften – als interaktionelle Regulation von relativem Gleichgewicht nenne ich: *Dynamisches-Übertragungs-Introjekt-Schema.*

Damit es nicht zuviel Begriffsausweitungen gibt, bezeichne ich der Einfachheit halber das gros der *regredierten Eigenschaften als Übertragung und das gros der neuroseprogredierten erwachsenen Momente im Rahmen einer neurotischen Inszenierung als Introjekt.*

Das bedeutet erstens, dass ich es als Übertragungserleben im engeren Sinne ansehe, wenn ein Mensch in einen psychischen Zustand rutscht, in welchem er in eine aus der Kindheit als beeinträchtigend erlebte Rolle gerät und im Rahmen dieser innerpsychischen Reaktionen ein gewisses Niveau seiner erwachsenen Kompetenzen verliert. Manchmal ist er dabei reaktiv-passiv in seiner Selbst- und Fremdwahrnehmung – oder aber er agiert in der Verkennung der adäquaten Situationsbewältigung mit dem Risiko einer chronifizierenden Selbst- oder Fremdobjektschädigung.

Das bedeutet weiterhin zweitens, dass ich es als Introjekterleben im engeren Sinne ansehe, wenn ein Mensch in einen psychischen Zustand gerät, in welchem er eine aus der Kindheit als beeinträchtigend erlebte Rolle *selbst aktiv ausübt* und im Rahmen dieser innerpsychischen Aktionen ein gewisses Niveau seiner gesunden erwachsenen Kompetenzen selbst zerstört. Manchmal ist er dabei reflexiv in seiner verfremdeten Selbstwahrnehmung – oder aber er agiert – aktiv in der Verkennung der adäquaten Situationsbeurteilung. Dabei ist der Akteur selbstschädigend und chronifizierend im Sinne der alten und ichfremden Entwicklungsbestimmung und verwirklicht so den quasi unbewussten Willen der Beeinträchtiger.

Dieses *Dynamische-Übertragungs-Introjekt-Schema* funktioniert also beispielsweise so als ob die abwertenden Eltern jetzt immer noch auf den inzwischen 30-jährigen Jungen einreden würden: Der Junge als Patient nimmt aber zunächst bestenfalls seine Übertragungen wahr und hält evtl. den Therapeuten für den latenten Abwerter. Wenn er dann aber in einer bestimmten Therapiesituation durch diesen aufgewertet wird, muss sich der Patient – als Introjekt seiner Eltern – plötzlich massiv selbst abwerten. Spricht diese Wiederholung wiederum der Therapeut an, fühlt sich der Patient durch diesen erweiterten Hinweis evtl. wieder kritisiert (und nicht umsorgt) und er erlebt den Therapeuten wieder in der bekannten Übertragung als Elternteil, dem er es nie rechtmachen konnte. Deutet diesen Interaktionszirkel dann der Therapeut, fühlt sich der Patient in einer Steigerung dieser Beziehungsstörung bloßgestellt und rutscht noch weiter in die regressive Übertragung – oder er widerspricht evtl. heftig und meint im Sinne des neuroseidentifizierten (selbstschädigenden) Introjektes, dass der Therapeut schon recht habe und er eben in Therapie – wie im Leben – vieles falsch anpackke und am Selbstwertdefizit selbst Schuld sei usw.

Diese Minifallvignette soll nur andeutungsweise illustrieren, wie zirkulär solche Übertragungs-Introjekt-Dialoge verlaufen können. Ein analytischer Kollege würde nun diesen Prozess in Geschichten und Deutungen, Metakognitionen und eindrucksvollen Metaphern bearbeiten; ich wende daneben aber auch eine andere Methodik zur anschaulichen Vergegenwärtigung der dynamischen Wechselwirkungen an, die ich Introjekt-Übertragungsrollenspiele nenne. Hierbei versuche ich die innerpsychische Kräftewirkung von Übertragungs- und Introjektseiten unter Bezugnahme auf gesunde Anteile des

Patienten und die Abgrenzung von den frühkindlichen prägenden Hauptpersonen vorzunehmen, was im nächsten Abschnitt erläutert werden soll.

Zur Vorbereitung der strukturellen psychotherapeutischen Arbeit und der späteren Rollenspiele lasse ich zwischen der ca. 10.-20. Stunde jeden Patienten zur Veranschaulichung eine Tafel mit den derzeit bewussten Hauptübertragungen und Hauptintrojekten der wichtigsten Erziehungsträger anfertigen. Die einzutragenden Sätze werden gemeinsam anhand folgender *Fragen* diskutiert und abschließend als derzeit gültige Arbeitshypothesen in die Tafel aufgenommen (vgl. Schema):

	Übertragung	***Introjekt***
Mutter	Welche Eigenschaft/Handlungsbereitschaft Ihrer Mutter hat Ihnen *als Kind* besonders zu schaffen gemacht/geschadet, so daß Sie heute – auch unter fremden Menschen – noch schnell in alte kindliche/jugendliche Gefühlswelt/Not zurückfallen?	Welche ähnliche Eigenschaft/Handlungsbereitschaft der Mutter haben *Sie heute* - ob Sie das bewußt wollen oder nur beschämt hin und wieder merken/gesagt bekommen, so daß Sie sich selbst bzw. andere wiederum damit beeinträchtigen (können)?
Vater	Analog für den Vater.	Analog für den Vater.
andere Person	Analog für diese Person.	Analog für diese Person.

Es wird angestrebt, wichtige Hauptübertragungen, bzw. -introjekte, hierarchisch in diese Tafel einzutragen und deren Relevanz vierteljährlich zu überprüfen, da sich die Akzente entsprechend der therapeutischen Bearbeitungsphasen sukzessive ändern können und oft auch in der Rangfolge wechseln. Die Größe der Tafel hängt von der Anzahl der eindrücklich wirkenden Personen ab. Unter diese »anderen Personen« fallen oft eine Oma, ein Opa, bei welchen die Patienten als Kinder lange lebten, ein großes Geschwisterkind, dass in der Familie Erziehungsmacht hatte, ein Onkel als Stellvertreter für einen nicht vorhandenen Vater, Stiefeltern u. v. a. Es sind Menschen die von maßgeblichem Einfluss für die Entwicklung des Kindes waren und ausschlaggebend für die Struktur der Hauptsymptome sein dürften.

3.3.3.2 Struktur der Introjekt-Übertragungsrollenspiele als Therapieansatz

Zur intensiven Bearbeitung der Dynamischen-Übertragungs-Introjekt-Schemata haben sich in unserer Gemeinschaftspraxis besonders Introjekt-Übertragungs-Rollenspielinszenierungen als fruchtbar erwiesen.

Der Vorteil ist einerseits der für den Patienten sehr anschaulich-didaktische Gestaltungsprozess, den wir in der strukturellen Therapie generell verfolgen. Der Patient soll soviel als möglich mündiger Hilfstherapeut sein und seine innerpsychischen Inszenierungen selbst darstellen lernen und natürlich mit hoher Eigenaktivität – wie sie Rollenspiele nunmal verlangen – bearbeiten, um seine Differenzierungsfähigkeit soweit zu verbessern bis er ein ausreichendes Maß an gesünderer Selbstkontrolle erreicht hat.

Kernstück darin ist die Gegenüberstellung der innerpsychischen Rollen des Patienten nach folgenden Prinzip:

Modell des Dynamischen-Introjekt-Übertragungs-Rollenspielschemas des fiktiven Patienten Max Müller:

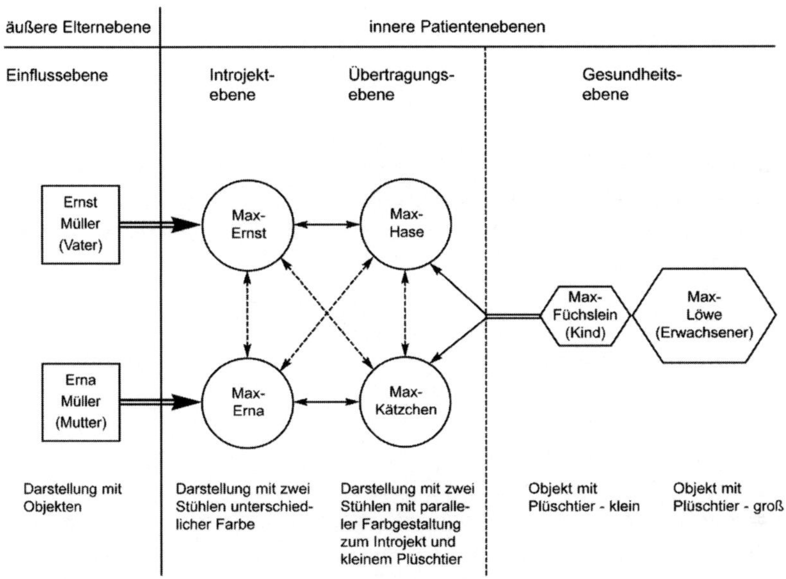

Mit dem Aufbau dieser Gegenüberstellung im Therapieraum ist bereits ein wichtiger diagnostischer Schritt für den Patienten getan, weil er sich bemühen muss, seine innere psychische Wahrnehmungs- und Regulationsebenen in symbolisierte Gestalten zu transformieren. Hierbei treten natürlich auch Widerstände auf, welche aber diagnostisch wichtig sind und zum Teil die Differenzierungsschwäche der Patienten zeigen. Es fördert in jedem Fall die Strukturbildung, wenn der Therapeut hier explorierende Hilfestellungen gibt, wenn bspw. der Klient meint, er hätte gar keine gesunden Anteile usw.. Hier ist wohlwollend-konsequent nach Ausnahmen zu fragen. Dasselbe gilt bei Darstellungen zu Übertragungswirkungen auf das Kind. Wichtig in diesem

Fall erscheint mir, dass sich der Patient auf Hauptwirkungen konzentriert wie er sich als Kind in regressiven Zuständen gegenüber dem beeinflussenden Elternteil gefühlt hat und wozu er symbolisch infolge der vielen Reaktionsweisen in diesem Problem wurde. Auf der Introjektebene ist meist die besondere Schwierigkeit, dass Patienten schwer zwischen den Haltungen der Eltern und den verinnerlichten Seiten davon – dass was sie auch wirklich zu sich selbst sagen oder wie sie sich selbst behandeln – unterscheiden können. Auch das ist ein diagnostisch eindrucksvoller Fortschritt, wenn Patienten diese begrifflichen Vermischungen bemerken und einen anschaulichen Eindruck von dem Begriff »Introjekt« bekommen.

Wenn die erste Phase dieser Aufstellungsdiagnostik ausgeschöpft ist, folgt die Rollenidentifikationphase, in welcher die konkreten Positionen und Gefühle der verschiedenen Darstellungsfiguren (bspw. Mutter- und Vater-Übertragung und Mutter- und Vaterintrojekt) eingeholt werden. Hier hat der Patient gleichfalls unterschiedliche Schwierigkeiten, sich in einige differenzierte Rollen einzulassen – in anderen wiederum fühlt er sich schnell »pudelwohl«. Auch diese Aspekte sind didaktisch wertvoll in der Therapie. In einem dritten Schritt beginnt die Darstellung der Wechselwirkungen zwischen den Darstellungsfiguren, wobei anfangs die Parallel- und Überkreuzwahrnehmungen und Beziehungsmuster zwischen den Übertragungs-Introjektebenen die zentrale Rolle spielen (vgl. unter 4.3.1; 4.3.2).

Hier schaltet sich der Therapeut als koordinierender Fragesteller ein und hilft Beziehungskonflikte zu problematisieren. Der Interviewstil ist durch offene Fragen gekennzeichnet und bezieht später immer mehr die Gesundheitsebenen und äußeren Einflussebenen ein.

In der letzten Phase werden Neuformierungen des Darstellungsbildes experimentell geprüft, indem der Patient z.B. in einer nächsten Sitzung plötzlich die Darstellungsvarianten der Plüschtiere oder Objekte ändert, weil er ein Symbol als »nicht mehr richtig passend« erlebt (indirekte Erkenntnis) oder weil der Klient eine bewusste Einsicht ins Bild bringt (direkte Erkenntnis). Das geschieht auch durch Widersprüche, die durch den interviewenden Therapeuten bewusst gemacht werden. Es stellt sich nämlich oft heraus, dass negative Introjekte die Übertragungsobjekte innerpsychisch »im Schach« halten und an der Entwicklung hindern. Im Grunde funktioniert diese innerneurotische Dynamik nur, weil gerade die *gesunden* Kind- und Erwachsenebenen zuwenig Einfluss auf diese homoöstatische Wechselwirkung nehmen (vgl. Bsp. ebenda). Dieses Rollenspielsetting ist zunächst beendet, wenn die Introjektfiguren ihren negativen Auftrag »zurückgeben« und eine symbolische Annahme gegenüber den »Übertragungskindern« realisieren. Die ausführlichere Rollenspieltheorie soll in einer spätere Veröffentlichung nachgereicht werden, da es das Anliegen dieses Buches übersteigt.

3.3.3.3 Struktur der Introjekt-Generations-Rollenspiele und anderen Inszenierungsettings

Hier soll insgesamt nur ein kurzer theoretischer Abriß darüber gegeben werden, welche Art und Weise von Rollenspielkonzeptionen ich zum Ansatz der strukturellen universellen Psychotherapie zähle; Vertiefungen der Konzepte sollen später veröffentlicht werden.

Als wichtige Ergänzung der obigen Dynamischen-Introjekt-Übertragungs-Schemas sehe ich die »*Familiendynamischen-Introjekt-Generations-Schemas*« an, weil die Massivität der o.g. Introjekte manchmal allein durch Bearbeitung der *innerpsychischen Dynamik* nicht hinreichend bearbeitet werden kann. Manchmal mischen sich aber auch die realen Familienangehörigen zu einem bestimmten Zeitpunkt aktiv in die Therapie des Patienten ein und bremsen den Prozess. Oder im Klienten selbst entstehen durch Träume und andere unbewusste kognitive oder emotionale Widerstandsblockaden, Situationen, welche mit den bisherigen Mitteln und Methoden nicht ausreichend bearbeitet werden konnten.

In diesem Fall bin ich der Ansicht, »dass die Introjekte mehr Raum brauchen, um verstanden zu werden«. Der Patient hat in seiner Kindheit den elterlichen Problemen oft sehr viel Beachtung und Entgegenkommen eingeräumt, so dass seine »installierten Introjekte kräftig gegen die Ablösung ihrer Aufgabe opponieren«.

Ich versuche damit quasi den Widerstand dort abzuholen, wo er im Augenblick emotional im Inneren arbeitet: Das Kind hat oft die Probleme seiner Eltern lösen »wollen«, also »darf« es jetzt im Rollenspiel wirklich einmal das Problemstück eines Elternteils »richtig verstehen und zu Ende spielen«. Das betreffende Elternteil hätte auch seinem Kind besser zur Verfügung stehen können – oder es nicht übermäßig beeinträchtigt, wenn es selbst die eigene Konfliktneurose mit seinen eigenen Eltern (die jetzigen Großeltern) bearbeitet hätte. Es steht also an, ohne Furcht, Tabu und falsche Rücksicht anstelle des Elternteils die beziehungsklärenden Fakten zu offenbaren. Dazu das folgende Modell:

Dynamisches-Generations-Introjekt-Schema:

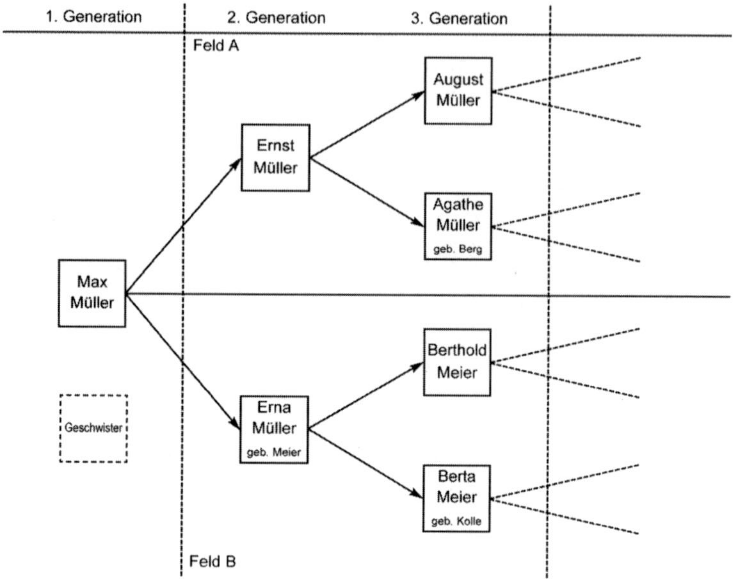

Die Rollenspiele finden nacheinander im Feld A und B statt – je nach Dringlichkeit.

Der Vorteil dieser Konzeption ist, dass die »kindliche Seele« so besser zur Ruhe kommt und auch die Introjektweitergabe über die Generationen so anschaulich ins Bild kommt. Dadurch, dass das Introjekt auch in den beeinflussenden Erziehungspersonen gesehen und bearbeitet werden kann, mindert sich wiederum der Introjektdruck im agierten emotionalen Zirkel des Patienten. Er schildert in der ersten Phase des Rollenspiels worunter er besonders bei seinem Erziehungsträger gelitten hat und verfolgt die Kette der Verletzungen weiter in der Auseinandersetzung der älteren Generationen untereinander – vor seiner Geburt.

Der Hauptunterschied zu den Vorgehensweisen von Pesso (1986) und Moreno (1946) ist, dass die Strukturen sich stark auf die psychologischen Dimensionen der Übertragung und des Introjektes ausrichten und in diesem Zusammenhang die problematischen negativen psychodynamischen Zusammenhänge sichtbar gemacht werden sollen, die sich sonst der Patient nicht von selbst vornehmen würde, weil er in natürlicher Weise dazu tendiert in Rollenspielansätzen seine Problematik nur als (lösbares) Real- oder Idealverhalten darzustellen. Bei den nicht zerlegten Rollenstrukturen des Psychodramas spielen aber auch die »Introjekte in der alten Art und Weise« mit in der Rolle des negativen Vaters u. ä., was letztlich zu latenten Retraumatisierungen führen kann. Weiterhin festigen sich Introjekte in der undifferenzierten Wiederholung oder der »Schnellschußlösung« des Patienten, wenn er bspw. nur in affektiver Dramaturgie die Eltern beschimpft – und so im Grunde die Bearbeitung seiner Introjekte »vergißt«, mit denen er bspw. bereits seine eigenen Kinder beeinträchtigt. Im Pesso-Ansatz geht die Konfliktseite unter, was der Klient spielen sollte, wenn er eben nicht (heute) die idealen Eltern sucht (braucht), sondern zunächst die Fähigkeit aufbauen muss, sich endlich einmal autonom oder aggressiv abzugrenzen.

Andererseits brauchen wir in der Psychotherapie natürlich auch diese bekannten und andere Formen von Rollenspielen, die ich abschließend nur zusammenfassen möchte und auf spätere ausführlichere Veröffentlichungen verweise. Im Ansatz der strukturellen Psychotherapie sind bei der Rollenspielsettingauswahl die hierarchischen und störungstypischen Indikationen ausschlaggebend, die hier in der häufigsten empirischen Reihenfolge und deren Begründung aufgelistet werden sollen:

Rollenspielstrukturen in allgemeiner Abfolge

1) *Diagnostische Episoden-Rollenspiele*
   Sie werden in der Einzel- oder meist in der Gruppentherapie zur Abbildung der authentischen Beziehungsverhältnisse des Patienten mit den wichtigsten beeinflussenden Personen (meist Familienmitglieder) genutzt. Der Patient soll eine typische Modellsituation nachgestalten, die einen prägenden emotionalen Eindruck von diesen Personen hinterließ.
2) *Statement-Rollenspiele*
   Hier geht es darum, dass der Patient, dessen psychischen Entwicklungsbedingungen in der Einzel- oder Gruppentherapie hinlänglich bekannt sind, einmal ohne Furcht, Tabu oder falsche Rücksicht dem beeinträchtigenden Elternteil oder der betreffenden schwierigen Bezugsperson die Meinung sagt, um sich von angestauten Affekten frei zu machen und für neue Lösungsversuche zu öffnen.
3) *Diagnostische Familienaufstellungen*
   Hier zeigt der Patient mit Objekten, Stofftieren u. ä. wie die Beziehungsverhältnisse in seiner Ursprungsfamilie waren und versucht durch zirkuläres Fragen des Therapeuten deren Befindlichkeits-, Wahrnehmungs- und Handlungsmotive in der Wechselwirkung zu ergründen.
4) *Introjekt-Übertragungs-Rollenspiele*
   Sie dienen zur Veranschaulichung der innerpsychischen Wechselwirkungs-

dynamik von Introjekt und Übertragung im Patienten und deren Auswirkung auf die Selbstregulation (Konzept siehe oben).

5) *Generations-Introjekt-Rollenspiele*
Sie dienen zur Veranschaulichung der innerfamiliären Wechselwirkungsdynamik und Weitergabe der Introjekte über die Generationen bis zur Auswirkung auf die Selbstregulation des Patienten (Konzept siehe oben).
6) *Modellrollenspiele des gesünderen Kindes*
Hier probiert der Patient aus, wie sich ein weniger beeinträchtigtes Kind in annähernd denselben Lebensverhältnissen hätte verhalten können, wenn es geeignete Förderer neben der Familie gehabt hätte.
7) *Realrollenspiele des gesünderen Erwachsenen*
Hier testet der Patient, wie er sich als Erwachsener mit den noch vorhandenen beeinträchtigenden Personen auseinandersetzen kann bzw. wie er es mit den verstorbenen negativen Beeinflussern hätte anders gestalten können.
8) *Realrollenspiele des gesünderen Erwachsenen in Konflikten des Alltags.*
Hier übt der Patient die konkrete emotionale Beziehungssituation in anderen Alltagssituationen zu erfassen und darin nach seinen Möglichkeiten optimal zu reagieren bzw. eine kooperative und/oder konsequente Diskussion zu führen.

Diese acht Stufen einer Rollenspielkonzeption bauen oft aufeinander auf. Sie können indikationsgemäß aber auch eine andere Reihenfolge haben. Diese Abfolge entspricht meinen bisherigen empirischen Erfahrungen.

Sprünge und Wiederholungen in den Rollenspielinszenierungen sind natürlich auch möglich. Wichtig ist nach meiner Ansicht nur, dass die Struktur der Rollenspiele mit dem Patienten einsichtig besprochen und hergeleitet wurde. Der Effekt von Rollenspielszenarien leidet oft darunter, dass nur dem Therapeuten einleuchtet, wozu dieses Modell jetzt sinnvoll eingesetzt werden soll oder dass nur der Patient allein festlegt, was im Augenblick ein wichtiges Rollenmodell sein soll. Überall ist aber psychotherapeutische Beziehungsdiagnostik vonnöten. Die Struktur der Rollenspielableitungen muss den emotional wichtigsten Fokus und Widerstandspunkt der gegenwärtigen Therapie in szenische Bewegung bringen.

3.3.4 Das Konzept zur Verwendung von selbstgestaltetem Therapiematerial der Patienten (Texte, Zeichnungen, Skulpturen)

In diesem Abschnitt soll nur kurz angerissen werden, dass die strukturelle Arbeit im Rahmen einer universellen Psychotherapie auch Gestaltungsarbeiten der Patienten außerhalb der Therapiestunden beinhaltet.

Das Vor- und Nachbearbeiten von Therapiestunden ist für den Patienten wie Therapeuten gleichermaßen wichtig, damit immer wieder Wahrnehmungsunterschiede, Interpretationsveränderungen oder Zielwandlungen in der therapeutischen Arbeit frühzeitig erfasst und in den Therapieprozess einfließen können. Nicht selten zeigen sich nämlich Übertragungs- oder Introjektproblematiken in kleinen Verhaltenssequenzen oder Phantasien vor oder nach einer Therapiestunde, die es zu erfassen gilt. Zum anderen ist es wichtig, dass der Patient entsprechend der oben gemachten Konzeptaussagen sehr frühzeitig zum »eigenen Forschungsexperten« wird und ein aktives Interesse an seiner Diagnostik und Therapie entwickelt.

Folgende Aufgaben bekommt der Patient gestellt:

A) Therapietagebuch

Jeder Patient hat die Aufgabe ein besonderes Therapietagebuch zu führen, welches Träume zwischen den Therapieterminen sowie Gedanken vor und nach den Therapiestunden enthalten soll. Außerdem gehören in das Tagebuch wichtige Blockadepunkte oder Erkenntnisse des Patienten, die manchmal ohne eine »Sofortnotiz« gleich wieder verschwinden würden. Stichpunkte können deshalb auch in der Therapiestunde erfolgen. Diese relativ knappen Therapieprozesstagebüchher tragen fast immer zur selbständigeren Selbstanalyse bei. Es ist so für Klienten oft beeindruckend, ihre sehr unterschiedlichen Selbst- und Situationsbeurteilungen im Zeitraffer zu erfassen, was auch die Strukturbildung fördert.

B) Therapiezeichnungen

Jeder Patient erhält im Rahmen der strukturellen Psychotherapie die z.T. fakultative Aufgabe, zu seinen Stimmungen und Gefühlen zur Therapiestunde eine Zeichnung mit Malfarben oder Wachsstiften anzufertigen (Format nach freier Wahl zwischen A5 und A1). Die mitgebrachten Bilder werden zu Beginn einer Therapiestunde in folgenden drei Durchläufen ausgewertet:

1) Interpretation nach der Absicht

Hier kann der Patient all das anbringen, was er sich bei der Herstellung eines Bildes gedacht oder gefühlt hat, mit dem Bild bezwecken wollte oder meint, was der Therapeut »unbedingt« sehen sollte usw. In dieser ersten Rubrik darf alles erklärt werden.

Die ersten spontanen Aussagen von drei ausgewählten Patienten zu ihren Motiven waren nach meiner Mitschrift wie folgt (vgl. Bilder im Anhang unter 8.2):

Patient **A**:
»Ich will meine Mitte finden, aber es dreht sich alles so schnell.«

Patient **B**:
»Ich kann als Junge zwischen Mutter und Vater nichts ausrichten und mir ist nur zum kotzen.«

Patient **C**:
»Ich fühle mich beim Therapeuten wie bei einem guten Großvater geborgen und schaukle ausgelassen.«

2) Interpretation als Wanderer
Hier soll der Klient sich bemühen, sein Bild einmal mit neutralem Abstand – wie ein Fremder – sehen zu lernen. Dabei steht die spontane Anmutung des Zufallsbetrachters im Vordergrund. Da diese Blickrichtung anfangs meist schwerfällt, äußert auch der Therapeut hier spontane Einfälle – ohne vordergründigen therapeutischen Zweck, außer jenem einmal völlig von der »schwerwiegenden Deutung« wegzuführen, um damit das oft Verkrampfte in der Bedeutungssuche aufzulockern (vgl. auch hier Bilder unter 8.2).

Hier waren die Wandereraussagen in den Fallbeispielen der obigen Patienten A, B und C wie folgt:

Patient **A**:
»Schönes buntes Windrad.«
Therapeut:
»Wie eine Augenpupille oder ein Feuerschacht.«

Patient **B**:
»Da wird ein Kind zerquetscht im Monsterwald.«
Therapeut:
»Der sprudelnde Brunnen am Jungenkopf ist ein ewiger Quell für die anderen.«

Patient **C**:
»Ein Kindergarten für Große.«
Therapeut:
»Das Kind im Manne wird nie alt.«

Der Vorteil solcher spontanen, beliebigen und wenig absichtsvollen Äußerungen ist oft eine bessere Distanzierung vom (fixierten) emotionalen Inhalt und ermöglicht einen lockeren – zuweilen sogar humorvollen – Umgang mit den schwierigsten Problemen, was man im Grunde zeitweise in jeder therapeutischen Arbeit gebrauchen kann. Außerdem trainiert es den »fremden Blick« auf die Dinge, was heißt, dass auch dezentrales Denken und Fühlen der Umwelt geübt wird und der Patient so belastbarer gegenüber (störenden) zufälligen Einflussmaßnahmen von anderen werden kann.

3) Interpretation als Hilfstherapeut
Hier soll sich der Patient einmal gezielt in die therapeutische Haltung zu sich selbst begeben und beurteilen, was er bezüglich dieser Zeichnung über den Patienten X denken oder phantasieren würde, wenn *er als Therapeut* dieses Bild vor sich sehen würde.

Dabei soll natürlich auch die jeweilige Therapieetappe (und vorherige Skulpturen) berücksichtigt werden.

Da auch diese »fremde Sicht« zu Beginn der Therapie für den Klienten schwierig ist, fördere ich als Therapeut auch diese empathischen Einfälle durch eigene Assoziationen.

Der positive Effekt auf der Beziehungsebene ist auch, dass hier wie »nebenbei« negative Übertragungsaspekte abgebaut werden können, da sich Patient und Therapeut hier auf einer »Kollegenebene« bewegen und locker fachsimpeln können. Das erzeugt ebenfalls wieder distanziertere ernste sowie leicht humorvolle Äußerungen und Sichtweisen.

Als Beispiele sollen hier zu den Zeichnungen im Anhang (vgl. dort 8.2) folgende Aussagen der obigen Patienten A, B und C in hilfstherapeutischer Sicht wiedergegeben werden:

Patient **A**:
»Ein Mensch ist noch nicht zu sehen. Der Klient X hat Angst vor seinen Gefühlen und braucht Vertrauen.«
Therapeut:
»Der Klient X erlebt starke innere Kräfte, die aus Sehnsucht und Aggression bestehen könnten. Gefühle werden anscheinend durch ein großes Kontrollauge gesteuert. Das ist aber anstrengend für ihn.«

Patient **B**:
»Der Klient X hat im Augenblick eine kindliche Phase und erlebt seine Ohnmacht zwischen den Eltern noch einmal.«
Therapeut:
»Der Klient X zeigt seine Not als Einzelkind sowie die massive Störung der Eltern, was er bisher nicht durfte. Das ist ein guter Anfang.«

Patient C:
»Der Klient X erlebt wohltuende Regressionen und macht Dinge so frei wie nie zuvor. Das bräuchte er jeden Tag.«
Therapeut:
»Der Klient X kann sich gut auf stärkende Ressourcen des Kindes einlassen und fühlt etwas die positive Übertragung zum Therapeuten.«

In den Abbildungen B 1–6 im Anhang (vgl. unter 8.2, S. 276) sind Zeichnungen des Klienten B zusammengestellt, welche im Verlauf einer Therapie erstellt wurden (als Auszug von insgesamt ca. 30 Bildern). Die Interpretationen sollen aus platzgründen eingespart werden. Ich meine aber, dass diese Zeichnungen für sich sprechen können und den Weg der therapeutischen Erkenntniserweiterung, Befindlichkeitsveränderung und Verhaltensmodifikation aufzeigen. Der Patient hat seine schwere Abhängigkeit von den Eltern abbauen und am Ende der Therapie die erste Partnerschaft in seinem Leben beginnen können.

C) Therapiefiguren:
Jeder Patient erhält drittens im Rahmen seiner eigenen therapeutischen Zuarbeit die Aufgabe, wichtige seelische Problematiken in Form von symbolischen Gestalten aus selbsttrocknendem Ton, Wachs, Knete o.ä. Material herzustellen. Diese Skulptur soll jeweils an Knackpunkten der Therapie gebaut werden, d.h. z.B. am Therapieanfang, zu jedem wichtigen Änderungspunkt in der Therapie und am Therapieende. Was der Patient darstellt, was er wichtig findet, welche Darstellungsart er wählt und wo er diese Figur im »therapeutischen Kontaktregal« platziert, ist individuell selbst zu entscheiden (Das Kontaktregal ist im Therapiegesprächsraum in der Sitznische sichtbar angebracht – vgl. Abb. im Anhang S. 277).

Der Unterschied zu anderen Symbolansätzen – etwa dem von Wollschläger und Wollschläger (1998) ist der, dass hier nicht vorgefertigte Medien zur Identifikation verwendet werden. Die Aufforderung zum persönlichen Gestalten und Ausdrucksfinden ermöglicht eine breite Variabilität und lässt den Patienten mit seinen eigenen Händen »begreifen«, was im Inneren symbolisch vorgeht und zeigt mir als Therapeuten was ein Klient eigentlich meint, wenn er von einem Defizit, Trauma, Problem, Zustand oder einer Konstellation spricht.

In den Abbildungen des Anhangs (vgl. S. 277ff.) sind Figurenabfolgen von weiteren Patienten (Patienten D, E, F) dargestellt. Das Vorgehen bei der Interpretation im Therapiegespräch schließt an die Struktur der drei aufeinanderfolgenden Interpretationsniveaus bei den Zeichnungen an (s.o.).

Hier sollen beispielhaft nur zusammenfassend die allgemeinen (absichtlichen) Interpretationstitel der Patienten angeführt werden:

Patient **D**	1) „Der kleine bedürftige Drache."	zu Therapiebeginn
	2) „Vater und Sohn wollen spielen, stecken aber etwas in den Füßen fest."	im Therapieverlauf (ca. 20. Stunde)
	3) „Ich gehe auf Wanderschaft."	im Therapieverlauf (ca. 40. Stunde)
Patientin **E**	1) „Ich gebe mich als Hexe um mich zu schützen."	zu Therapiebeginn
	2) „Ich lebe wie eine Nixe auf dem Thron aber wenig lebensfähig an Land (in der Realität)."	im Therapieverlauf (ca. 25. Stunde)
	3) „Ich fühle mich erstmals in der Hängematte geborgen wie damals bei meinen Großeltern."	im Therapieverlauf (ca. 35. Stunde)
Patient **F**	1) „Ich bin wie eine Jagdtrophäe am Herzen auf ein Brett genagelt – ohne lebendige Gefühle."	zu Therapiebeginn
	2) „Ich trete voller Wut auf meinen verstorbenen und versagenden Vater ein."	im Therapieverlauf (ca. 30. Stunde)
	3) „Ich rette mein inneres Kind aus den Flammen und bringe es in Sicherheit."	im Therapieverlauf (ca. 50. Stunde)

Ich meine hier sind sehr unterschiedliche und ähnliche Wege durch eine erfolgreich verlaufende Psychotherapie der Klienten zu sehen.

Allgemein ist der Trend zu erkennen, dass von allgemeinen, wenig differenzierten Globalstrukturen zu immer konkreteren Problemsichten übergegangen wird. Am Ende steht dann jeweils eine Skulptur einer Person, die einen wichtigen Aspekt des gegenwärtigen Erwachsenen zeigt. Natürlich ist das Engagement des Figurenbauens, Figurenaustauschens oder des Nichtwürdigens, Nichtbeachtens von Veränderungen ein guter psychotherapeutischer Anlass für entsprechende Widerstands- und Beziehungsanalysen, da alles auch im Rahmen dieser Kontexte produziert oder verweigert wird. Ich finde diese Informationen – bis zur Platzierung der Figuren im Kontaktregal (vgl. oben) – recht sinnvoll und immer als kleines praktisches Beispiel für den Stand der therapeutischen Einsichten beim Patienten. Dieses Vorgehen erwirtschaftet einen gewissen verhaltenstherapeutischen Nutzen, der die strukturellen, bewegungstherapeutischen Inszenierungen hervorragend einleiten und begleiten kann (vgl. Fallbeispiel unter 4.1.5).

Auf jeden Fall sind diese selbständigen Therapiearbeiten strukturelle Dokumente für die Patienten im schwierigen Selbsterfahrungsprozess, auf die sie jederzeit als eigene Zeugnisse zurückgreifen können.

3.3.5 Der Ansatz der strukturellen Gruppentherapie

Bei König (2003) werden Veränderungen in gruppendynamischen Konzepten und Praktiken beschrieben, welche tendenziell heute weniger Dynamik und mehr Individualität ermöglichen als in früheren Konzepten. Das ist auch das Credo unserer Gruppenarbeit.

Den Ansatz der strukturellen, universellen Gruppenpsychotherapie haben meine Frau und ich in den letzten drei Jahren aus der Praxis mit Selbstzahlergruppen entwickelt. Es handelt sich dabei um Patienten, die eine genehmigte Einzelpsychotherapie bei meiner Frau als Therapeutin oder mir als Behandler durchliefen. In diesen Einzeltherapien entstanden jeweils Situationen, wo eine Settingänderung i. S. einer Gruppenarbeit als sinnvoll anvisiert wurde, weil Aspekte familiärer oder partnerschaftlicher Solidarität für die Rollenspiel- oder psychodramatischen Inszenierungen von Problemkonstellationen der Mitarbeit von mehreren Klienten oder eines Therapeutenpaares bedurften. Die Patienten entschieden sich oft nach einer Probegruppe (Kursgruppe) für ein geschlossenes Therapiekonzept.

Wir haben als verheiratetes Behandlerpaar den Vorteil vor der Gruppe glaubwürdig und modellhaft mit unseren unterschiedlichen weiblich-mütterlichen sowie männlich-väterlichen Sichtweisen für die strukturelle Beziehungsarbeit zur Verfügung stehen zu können. Dazu gehört natürlich für uns auch die therapeutische Entlastung in wechselseitigen Rollen – z.B. konfrontierend oder haltgebend – arbeiten zu können. Andererseits können wir auch unterschiedliche Wahrnehmungen in der Gruppe mitteilen und so eine *wohlwollende Verschiedenheit* vermitteln, die ein Großteil der Patienten nicht kennt.Als Gruppensetting haben wir erstens das Modell der Kursgruppe, zu dem im Prinzip jeder interessierte Patient zur Orientierung kommen kann. Das zweite Modell ist die beziehungsintensivere geschlossene Gruppe von allgemein sechs Frauen und sechs Männern über deren Gruppenfähigkeit die Therapeuten nach dem Absolvieren einer Kursgruppe perspektivisch – bei vorhandenem Interesse des Teilnehmers – die Gruppenindikation bestätigen, verschieben oder mit Begründung ablehnen.

Dieses Konzept der geschlossenen Gruppe ist ein Ansatz von intensiverer Zusammenarbeit in der gemeinsamen Störungsdiagnostik und effektiverer Synergetik in der therapeutischen Neuerfahrung. Der Ansatz läuft bei uns über acht Therapietreffen innerhalb von zwei Jahren. Dabei finden die Gruppenbehandlungen jeweils über zweieinhalb Tage mit zehn Doppelstunden in jedem Quartal statt. Wichtiger Bestandteil dieses wachstumsorientierten Ansatzes ist außerdem die Förderung des Selbsthilfepotentials. Deshalb finden zwischen den genannten Therapiegruppen jeweils mindestens eine Kleingruppe der Frauen und der Männer unter sich – sowie mindestens eine Großgruppe aller Teilnehmer ohne Therapeuten statt.

Das Problem der Förderung der gesündesten beziehungsdynamischen *Kräfte* in den Groß- und Kleingruppen hat uns lange beschäftigt; anfangs wurde zu oft noch in den »Selbsthilferunden« durch noch nicht hinreichend bearbeitete Übertragungs- und Introjektanteile von Gruppenmitgliedern *gegen* den gemeinsamen Wachstumsprozess agiert. Auch der Rahmen der therapeutisch strukturierten Gesprächseinheiten und Gruppeninitiativen wurde zuweilen in den selbstorganisierten Runden unreflektiert verlassen. Gute Abhilfe konnten wir nach einigen Experimenten erst durch ein Mediatorenprinzip schaffen, welches wir in der Regel ab dem dritten Therapiedurchgang etablieren und was dann auch als Struktur in den kleinen und großen Selbsthilfegruppen fortgesetzt wird.

Das Mediatorenkonzept organisieren wir so, dass in der Gruppe von Teilnehmern, die sich in den Vorkursen mit den Grundbegriffen der Beziehungs- und Gruppendynamik vertraut gemacht haben, jeweils die Mitpatientin und der Mitpatient von den Gruppenteilnehmern ausgewählt werden, welche gerade in der augenblicklichen Gruppensituation die therapiefortschrittlichsten Ansichten glaubhaft vertreten und in der Gruppe eine gewisse Anerkennung genießen. Die Auswahl dieses Paares für sich ist anfangs schon ein dynamischer und demokratischer Findungsprozess der strukturell-klärende und ichstärkende Wirkung hat. Die folgenden Wahlen werden dadurch meist kürzer und »treffsicher« in der Gruppe mit Unterstützung der Therapeuten. Im Prozess dieser Entscheidungsstrukturbildung kommt natürlich in den geschlechtermäßig gleichverteilten Gruppen jedes Gruppenmitglied in Führungs- und Koordinierungsfunktionen; aber eben nicht formal, sondern nach inhaltlichen Rotationsprinzipien. Die Kriterien und Besonderheiten der jeweiligen Therapieeinheiten werden zwischen beiden Therapeuten und Mediatoren zu Beginn einer Therapieeinheit seperat oder direkt vor der Gruppe abgestimmt. Danach sitzt das Mediatorenpaar dem Therapeutenpaar gegenüber und lenkt den Gruppenprozess. Wir greifen als verantwortliche Therapeuten bei komplizierten Fehleinschätzungen der Mediatoren, nicht bemerkten Regelverstößen der Gruppenmitglieder oder »verdeckten Themen«, die relativ klar an die Adresse der »Haupttherapeuten« gehen müssen – kurzzeitig – korrigierend oder verbalisierend in den Gruppenprozess ein und haben sonst Supervisorenfunktion in der Gruppe.

Durch das Einführen dieses Mediatorenansatzes in unsere strukturelle Gruppenarbeit ist ein neuer qualitativer Schub in den Gruppentherapiesequenzen und den Selbsthilfeeinheiten möglich geworden. Ein weiterer positiver Effekt dieses Herangehens war, dass das Problem der Widerstandsbearbeitung in der Abhängigkeitsphase der Gruppe deutlich reduziert wurde. Vorteilhaft sind nach Rückmeldung der Patienten auch die Auswirkungen des Mediatorentrainings auf die erwachseneren Kompetenzen von Lenkung und Strukturierung in der familiären und betrieblichen Wirklichkeit der Patienten im äußeren Leben.

In den Therapiesequenzen arbeiten wir problembezogen – bzw. durch diese Vorklärungen vereinfacht – wenig dynamisch mit projektbezogen erstellten »therapeutischen Arbeitsteams« zur Inszenierung eines vorgestellten Therapieanliegens.

Zunächst wird allgemein nach dem Niveau der Arbeitsfähigkeit der Gruppe geschaut. Sollten hier *reale* Beziehungsstörungen vorliegen, so hätten diese Vorrang. Oft genug kann aber empathisch erfasst werden, dass die Übertragungs- und Introjektarbeiten den stärkeren Hintergrund für symptomatisches Störungserleben darstellen u.s.w.. Dann braucht die Gruppe »trotz aller Behinderungen« ein kooperativ empathisches WIR-Gefühl, wozu oft kleine Gruppenübungssequenzen in Kontakt- und Ressourceninszenierungen erarbeitet und durchgeführt werden. Nach diesem Stabilisierungsprozess beginnt die eigentliche Kernarbeit an den Inszenierungen eines jeden Gruppenmitgliedes.

Dazu werden in freiwilliger Folge von Klarheit, Bedürfnis und Bearbeitungsantrag die Anliegen von den Mediatoren eingesammelt und in der Gruppendiskussion operationalisiert.

Dabei achten die Gruppenteilnehmer, Mediatoren und Therapeuten gemeinsam darauf, ob dieses Anliegen in dieser Therapiesituation nachvollziehbar und in der Bedeutung adäquat abgeleitet ist, wozu ggf. Bedenken oder Korrekturmöglichkeiten diskutiert werden.

Ist dieser Teil der Idee nach dem kurzen »Supervisioncheck« dann als verstehbar sinnvoll eingeschätzt worden, einigermaßen nützlich oder eben entsprechend korrigiert, so wird über die Umsetzung des Problems in der Inszenierung im Rahmen eines Settings, im Rahmen von Symbolisierungsmedien oder/und den anwesenden Teilnehmern (wozu natürlich auch die Therapeuten als aktive Mitgestalter gehören) gesprochen und entschieden. Wenn diese Struktur aus Anliegen, Medien und Personen steht, werden noch abschließend zwei Helfer gewählt. Der eine Helfer ist der Unterstützer, der das Anliegen des Patienten im Auge behält und auf dessen Wunsch auch verbal förderlich (legithimiert) eingreifen darf. Die zweite Auswahlperson ist der Haltgeber des Klienten. Dieser Teilnehmer achtet besonders auf die emotionale Betroffenheit des inszenierenden Patienten. Sollte dieser arbeitende Teilnehmer emotional zusammenbrechen oder entgleisen, so gibt dieser Helfer Trost und Schutz. Oft gestaltet sich dieser haltgebende Prozess so, dass dieser gewählte Vertreter, dem erschöpften Patienten Zellstofftücher bringt, eine Decke holt, ihm nach der anstrengenden Inszenierung körperlichen Halt gibt u.ä.

Nach Beendigung der Arbeiten werten wir diese Inszenierungen gemeinsam in der Therapiegruppe, die wieder in den Stuhlkreis zurückgekehrt ist, aus und versuchen diagnostische und therapeutische Wahrnehmungen und Einfälle auszutauschen. Ist diese Phase von sharing (Pesso, 1986) und feed-back gelaufen, wird in einer späteren Integrationsrunde an den konkreten Ableitungen für den Praxisalltag des Patienten in einer kreativen und konsequenten Diskussionsführung gearbeitet. Die auf Video aufgezeichneten Therapieinszenierungen können auch noch später in den Einzeltherapiesitzungen detailliert nachbereitet werden.

3.4 Eigene Modifikation eines psychotraumatischen Ansatzes in der Einzel- und Gruppentherapie

In diesem Abschnitt soll beschrieben werden, auf welche besonderen Schwerpunkte wir in der praktischen Ausübung der unter 2.1.8 (s.o.) genannten Ansätze besonders achten und welche allgemeine Vorgehensweise wir bei der Behandlung von bekannten oder frisch aufgedeckten Psychotraumata realisieren.

In den Therapieansätzen von Hofmann (1999), Petzold (2000 und in van der Kolk, 2000), Huber (2003) und Smucker (2003) wird übereinstimmend darauf hingewiesen, dass eine Traumabearbeitung erst nach einer Phase der psychosozialen Stabilisierung erfolgen kann. Dazu seien psychoedukative, rehabilitative, zuweilen medikamentöse und administrative Maßnahmen voranzustellen, wozu natürlich Kompetenzen von entsprechenden Institutionen und Behandlern zu nutzen sind (vgl. Autoren, ebenda). Diese Phase kann bei bestimmten Härtefällen mit Mehrfachtraumatisierungen schon Monate oder Jahre andauern. Die eigentliche psychotraumatologische Behandlung beginnt also mit einer fürsorgerischen Abklärung und Vernetzung des Patientenhintergrundes und der Eingrenzung retraumatisierender oder chronifizierender Einflüsse auf die zu behandelnde Symptomatik. Erst dadurch werden therapeutische Einstiege in den Traumaprozess ethisch und fachlich vertretbar. Da hier aber dem Psychotherapeuten wenig administrative Kompetenzen zuerteilt sind, versuchen wir zunächst dem Patienten zum Strukturaufbau eines solchen sozialen Netzwerkes zu verhelfen. Geeignet scheinen uns dafür Informationsmaterialien der Behörden, Informationsveranstaltungen für Patienten und Angehörige, die wir im Rahmen einer kleinen Fortbildungsakademie neben der Therapiepraxis anbieten. Außerdem subsummieren wir dazu das Arbeiten mit ressourcenorientiertem Fokus in Kursgruppen (s.o.), wo Strukturbildungen und soziale Kontaktaufnahme mit anderen – ebenfalls traumatisierten oder/und nicht traumatisierten Patienten – nichtdynamisierend geübt werden kann.

In der einzeltherapeutischen Sitzung werden neben den psychoedukativen Maßnahmen besonders hypnotherapeutische Entspannungs- und körpertherapeutische Stabilisierungstechniken – wie Grounding, Atemtechniken, Ausdrucks- und Wahrnehmungsübungen – eingesetzt und größtenteils zur Selbstanwendung trainiert. Hierbei werden auch diagnostische und therapeutische Methoden aus der Ego-States-Therapie von Watkins und Watkins (2003) erfolgreich angewendet. Wenn hierdurch für den Patienten genügend Sicherheit eingetreten ist, wovon sich auch der Therapeut in den gemeinsamen Therapiestunden oder entsprechend des eruierten Niveaus der äußeren Verhaltenskompetenz überzeugen muss, gehen wir schrittweise zur Traumaexposition in der Therapiestunde über.

Bei der Beziehungsdiagnostik zwischen Therapeut und Patient sowie der Beurteilung der äußeren Aufgaben ist aber Sorgfalt geboten, da Klienten sich hier leicht verschätzen. Bei Aspekten negativer Übertragung wird i.S. der erwünschten Symptomentlastung schnell Konfliktstoff bagatellisiert, weil bspw. der Begriff »Tragfähigkeit der Beziehung« noch zuwenig als die *beiderseitig erlebte Auseinandersetzungsfähigkeit* verstanden wird. Gleichsam müssen die Rahmenbedingungen für die zeitweise psychische Destabilisierung im Verlaufe von oft drei bis fünf Traumatherapiesitzungen zu einem generalisierten Trigger gut geplant und soziale Sicherheiten geschaffen werden; der »Anrufbeantworter des Therapeuten als Sicherheitsleine« reicht da meist nicht aus.

Bei dissoziativen Störungen ist insbesondere von Seiten des Therapeuten manchmal mit einem sehr nachhaltigen und zuweilen ausgeklügeltem Interviewstil zu überprüfen, ob auf Klientenseite (trotz früherer Beteuerungen) doch noch Täterkontakt besteht (vgl. Hinweise bei Huber, 2003).

Die Traumaexpositionen führen wie dann konkret nach den Vorgaben von Hofmann (1999, EMDR), Huber (2003, Screening- und Stufenexposition), Levine (1998, hypnotherapeutische Metaphern), Smucker (2003, Imagery Rescripting and Processing) und anderen Autoren durch.

Danach kommt der selbst kreierte Therapieteil der handlungsorientierten Traumabearbeitung mit Hilfe von Übergangs-Übertragungs-Objekten. Dafür gibt es zwei wichtige Gründe: Erstens beseelen gerade Traumapatienten aufgrund ihrer *emotionalen Regressionsneigung schneller und komplexer* als durchschnittliche Neurosepatienten. Sie stehen beispielsweise einfach im Therapieraum und werden manchmal unmittelbar von diversen Objekten »assoziativ angesprungen«. Durch diese forcierte Übertragungsfähigkeit bzw. spontan erlebte Labilisierung haben wir als Therapeuten aber auch die Möglichkeit mit den Patienten eine aktive handlungsorientierte (überwindende) Tramaprozessbearbeitung durchzuführen. Hier kann beispielsweise durch ein »Üben mit dem sicheren Abstand« zum angstinduzierenden Objekt ein wichtiges desensibilisierendes Wahrnehmungs- und Verhaltenstraining durchgeführt werden.

Zweitens können wir durch die Objekte aktiv gegensteuernde Traumabewältigungshandlungen trainieren. Die Mehrzahl dieser traumatisierten

Patienten hat in der belastenden Situation ein intensives Gefühl von Hilflosigkeit, Ohnmacht, existentieller Bedrohung und Unterlegenheit erlebt. Deshalb ist es nach der meist kognitiv und psychologisch orientierten Traumaexposition jetzt nachträglich sinnvoll auch die »geprägte Verhaltensniederlage« zu bearbeiten und zu überwinden. Wir haben besonders bei mehrfachtraumatisierten, dissoziativen Störungen gemerkt, dass diese aufgrund ihrer Abgrenzungs- und Selbstbehauptungsschwäche – selbst nach guten Traumaexpositionen – schnell *wieder Opfer von neuen Traumatisierungen* wurden oder von alten Täterkreisen schnell wieder infiziert werden konnten. Neben edukativen Verhaltenstricks oder organisatorischen Absicherungen erwiesen sich gerade solche handlungsorientierten Traumanachbearbeitungen als sehr effizient (vgl. Bsp. 4.1.1.1, 4.1.2.1, 4.1.3.1 u. 4.1.4.1). Der Patient lernt hier dem angstmachenden Objekt gegenüber bspw. laut und direkt gegenüber aufzutreten, es zu bewerfen, es aus der Nähe zu schlagen o.ä. bis der regressive Angstpegel gut bewältigt ist und er oder sie als inzwischen gewachsener Klient diesen Peiniger modellhaft abwehren kann. Dieses bessere Herauskommen aus der nachgestellten bedrohlichen Situation ist oftmals ein guter Predikator für die dauerhafte Stabilität gegenüber Retraumatisierungsgefahren.

Da wir davon ausgehen, dass ähnlich der Wirkung von »Transfertriggern« auch die »Transferbewältigungen« alterierend wirken können, weiten wir diese lösungsorientierte Bearbeitungsinszenierung dann noch auf andere Modellsituationen mit selbstgewählten Probebewältigungstraining mit therapeutischen Objektkonstellationen aus.

So können beispielsweise fremdaggressive Verhaltenskompetenzen von Nutzen sein, um die *allgemeine Opfertrance* zu überwinden. Desweiteren wirken gestellte Befreiungsszenen und inszenierte Hilfsaktionen für »neue zu rettende Kinder« in vielen Fällen, und besonders bei dissoziativen Störungen, sehr ICH-stärkend und allgemein transferbildend.

Für diesen Teil der Behandlung bietet sich jetzt auch oft eine Gruppenarbeit nahezu an, weil »viele Fliegen mit einer Klappe« geschlagen werden können. Diese Gemeinschaft bietet eine soziale Kontaktmöglichkeit, die bei festen Gruppenstrukturen einer üblichen Bekanntengruppe schnell überlegen ist, da es hier ein tieferes Symptomverständnis im Laufe des Selbsterfahrungswachstums gibt. Zm anderen trainiert die Gruppe das Selbsthilfepotential (s.o.) und ist erster Ansprechpartner bei Abwesenheit des Therapeuten in puncto Stütze, Schutz und Organisationsstruktur. Schwierige Beziehungskonflikte bleiben in der Gruppe jedoch immer an die Anwesenheit der Therapeuten gebunden,die sich auch dem Einzelnen in der Gruppe ausführlich widmen können.

Während dieser therapeutischen Runden ist durch die Gruppe nun ebenfalls ein verbessertes Lernmilieu gegeben, weil hier handlungsorientierte Traumanachbearbeitungen (s.o.) stattfinden, wo man sich gegenseitig als Modell, Unterstützer, Haltgeber usw. zur Verfügung stellen kann.

Desweiteren sind hier transferorientierte Probehandlungen als familiäres Team möglich, was die couragierte Aktivität des Teilnehmers fast immer beflügelt und Solidarität trainiert.

Der letzte Teil der Traumapsychotherapie bei mehrfach traumatisierten Klienten ist im Rahmen der Einzel- und Gruppenarbeit dann die weitere realitätsbezogene Beziehungs- und Verhaltensänderung in Form von Rollenspielen und Gruppendiskussionen zur Alltagsbewältigung sowie weiterer Integration in der lebensnahen Umwelt. In Rollenspielsituationen wird beispielsweise kommunikativ geübt, wie man in Opfer-Täter-Dialogen, dem intellektuellen Verwirrspiel der Peiniger, den unterschwelligen Drohungen in Nebensätzen oder den heimtückischen Verführungen in offerierten Angeboten mit verbalem Know-how standhält und zum Teil die Struktur des zuvor gefürchteten Gesprächs bestimmen lernt.

Zur Gesamtstrategie der prophylaktischen Traumatherapie gehört, dass auch im fortgeschrittenen Rollenspielsetting Täterintrojektbefragungen oder Introjekt-Übertragungsrollenspiele durchgeführt weden können, um die innerpsychische Dynamik der traumageschädigten oder traumaanfälligen Selbstregulation sichtbar machen zu können. Auch hierbei hat eine gemischte Gruppe aus Teilnehmern unterschiedlicher Traumatisierungsgrade und anderen Formen neurotischer Störungen eine katalysierende Wirkung auf eine kürzere Vor- und Nachbearbeitung der Traumapsychotherapie. Die explizite Traumaexposition bleibt aber – nach wie vor – der einzelpsychotherapeutischen Sitzung vorbehalten, um unbeteiligte (aber ebenfalls störanfällige) Gruppenteilnehmer nicht mit unnötigem *konkretem* Traumamaterial zu belasten oder deren Exposition unkontrolliert zu triggern.

Zur besseren Veranschaulichung des strukturierten Vorgehens bei der Psychotherapie von mehrfach traumatisierten Patienten soll folgendes Schema dienen. Die Phasen sind so aufgelistet, dass sie aufeinander aufbauen. Kann eine Phasenkategorie nicht positiv ausgefüllt werden, stagniert die Therapie bzw. muss vorerst verschoben werden. Gleichfalls wird eine Therapiephase nicht durchlaufen, wenn sie überflüssig sein sollte.

Behandlungsschema der strukturellen Traumapsychotherapie:

Kennzeichnung der Therapiephase durch:	*A*	*B*	*C*	*D₁*	*D₂*
1. Bestandsaufnahme / Stabilisierung	XXX	XXX			
2. Psychoedukation / Stabilisierung	XX	XXX		X	
3. Stärken von Selbststabilisierungsressourcen	X	XXX		XX	X
4. Abklärung der Therapiefähigkeit (Indikation?, Motivation?, Täterkontakt?)	XXX	XXX			
5. Einüben von Stabilisierungs- und Rückholtechniken		XXX		X	
6. Bearbeiten von leichterem Angst- oder Traumamaterial		XXX		XXX	XX
7. Traumaexposition (zentrale Themen)		XXX		X	X
8. Handlungsorientierte Traumabearbeitung, bzw. Traumanachbearbeitung		XX	XX	XX	XX
9. Handlungsorientierte Verhaltenstransferübungen, innere Traumaprophylaxe		XX	XXX	X	XXX
10. Rollenspieltrainings zu Gefährdungspersonen		X	XXX		X
11. Rollenspielsituationen zum Alltagsverhalten / soziale Integration der Therapieerfolge	X	X	XXX		
12. Äußere Traumaprophylaxe durch weiteren Umbau des alten und Integration in ein neues soziales Netz	XX	X	XX		
13. Ablösephase	X	X	X		

X - großeBedeutung
XX - sehr große Bedeutung
XXX - äußerst wichtige Bedeutung

A: Einbeziehung von äußeren Institutionen und Kooperation mit anderen Fachleuten
B: Einzelpsychotherapie
C: Gruppenpsychotherapie
D_1: Einsatz von Therapiemedien als Kontaktmittel
D_2: Einsatz von stärkeren Übergangs-Übertragungs-Objekten

3.5 Vorstellung des eigenen Evaluationskonzeptes in der ambulanten Einzel- und Gruppenpsychotherapiepraxis

Die fehlende Evaluation zur Psychotherapieeffizienz wird seit Jahren immer wieder bemängelt (vgl. Schulte, 1993; Grawe, Donati, Bernauer, 1994; Koemeda-Lutz et.al., 2003 u.a.).

Seit dem gesundheitspolitischen Erfolgen der Berliner Studien von Dührssen in den 60-er Jahren in Deutschland (vgl. Dührssen, 1962; Dührssen, Jorswieck, 1965) ist jedoch neben der ethischen Qualitätssicherung, die auch oben besagte Autoren fordern, der praktische gesellschaftspolitische Nutzen von Evaluationsstudien nicht mehr von der Hand zu weisen.

In dem großen Anwendungsspektrum der Körperpsychotherapie ist es meines Erachtens außerdem unerlässlich, Wirksamkeitsstudien auch dahingehend auszurichten, dass die *spezifischen Anwendungs- und Indikationsgrenzen einer therapeutischen Methode* sichtbar werden, damit Patienten umfangreiche Informationen etwa zur Kurz- und Langzeitstrategie einer Behandlung sowie punktuell-symptomatischen als auch komplex-systemischen Wirkungsweise einer Psychotherapie erhalten können. Nur der informierte Patient ist wissentlich in der Lage, sich bewusst für ein Therapieziel und -risiko zu entscheiden (vgl. Märtens u. Petzold, 2002) – nur der sachkundige Kollege kann indikationsgerechte Überweisungen vornehmen.

Außerdem sehe ich Evaluationsmessungen bis zur Katamnese als »praktische Supervisionsrückkopplung« einer psychotherapeutischen Arbeit an. Allerdings ist es schwierig und aufwendig in der ambulanten Praxis »bei den vorgeschriebenen Minutentakten der Krankenkassen«, geeignete und ökonomisch vertretbare Veränderungsmessinstrumente zu finden und ohne Forschungscrew auch zur Anwendung bringen zu können.

Ich habe mich in diesem ersten Untersuchungsschritt zunächst voll auf die verbesserte Reflexions- und Beurteilungsfähigkeit der langzeitbehandelten Patienten orientiert. Mir ist darüber hinaus natürlich klar, dass auch externe Einschätzungen aus der Familie, Umwelt und Arbeitssphäre des Klienten hier wertvolle Erfolgskriterien wären. Die Frage bei dem derzeitigen Stand der angebotenen Diagnostikverfahren ist nur, wer dann auch die jeweiligen Gesundheitskriterien der entsprechenden Bezugsfamilien, konkreten Lebensumwelt und herangezogenen Arbeitsplätze mit untersucht? Gleichermaßen ein Beurteilungsproblem ist der prä- und posttherapeutische Bezugspunkt des Patienten zu einer Behandlungssituation. Wenn ein Patient sich bspw. unterdurchschnittlich entwickelt, so kann dieses Ergebnis auch ein Testdeckeneffekt sein? Ist über dies ein Messen des Veränderungspotentials nicht wichtiger als das Messen eines puren Ausgangsstatus (vgl. Guthke, 1996)? Da manche Analytikerkollegen außerdem meinen, dass ein Patient aufgrund der schwer zu überwindenden Übertragungsproblematiken dem Behandler sowieso keinen Behandlungserfolg »direkt zugeben« wolle, weil dieses erst das Zeichen einer vollends gereiften Persönlichkeit wäre, lässt man vielerorts die Therapieerfolgsmessung gleich vollends ausfallen. Testverfahren brillieren bestenfalls in der Psychodiagnostik von Intelligenz- und Eigenschaftsstrukturen, als hirnorganische Screeningtests oder Prädikatoren für spätere Entwicklungswege (vgl. Arnold, Eysenck, Meili, 1993, S. 2288-2306).

Ich strebe in diesem ersten Evaluationsansatz nur relativ einfache quantitative und qualitative Vergleiche an. Zum einen setzten meine Frau und ich den BSI-Fragebogen in der Version von Franke (2000; Kurzform des SCL-90-R – vgl. auch Hessel, Schumacher, Geyer, Brähler, 2001) ein. Diese Symptomcheckliste dient als Starterfragebogen bei der Psychotherapieanmeldung eines Patienten; dann als Wiederholungsfragebogen bei der Therapieaufnahme nach ca. einem halben Jahr Wartezeit (Kontrollgruppenmessung) sowie nach dem

Absolvieren von mindestens zwei Jahren unser tiefenpsychologisch-analytischen Psychotherapie mit strukturell universeller Orientierung (rd. 100 bzw. bis zu 200 Std., wobei diese Untergruppen auch noch nach Trauma-, Einzel- und Gruppentherapieorientierung etc. differenziert wurden). Demnächst soll diese Untersuchung auch als Katamneseerhebung fortgesetzt werden.

Wichtig waren im BSI Vergleich- wie bei o.g. Autoren – die durchschnittlichen Veränderungen der Summenwerte und der eventuellen Beschwerdenprofile. Neben diesem standardisierten Verfahren befinden sich noch der LEBI von Richter und Guthke (1996) und der STEP von Krampen (2002) in der Erprobung; Ergebnisse können aufgrund zu kleiner Stichproben hier noch nicht vorgestellt werden. Der LEBI von o.g. Autoren besitzt meines Erachtens den Vorzug, dass er die Bedeutung qualitativer Lebensereignisse messbar machen hilft und auch die Veränderung von Wertehierachien in der Psychotherapie zu erfassen sucht. Das STEP-Verfahren bietet dagegen nach meiner Ansicht den Vorteil, dass die aktuelle Einschätzung von Patient und Therapeut zu ein und derselben Therapiestunde gleichermaßen skaliert erhoben und miteinander in Beziehung gebracht werden können – relativ unabhängig vom angewendeten Therapieverfahren.

Als speziellen Zuschnitt meiner eigenen Forschungsfragen entwickelte ich in den letzten Jahren einen eigenen Erhebungsbogen, der im Anhang dieses Buches abgedruckt ist (vgl. 8.4). Dieser Fragebogen zur Patientenzufriedenheit über die verschiedenen sozialen Perspektiven ist bisher noch nicht standardisiert. Er ermöglicht aber grundsätzliche Abbildungen in Häufigkeitsverteilungen wie sie nach Lienert (1969), Clauß und Ebner (1974), sowie Lohse, Ludwig und Röhr (1986) dargestellt werden können. Natürlich ist damit das Problem der Itemvalidierung und der methodischen Skalierung noch nicht übersprungen.

Ich fand es für meine zu untersuchenden Klientengruppen aber interessant, in *welchen* sozialen Bereichen die Patienten Veränderungen *in welchem* subjektiven Umfang erleben, *welche* Übergangs-Übertragungs-Objekte als besonders hilfreich erlebt wurden und *welche* unvergesslichen Therapiesituationen die Klienten in positiver oder negativer Hinsicht erinnern (vgl. dazu auch Heisterkamp, 1999). Inhaltlich sollen anhand dieser einfachen Statistikanalysen bei den Patienten und die Häufigkeit der Arztbesuche vor und nach der Psychotherapie miteinander verglichen werden.

3.6 Zusammenfassung des Theorieanteils eigener Herangehensweisen

Im ersten Teil des Buches werden therapeutische Ansätze referiert, die für die Entwicklung eines strukturellen universellen Ansatzes in der Psychotherapie ein wichtiger theoretischer Hintergrund sind. Hierbei wurde im Rahmen eines kleinen historischen Abrisses deutlich, welche fruchtbaren Gedanken und Methoden in der Psychotherapie entwickelt – aber manchmal auch leider zu wenig beachtet wurden. Darüber hinaus wurde eine kritische Auseinandersetzung mit diesen Konzepten zur kollegialen Diskussion angeboten als auch dazu genutzt, die neuen Aspekte des abgeleiteten strukturellen Ansatzes mit beziehungs-mutueller Prägung deutlich zu machen. Der Kern dieser eigenen Herangehensweise ist ein beziehungsseitig wenig dynamisierendes, empathisches Begleiten des Patienten in verschiedenen – bewusst modifizierten – Übertragungsrollen für den Klienten. Ziel ist es, dass der Therapeut psychoedukativ das psychotherapeutische Konzept von Regression, Übertragung, Introjekt und interaktioneller Inszenierung erläutert und diese Prozesse durch wahrnehmbare Rollenwechsel strukturiert und dadurch *für den Patienten nachvollziehbar* veranschaulicht. Dieses Sichtbarmachen von Übertragungsstrukturen und deren stufenweises Verändern wird in diesem Therapieansatz besonders durch den Einsatz von Objekten gefördert. Durch ein beseeltes Einstimmen und analytisch-strukturiertes Verwenden werden sie zu Übergangs-Übertragungs-Objekten und ermöglichen die Herstellung und Bewältigung einer Vielzahl von verschiedenen, komplizierten Übertragungssituationen. Dieses würde sonst beziehungsdynamisch schwieriger und im hautnahen Körperkontakt anderer Herangehensweisen punktuell brisanter ausfallen. Ein strukturelles Vorgehen kann, so ist meine Hoffnung, möglicherweise therapeutische Rückschläge verringern helfen.

Der strukturierte Umgang mit den gezeigten Therapiemedien muss aber ebenso sorgsam erlernt und indiziert eingeordent werden, damit auch hier Retraumatisierungsgefahren vermieden und die Aktionen des Therapeuten nicht agiert werden. Im Rahmen dieser prozessnahen Handlungsinszenierungen wird angestrebt, gerade die schwierigen Erlebenssituationen der Vergangenheit dosiert im kreierten Setting einzustellen und jetzt zur symbolischen Auflösung in eine neue Modellszene zu transformieren. Ergänzt werden diese neuen Erfahrungen wiederum durch den Kontext der innerpsychischen Selbstregulationsanalyse anhand von Introjekt-Übertragungs-Rollenspielen als individueller Abbildung für die systemeigenen Entwicklungswiderstände einer Person. Die Bearbeitung vollzieht sich hier in Form von aktiven Wechseldialogen und strukturierten Selbst- und Fremdbefragungen durch einen therapeutischen Regisseur. Da hierbei von den Introjektseiten oft mehr Barrieren in der (fortgeschrittenen) Therapie aufsteigen – als bei der Auflösung von bekannten Übertragungen, erweitert sich die Abbildungs- und Bearbeitungsstrategie in einem weiteren Schritt zu einer Generations-Introjekt-Struktur, wo die Diagnostik und die Auflockerung verfestigter Introjektprägungen explizit fortgesetzt werden kann. Rollenspiele mit Medien und Personen runden das ganzheitlich strukturierte Vorgehen – von der Symptomveranschaulichung – bis zur realitätsbezogenen aktuellen Problembewältigung ab. Ergänzt wird diese, mehrdimensional universelle Konzeption mit sozialer Vernetzung durch einzeltherapeutische Medien – wie Tagebücher, Zeichnungen und Skulpturen – sowie mehr und mehr gruppentherapeutische Herangehensweisen, die sich mit der o.g. Einzelbehandlungsstruktur wechselseitig verzahnen. Aufgrund bestimmter Regieprinzipien mit Mediatoren und strukturierten Selbsthilfeanteilen der Gruppenkonzeption soll die psychotherapeutische Arbeit für den Patienten immer mehr zum *gelebten sozialen Veränderungsprozess des Einzelnen in der entwicklungsfähigen Gemeinschaft werden*, was letztlich der Stabilisierung der therapeutischen Erfolge dient und rückfallprophylaktische Bedeutung hat. Die Effizienz des Vorgehens soll mit einer Evaluation der durch die Patienten reflektierten Therapieergebnisse überprüft und zugleich in der Veränderungsstruktur erforscht werden.

4. Praxis der strukturellen Handlungsinszenierungen mit Symbolisierungsmedien

4.1 Fallbeispiele unter Verwendung von Objekten in der Einzeltherapie

Ein günstiger Verlauf einer strukturellen Handlungsinszenierung unter Einbeziehung von Symbolisierungsmedien aus der von *außen wahrnehmbaren Sicht des Therapeuten* ist oben unter 3.3.1. beschrieben worden. Jetzt sollen wichtige Ausschnitte einzelner Therapiestunden und detaillierte Interaktionssequenzen *aus der inneren Reflexion des Therapeuten* beschrieben werden. Dabei werde ich gewisse »Knackpunkte« der therapeutischen Entscheidungsfindung im Führen, Begleiten oder Folgen der Patienten deutlich herausarbeiten und aus Platzgründen keine wörtlichen Zitate wiedergeben. Gleichfalls wird auf die Auflistung der Anamnese und familiären Kontexte weitestgehend verzichtet. Lediglich die Introjekt-Übertragungstafel und einige Bemerkungen zum bisherigen Therapieverlauf sollen einen Kontextbezug herstellen. Ansonsten konzentrieren sich diese *Fallvignetten ganz auf die aktuelle Therapiesituation*, um die konkrete Vorgehensweise und Behandlungsstrategie gut abbilden zu können. Ich meine ohnehin, dass der interessierte Kollege später mehr davon profitiert, wenn er sich konkrete Fallbeispiele mit abgeleiteten Videoausschnitten von Therapiestunden anschaut, da viele Anmutungen atmosphärisch nur so wirklich ins Gespür kommen können. Was aber im Video nicht zu sehen ist, sind eben diese therapeutischen Wahrnehmungen und Schlussfolgerungen im Kopf des Behandlers. Die Auflistung der Fallbeispiele von 4.1.1 bis 4.1.5 entspricht dabei der allgemeinen hierarchischen Abfolge der Therapiephasen und Schwierigkeitsgrade in der strukturellen Psychotherapie mit Handlungsinszenierungen. Methodisch stelle ich mir selbst im Verlauf der Therapiestunde folgende Fragen:

Inneres Selbstbefragungsschema des Therapeuten:

1) Was weiß ich momentan vom Hintergrund der Störung und dem Ziel der Behandlungsvereinbarung?
2) Mit welchem Anliegen eröffnet der Patient die aktuelle Stunde? In welcher Beziehung befinden wir uns dadurch (auch unabhängig vom gesprochenen Text)?

3) Gibt es Wahrnehmungsdefizite oder -widerstände in der Beziehung, die zunächst bewusst gemacht oder durch Therapiemedien/Übungen veranschaulicht werden müssen?
4) Gibt es eine Mindestübereinstimmung zwischen Patient und Therapeut bezüglich des zu bearbeitenden Themas und existiert dazu eine spürbare (passende) Arbeitsatmosphäre?
5) Mit welchem Ziel und welchen Therapiemedien/Mitteln könnte eine wahrnehmungs- oder/und handlungsorientierte Inszenierung in Fluss gebracht werden? Wie sehen dafür die Einfälle und Begründungen des Patienten aus – welche habe ich selbst dabei?
6) Welche Verbalisierungsarbeit, Abbruchkriterien und Lösungshilfen sind meinerseits bei der Teilnahme am therapeutischen Interaktionsprozess – währenddessen – notwendig?
7) Wie ist das momentan erreichte Ergebnis direkt oder symbolisch prüfbar?
8) Welche Konsequenzen hat das Ergebnis bzgl. kleinster/großer Veränderungsschritte außerhalb der Therapie (Aufgaben ableiten)?
9) Wie passen andere Lebenskontexte zu dieser Lösung (für Nachbesprechung notieren)?
10) Kann der Patient in dieser emotionalen Verfassung nach der Therapiestunde nach Hause/zur Arbeit gehen (Havarieregeln)?

Diese Frage stellen sich mir innerlich als Regiekriterien während der verbalen und Handlungsdialoge. Je nach Widerstands- oder Fortschrittswahrnehmung bin ich also entsprechend meiner vereinbarten Aufgabe gezwungen oder bereit, kritische oder anspornende Rückmeldungen zu geben oder mich so förderlich wie irgend möglich einzubringen. Ein Großteil von Eindrücken kann später in den Nachbesprechungen noch tiefergehend besprochen werden. Das Verhältnis von handlungsorientierten Einheiten zu psychotherapeutischen Vor- oder Nachgesprächen ist ca. 1 : 3.

4.1.1 Fallbeispiele zu Kontaktaufnahmen und Settingwechsel in der Einzeltherapie

Zunächst waren – wie oben im Theorieteil beschrieben – dem Patienten vor einem körperbewegungstherapeutischen Settingwechsel alle Begriffe wie »symptombezogene Regression und gemeinsame (beziehungsmutuelle) Regression, Übertragung und Gegenübertragung, Introjekt, Trauma, Stabilisierung und Havarieplan« grundsätzlich theoretisch bekannt zu machen.

Danach stand vor der ersten Bewegung im Raum oder Aktion mit Therapiemedien in jedem Fall die Aufklärung über den Sinn und möglichen Nutzen solcher Handlungsdiagnostik und -therapie. Dazu erläutere ich auch mitunter kleine Fallvignetten, die ein Beispiel für das Vorgehen geben. Bei prinzipieller Zustimmung des Patienten, mit Hilfe von Interaktionsanalysen etwas – zunächst unbewusstes – von Übertragungen und Introjekten zu erfahren sowie durch Inszenierungen mit Therapiemedien und Rollenspielen etwas von verschütteten Erlebnissen und unbewussten Konflikten zu erinnern und ins Gefühl zu bringen, kann die gemeinsame handlungsorientierte Therapiearbeit beginnen. Jedes Kennenlernen zwischen Menschen und Verwenden von Gegenständen beginnt mit Kontakt und Ausprobieren. So auch hier. Körperliche Bewegungsinszenierungen als Kontaktinteraktion setze ich also immer ein, wenn ich vom Klienten noch nicht soviel weiß oder/und meine, dass die *praktischen Begriffe* von Übertragung und Introjekt zunächst durch Modulationen bewusst gemacht, anschaulich überprüft und in der therapeutischen Bearbeitungsrichtung ausgelotet werden sollten.

*Fallbeispiel Silvio Schneider**:
Patient S. ist ca. 25 Jahre alt, Student und ledig. Sein Motiv für eine Psychotherapie entstand u.a. aus immensen unbewältigten Elternhass, Schwierigkeiten überhaupt positive Gefühle zu sich oder anderen zu entwickeln und einer nicht abgelösten Mutterbeziehung im Alltag.

Die damalige Introjekt-Übertragungstafel über seine damals bewusste Neurosestruktur gestaltete sich nach etwa zehn Therapiegesprächen wie folgt:

	Übertragung	***Introjekt***
Mutter	Ich habe immer Mitleid mit überforderten Frauen.	Ich bin selbst kühl und unnahbar.
Vater	Ich fühle mich schnell gemaßregelt und gerate unter große Wut.	Ich bin arrogant und hart gegen andere.

Aus der konkreten Introjektkonstellation ergab sich schnell, dass Herr S. nicht regredieren und sich nicht öffnen konnte. Anderseits hatte er genügend Leidensdruck und Interesse an einer tieferen analytischen Arbeit und Veränderungsexperimenten. Da die Übertragung zu mir *nur formal positiv aber atmosphärisch fast nur negativ* war, schlug ich einen Settingwechsel vor, weil sich durch Sprechen alleine, die Spannung von Herrn S. mir gegenüber – trotz offener Diskussion – nicht abbauen ließ und er auch gar nicht wahrzunehmen schien wie »total« seine negativen Haltungen mir gegenüber waren. Selbst ein

* Die Namen dieses und aller folgenden Patienten wurden verändert.

Benennen brachte kaum einen spürbaren Fortschritt. Seine Therapieeinstiegsskulptur war ein aufgespießtes Herz.

Am Anfang wähle ich in der vereinbarten körperpsychotherapeutischen Interaktionsstunde einen großen Gymnastikball für eine Kontaktübung aus, weil dadurch ein gewisser Abstand im Raum eingestellt werden kann, den wir real auch voneinander haben. Dann schlage ich dem Patienten drei Varianten zur augenblicklichen Beziehungs- und Übertragungsdiagnostik vor, weil *modulierbare Sequenzen* experimentell besser Wahrnehmungsdifferenzierungen veranschaulichen können. Ich schlage zunächst ein einfaches Ball werfen vor. Das geschieht als dann durch den Klienten lustlos und aggressiv. Nach zwei Minuten stoppe ich diese Interaktion und befrage ihn nach seinen Eindrücken, die meinen sehr ähnlich sind. Ich entscheide innerlich, dass ich mich nicht im negativen Interaktionsstil festfahren will, sondern abgegrenztere Übungen anbieten werde, wo ich mich selbst (mutuell) mehr auf die Ideen des Patienten einlassen muss.

Unkommentiert stelle ich die zweite Übung vor: Jeder macht etwas allein mit dem Ball und wirft ihn dann zum anderen, der dann im Teil A die soeben gesehenen Ballhandhabungen des anderen nachmacht und danach im Teil B sich wieder eine eigene Ballübung ausdenkt und den Ball wieder zum ersten Spieler zurückwirft. Dieser fährt mit dem Zyklus fort usw. bis jeder drei oder vier Mal dran war. Diese Übung interessiert den Patienten plötzlich sehr und er findet Spaß daran, dass der Therapeut seine Ideen locker übernimmt und gibt sich auch Mühe, meine Ballhandhabungen gewissenhaft auszuführen. Auf meine abschließende Frage, antwortet er, dass diese Übung ihm gefallen habe, weil ich mich bei den Ballexperimenten auch so ungeschickt angestellt habe.

Unkommentiert stelle ich nun die dritte und letzte Ballinteraktion vor: Ich fordere den Klienten auf, dass er sich wie ich auf die Knie begibt, wodurch sich die Größe des Balls für uns »verdoppelt«. Nun soll jeder 10 Finger beider Hände auf dem »Erdball« laufen lassen mit der Absicht, dass beide »zehnköpfigen Menschenstämme« voneinander Notiz nehmen und ohne Sprache zueinander Kontakt suchen. Der Patient willigte in die Instruktion ein und lässt seine Finger schnell über den Ball laufen. Als sich unsere Finger plötzlich einmal begegnen und berühren, zuckt er schreckhaft zurück und dreht den Kopf weg. Das veranlasst mich zu der Frage, ob wir an dieser Stelle besser abbrechen sollten, weil es womöglich zuviel direkter Kontakt wäre? Nach seiner Zustimmung frage ich noch, welches der drei Interaktionsangebote ihm am besten gefallen und welches am meisten Widerwillen oder Unruhe ausgelöst habe. Der Patient bekundet Übung zwei als gutes gemeinsames Spiel und Übung drei als »zu schwierig«.

In der nächsten Stunde werteten wir diese Aktionen in Ruhe aus. Dabei ergab sich, dass der Patient von sich aus nur auf die Aggressionsübungen im Sinne einer therapeutischen Abreaktion gekommen wäre. Die Übung zwei war eine neue Erfahrung, die ihm überraschender Weise gezeigt hätte, dass er Spaß an einem »gleichwertigen Austausch« habe und durchaus eine positive Beziehung zu mir wolle, was er bisher nur theoretisch gedacht hätte. Der Fingerball sei vielleicht etwas für »viel später«. Seine Eltern hätten mit ihm solche gemeinsamen Spiele nie gemacht – auch habe er den Eltern nichts vorgeben dürfen (wie in Übung zwei), sondern nur deren Anweisungen befolgen müssen. Alsdann gab es noch Schilderungen von missratenen Spielversuchen zwischen den Eltern und ihm und den häufigen Abwertungen usw..

Ausblick zum Fallbeispiel Silvio Schneider:
Herr S. wirkte auf mich nach diesen Kontaktübungen aufgeschlossener. Von nun an kreierte er auch kleine Begegnungssituationen mit Medien, wobei ihm sein eigener Vorschlag, einmal für einige Minuten mit mir Rücken an Rücken zu sitzen, am besten gefiel. Ebenso gut fand er eine Tauwippe, die ich als Halteübung vorschlug (Struktur vgl. nächstes Fallbeispiel). Kleine Sequenzen dieser Art halten derzeit noch an. Der Patient hat seine Skulptur mit dem aufgespießten Herz aus dem Therapieregal entfernt und dafür eine kleine Blume im Käfig als Symbol für sein augenblickliches Gefühl gebaut. Eine kurze Urlaubsfahrt mit seiner Freundin sei »dieses Mal« ohne großen Streit und Zank verlaufen, was ihn in der kurzen Zeit schon freue... .

Therapeutisches Fazit zum Fallbeispiel Silvio Schneider:
Die massiven negativen Übertragungen bei Herrn S. waren unschwer zu erkennen und behinderten die therapeutische Arbeit. Durch die Übungen wurden drei Beziehungsmodelle gegenüber gestellt: Zuerst etwas für den aggressiven Austausch als Anerkennung seiner unspezifischen Wut. Danach ein partnerschaftlich abgegrenztes Spiel wie es etwa jüngere Schulkinder und Kindergartenkinder tun. Danach eine Sequenz für das wohlwollende Spiel mit einem Kleinkind. Es war für den Patienten eindrücklich zu erleben, auf welche *unterschiedliche Weise er mich* in diesen Experimenten erleben konnte. Dadurch wurde der *Begriff Übertragung besser sichtbar* und ein neuer Übertragungswunsch bewusst, den er zuvor nicht in seinem Kalkül hatte. Den Patienten auf seinem momentanen Niveau abzuholen bedeutete für mich, mich ab der zweiten Übung spontan selbst in die kreative Interaktion einzubringen und so auch etwas positive Gegenübertragung praktisch-erlebbar anzubieten. Dadurch wurde wiederum *ein Teil* der negativen Übertragung für den Patienten S. »überflüssig«. Er konnte aktiv erleben, dass der zunächst abgelehnte Mensch seine Ideen übernahm und sich nicht in negativer Konkurrenz festfuhr (wie es sein realer Vater wahrscheinlich getan hätte). Die Verwendung des Übertragungsobjektes Ball hat eine *übergangsweise vermittelnde Funktion* unserer direkten und abgegrenzten

Kontaktaufnahme. Ohne das Objekt – wie beim direkten Berühren am Fingerball – wäre der diagnostische Kontakt und das Austesten leichter Veränderungsfähigkeit der Übertragungsstruktur zum jetzigen Zeitpunkt nicht oder nur mit mehr Widerstand, Angst und Verwirrung möglich gewesen.

Das Selbstkreieren von Kontaktsequenzen in den Folgestunden belegt, dass der Patient selbständiger an der Bearbeitung seiner Symptome mitarbeitet.

Der Settingwechsel fand in einer Situation statt, in der sonst wahrscheinlich das Übertragungsklima lange Zeit eingefroren gewesen wäre. Der beziehungsmutuelle regressive Charakter der Übungen – mit dem linkischen Befolgen der Patienteninstruktionen durch den Therapeuten – trug wahrscheinlich wesentlich zur experimentellen Neuerfahrung bei.

Fallbeispiel Ulla Heine[*]*:*

Patientin H. ist ca. 38 Jahre alt, Angestellte und geschieden. Sie kam nach viel Zögern zur Therapie, weil sie keine Zeichen von Schwäche zeigen könne. Sie leide unter depressiven Krisen und könne sich auf der Arbeit und beim Freund mit eigenen Ansprüchen oder Wünschen nicht zeigen oder durchsetzen.

Die Neurosestrukturtafel zu Übertragungen und Introjekten sah nach 15 Stunden struktureller Arbeit wie folgt aus:

	Übertragung	***Introjekt***
Mutter	Ich bin nicht liebenswert, wenn ich eigene Wünsche habe.	Ich lasse Dinge einfach laufen, auch wenn ich weiß, daß es schief geht.
Vater	Ich habe keine Chance mich durchzusetzen, weil ich gegen klügere und stärkere Menschen nicht ankomme.	Ich brauche ständig Pläne für alle Dinge im Leben. Zwanghaft sein macht einsam, ist aber die Garantie für Erfolg.

Von dieser erarbeiteten inneren Dynamik ausgehend wurde Frau H. schnell klar, dass sie aggressive Entwicklungsdefizite auszugleichen hatte und auch zu mir als Therapeuten nur in einer Welt von völligen Unterlegenheitsphantasien lebte. Mit den psychotherapeutischen Gesprächen war nun ein Niveau erreicht, in welchem die Patientin fast stereotyp ständig ihre Selbstdefizite bemängelte und versuchte, die Fragen des Therapeuten – trotz der Einsicht der o.g. Problematik – »artig« zu beantworten, aber zu keiner weiteren Therapieinitiative kommen konnte. Hier schlug ich zunächst die Kontaktstäbe als gemeinsame Schwingungsübung vor, um Übertragungsseiten sichtbar zu machen. Erstens sollte die Patientin, mit den ca. 80cm langen Stäben zwischen unseren Händen, Bewegungen vorgeben, denen ich als Therapeut – so gut ich konnte – mitschwingend zu folgen hatte. Die Patientin machte ihrerseits etwas steife Hand- und Armbewegungen, denen ich unschwer folgen konnte. Ihre Bewegungslinien waren klein und rund. Sie freute sich aber sehr, dass ich folgen konnte (wollte) und entschuldigte sich, sobald sie glaubte, dass sie sich doch (für mich) zu schnell bewegte. In der zweiten Instruktion übernahm ich die Vorgaben in der Stäbeführung und Frau H. folgte meinen Bewegungskreisen und -linien. Mir fiel auf, dass sie meine großen Kreisbewegungen freudig aufnahm und meine spontanen Zickzacklinien sie sichtlich verwirrten. Im dritten Übungsteil hatte sich jeder spontan nach eigenem Gutdünken zu bewegen – mit der Maßgabe, zwischen Führung und Anpassug zu wechseln. Patientin H. imitierte dabei zunächst meine größeren Kreisbewegungen mit Freude und ließ sich ca. 60-70% der Sequenzen eher führen, weil sie sonst passiv zu verharren drohte.

Nach diesen drei Interaktionsproben erklärte Frau H. auf mein Befragen spontan, dass sie am meisten Spaß in der zweiten Instruktion erlebt habe. Mir wurde durch diese Einschätzung klar, dass sie heute zunächst ein praktisch unterstützendes positives Elternmodell als Übertragung brauchte.

In einer früheren Stunde hatte ich Frau H. gebeten, unter den Objekten einmal jenes auszusuchen, welches bei ihr am meisten Angst auslösen könne. Da sie sich damals für den schwarzen Sack entschied, lud ich sie heute im zweiten Bewegungsteil der Stunde ein, dass wir einmal gemeinsam leichte Aggressionen am schwarzen Sack austragen könnten. Ich fragte sie zur Sicherheit nochmal, ob sie lieber so treten wolle, dass wir uns beide gegenüber stünden, ob wir nacheinander in den Sack treten sollten oder ob wir zugleich hineintreten sollten? Die Patientin entschied lächelnd sofort, dass letzteres der Fall sein solle. Und so begann ein relativ lustiges und lockeres gemeinsames In-den-Sack-treten (aus einer Richtung), wobei sie sogar plötzlich eine laute Stimme bekam und vielleicht endlos weitergemacht hätte, wenn die Stunde nicht vorüber gewesen wäre.

Therapeutischer Ausblick von Fallbeispiel Ulla Heine:
Die Patientin, die bis dahin nur schwarze Bilder mit Wirbeln und Feuerwolken gemalt hatte, zeichnete nach dieser Stunde ein Bild in schönem tiefen Blau mit rotem verschlossenen Kästchen. Ihre bisherige Therapieskulptur eines kleinen Reptils wurde zwei Stunden später durch ein kleines Mädchen mit großem Schutzhut ausgetauscht. Im privaten Bereich bekam sie plötzlich Streit mit ihrem Freund, wobei sie mich um ein Partnergespräch bat, dass ich mit beiden auch durchführte. Dabei stellte sich heraus, dass die Patientin schon lange in eine gemeinsame Wohnung ziehen wollte, was der Freund bis dato ablehnte. Derzeit läuft der Konflikt noch, ob sie sich besser trennen sollten oder ob sie – nach fünf Jahren Partnerschaft – doch einmal das Risiko einer gemeinsamen Alltagsbeziehung wagen. Frau H. wirkt im Augenblick nicht depressiv; Konflikte mit den Eltern stehen aber noch aus.

Therapeutisches Fazit zu Fallbeispiel Ulla Heine:
Auch in diesem Fallbeispiel wurde ein Settingwechsel an der Stelle vorgeschlagen, als zu erspüren war, dass im verbalen Vorgehen ein perseverierender Interaktionsstil lief, der letztlich die negativen Übertragungen und Introjekte der Patientin weiter zu chronifizieren drohte. Zunächst versuchte ich dabei wieder, über differenzierte Instruktionen das bevorzugte Übertragungsmilieu gemeinsam herauszuarbeiten, damit Frau H. wenigstens hier erfühlte Neigungen über Schwingungsbedürfnisse feststellen konnte. Bei dem Settingumstieg zum schwarzen Sack bezog ich mich auf den Inhalt der 15 vorausgegangenen Gespräche, in denen zum Ausdruck gekommen war, dass ein Öffnen der Aggressivität einen Teil der depressiven Symptomatik aufheben könnte, was ich jetzt nach dem Bestätigen meiner momentanen führenden Vaterrolle übernahm. In dem zweiten Beziehungsgestaltungsteil verifizierte ich noch einmal die genaue Form des unterstützenden Begleitens, auch um sie so aktiv wie möglich in alle Entscheidungen mit einzubeziehen. Beim Treten des Sackes überwog zunächst die »lustige Form der Aggressionsenthemmung«, weil die Patientin, wie sie mir im Nachgespräch sagte, die »riesige Freude« genoss, dass ein »Vatertyp« (wie sie mich in diesem Satz nannte) soetwas gemeinsam mit ihr mache und nicht geringschätzig daneben stehe.

Bei den derzeitigen Bewegungsstunden ist die Patientin zwar noch nicht so selbstständig alleinführend und denkt sich noch keine eigenen Interaktionssequenzen aus wie der Mann im Fallbeispiel oben, aber sie variiert die Übungsabläufe recht locker und ich versuche sie auch so langsam zunächst an das *neugierige Entdecken der Bewegungsvielfalt im Rahmen der positiven Übertragungen (Übertragungsneurose)* heranzuführen, bis zu einem späteren Zeitpunkt genug Sicherheit und Selbststabilität als Ressourcenerfahrung vorhanden sein wird und die schwierigen Foci der familiären Entwicklungsbehinderung und -angst aufgearbeitet werden können. Derzeit bin ich schon erstaunt, dass sie mit den Wohnungskonflikt so den »Neurosenagel« auf den Kopf getroffen hat. Durch das mutuelle Begleiten der Patienten in den o.g. Fallvignetten sind augenblickliche *Übertragungsveränderungen* möglich geworden. Indem ich mich, beide Male nicht auf eine analytisch verbale Distanz zurückzog, ermöglichte ich der Klientin sofort einmal einen praktischen Eindruck von den positiven Übertragungsressourcen zu bekommen. Die Formen der negativen Übertragungen und später auch negativen Introjekte mir als Therapeuten gegenüber sind deswegen natürlich noch nicht aus der Welt. Es ist aber ein gutes Erleben im voraus, dass man als Proviant auf den noch kommenden gemeinsamen therapeutischen Exkursionen braucht.

Die Stäbe waren hier wiederum vermittelnde Übertragungsobjekte; der Sack fungierte als gemischtes Übergangs-Übertragungsobjekt, dass Frau H. Frustrationen (wie einst die Eltern?) und Freude (wie der neue Vater?) bereitete. Die praktische Variation von verschiedenen Übertragungsstrukturen machte der Patientin u.a. eindücklich bewusst, dass wir selbst bei relativ fixierten Hauptübertragungen jederzeit auch Veränderungen und Wechsel dieser Strukturen einleiten und herstellen können. Ein Wissen, was für den Fortgang der Therapie noch von großem Nutzen sein wird.

Fallbeispiel Sven Reimann:*
Herr R. ist ca. 40 Jahre alt, freischaffend und ledig. Er meldete sich erstmals gezielt zu einem analytisch orientierten Psychotherapieansatz an, nachdem er schon ca. 10 Jahre mit selbsterfahrungsorientierten Workshops esoterischen Charakters vergeblich versucht hatte, seine narzisstische Identitätssymptomatik zu behandeln.

Wir hatten zunächst über ca. 30 Stunden schwer damit zu tun, eine generelle psychotherapeutische Behandlungskonzeption im konkreten Detail zu installieren, weil diesen Strukturaufbau alle möglichen »interessanten Vorerfahrungen« sehr behinderten. Seine Übertragungs-Introjekttafel sah wie folgt aus:

	Übertragung	***Introjekt***
Mutter	Ich kann Frauen nicht vertrauen, weil sie so gefühlsschwankend sind.	Ich bin verwaschen und unklar in Entscheidungssituationen.
Vater	Ich fühle mich ständig kleingemacht und gedehmütigt, weil andere Männer ihre Macht gegenüber mir mißbrauchen.	Ich kann mich bei keinem Fehler entschuldigen und schwer einen begonnen Weg korrigieren.

In den ersten schwer beziehungswiderständischen Stunden habe ich nur einige Kontaktübungen durchgeführt, um – immer in der Beziehungsvariablität des Settings – die Art und Weise der Wirkung von Übertragungen und Gegenübertragungen praktisch aufzuzeigen. Besonders wirkungsvoll war dabei einmal ein Sackwerfen (gelber Sack vgl. Anhang unter 8.1) in einer sehr aggressiv verfahrenen Beziehungsatmosphäre.

Es war im psychotherapeutischen Gesprächsteil der Stunde gleich am Anfang klar, dass hier – wie schon einige Stunden zuvor – nur noch die rationale Einsicht realitätsbezogen war, indem uns beiden bewusst war, dass Herr R. eigentlich eine riesige Wut auf seinen Vater und ich in der Gegenübertragung eine große Wut auf diesen sturen, ewig provozierenden Kommunikationsstil des Patienten hatte, der mich auch an eigene Selbsterfahrungshintergründe bewusst erinnerte. Fest stand aber, dass so heute überhaupt nichts läuft, wenn da nicht irgendein Beziehungsfortschritt möglich wird, der die gemeinsame Arbeitsfähigkeit wieder verbessert und mich aus der »Zielscheibenrolle« herauskommen lässt. Da wir grundsätzlich auch eine positive Beziehungsseite zueinander spüren konnten, entschieden wir uns für einen Settingwechsel. Ich schlug vor, dass wir den ewigen »Konzeptstreit« doch anstatt mit Worten einmal mit diesem gelben Kampfsack »weiterführen« könnten. Ich legte als Mindestabstand zwischen uns eine Distanz von ca. 5 Metern fest, so dass jeder sein Territorium mit Grenzen hatte (Markierungslinie mit Therapieobjekten). Der gelbe Sack wäre nun das Symbol für erbitterte Argumente, die man sich »vor die Füße werfen« oder um die »Ohren schleudern« könne – aus diesem souveränen Abstand von 5 Metern. Jeder hätte für seinen eigenen Schutz zu sorgen und den heranfliegenden Sack selbständig abzuwehren. Jeder könne seinen »Argumentesack« so hart werfen wie es ihm beliebt. Die Übung wäre nach spätestens 10 Minuten zu Ende und wir würden darüber sprechen, was wir erlebt, gefühlt und phantasiert hätten. Dann ließen wir den Attacken freien Lauf und »schenkten uns nichts«. Jeder warf so gezielt und mit ganzer Kraft – ohne das es eine »abgedrehte blinde Wut« gegeben hätte, bei der ich sonst (falls es einmal passiert) die Übung abbreche, da in solchen Fällen die Selbstbeobachtungskapazität sehr schwindet und die psychotherapeutische Auswertung völlig verschenkt wäre. Also, es ging sehr direkt zur »Wurfsache« und ich merkte nach ca. 5 Minuten, dass der Klient nicht mehr so hart und gezielt in Kopfhöhe warf. Er schien etwas verwirrt und fast traurig. Nach drei weiteren Minuten fragte er, ob die 10 Minuten nicht schon um wären, was ich verneinte. Ich sagte aber, dass wir auch vorzeitig beenden könnten, wenn wichtige Gefühle in Fluss gekommen wären, was er sogleich begrüßte. Wir öffneten die Fenster und setzten uns erschöpft (und etwas verschwitzt) auf unsere Stühle. Nach einigen Momenten sagte der Patient, dass er jetzt wirklich keine Wut mehr spüre und eher traurig sei. Er sei verblüfft, dass doch ein anderes Gefühl im Hintergrund gewesen wäre und meinte, dass er begreift, dass er sich wohl von niemanden richtig ernst genommen fühle. Jetzt habe er »keinen Spaß« mehr an Aggressionen. Er sei auch überrascht, dass wir in die volle Kraft gegangen wären – ohne das hier einer »austicke«. Er kenne nur Wutentgleisungen, die sich immer höher schraubten bis einer erledigt sei. Es folgten dann noch Erläuterungen und Einfälle zu solchen psychisch als vernichtend erlebten Aggressionsattacken des Vaters. Zum Abschluss der Stunde sagte er noch etwas in dem Sinne von, dass er berührt sei, dass ich als Therapeut nicht kneifen würde (in einer Mundartmetapher seines Heimatdialektes).

Therapeutischer Ausblick zu Fallbeispiel Sven Reimann:
Nach diesen Schlagabtausch war längere Zeit ein sehr gutes therapeutisches Arbeiten möglich. Mir selbst fiel das Verstehen seiner aggressiven Provokationen auch wesentlich leichter. Der Patient baute eine neue Therapieskulptur als Zweipersonentonfigur, welche zwei (etwas hilflos) sich gegenüberstehende Menschen mit ausgestreckter Hand zeigt. Er berichtete außerdem, dass er sich im Rahmen seiner Arbeit von interessierten Kunden nicht mehr so »angemacht«

fühle und gelassener bei geschäftlichen Absagen reagiere. Mit einer alten Freundin schreibe er sich »nur mal so wieder« e-mails. Aggressive Auseinandersetzungen gab es danach natürlich trotzdem noch, jedoch etwas moderater und bisher ohne »erneutes Sackwerfen« als Kollussionsentlastung.

Therapeutisches Fazit zu Fallbeispiel Sven Reimannn:
Aufgrund massiver negativer Übertragungs- und Gegenübertragungsgefühle konnte hier verbale psychotherapeutische Arbeit so gut wie gar nicht laufen. Die Erkenntnisse zu den allgemeinen Übertragungs- und Introjektgeschehen brachte fast keinen spürbaren Beziehungs- bzw. Veränderungsgewinn. Deshalb entschied ich mich, diese zerstörerische Kontaktatmosphäre durch das Symbolisierungsmedium »gelber Sack« in einer körperlichen Auseinandersetzung in Szene zu setzen, damit evtl. im Handlungsprozess eine gewisse Entladung der unproduktiven Spannung vor Ort – bei gleichzeitiger bewusster Handlungsbeobachtung – möglich werden würde. Die Struktur des Settings wählte ich aufgrund der Schwere der therapeutengebundenen Übertragung als konfrontativ-mutuell aus, so dass sich der Patient ernstgenommen und nicht gedemütigt zurückgesetzt fühlen konnte. Bei dem Schlagabtausch wurde der gelbe Sack übergangsweise zum kurzzeitigen negativen Übertragungsobjekt, dass in der Lage war, die Wut zwischen uns zu transportieren. In dieser Inszenierung konnten sowohl der Patient seine negative Übertragung als auch ich als Therapeut meine negative Gegenübertragung in dem für uns passenden und nützlichen Maß austragen. Die Arbeitsatmosphäre wurde nach dieser körperlich abgehandelten symbolischen Auseinandersetzung innerhalb relativ kurzer Zeit qualitativ deutlich besser. Durch diese aktiv gewachsene Nähe wurde auch ein darunterliegendes Analysethema des Patienten sichtbar, auf das wir möglicherweise *bei nicht abgetragener aggressiver Widerstandsdecke* nicht – bzw. nicht so schnell – gestoßen wären.

Diese Fallbeispiele zu Kontaktaufnahmen zeigten den konkreten analytischen Moment und die Begründung für die Veränderung des verbalen zum Handlungssetting. Natürlich finden auch zu späteren Zeitpunkten der Therapie wieder Kontaktexperimente statt, besonders dann, wenn es um wieder veränderte (unklare) Beziehungssituationen geht oder die Patienten den Übergang in eine Gruppentherapie wagen. Hier treffen die Patienten dann aber in der Regel schon selbständig die Settingauswahl.

4.1.1.1 Fallbeispiel zur Kontaktaufnahme bei traumatischen Symptomatiken

Bei traumatisierten Patienten ist die allgemeine hierarchische Schrittfolge der Therapieplanung dem o.g. Vorgehen ähnlich; es benötigt aber in der Regel mehr Zeit und mehr Fingerspitzengefühl, die Therapieinterventionen abzustimmen und durchzuführen. Da – wie unter 3.4 beschrieben – traumatisierte Patienten schneller bei Beziehungsspannungen dekompensieren bzw. schneller in gefühlsverwirrenden Situationen retraumatisiert werden können, ist wohlwollende Beziehungsdiagnostik immer der erste Schritt und die Voraussetzung der therapeutischen Zusammenarbeit.

Traumatisierte Patienten sind oft sensibler für nicht empathische Beziehungskonstellationen und brauchen mehr direktes Unterstützungserleben. Desweiteren kommt hinzu, dass sie im körpertherapeutischen Bewegungsraum schneller von vorher nicht bekannten (also nicht vereinbarten!) Erlebnissen oder Therapieobjekten in Handlungsinszenierungen getriggert werden können, so dass hier mehr empirische Flexibilität des Therapeuten und dessen trainierte Beobachtungserfahrung vonnöten sind.

Fallbeispiel Undine Beier:*

Frau B. ist ca. 52 Jahre alt, arbeitslos und verheiratet. Ihr Vater hat sich kurz vor ihrer Geburt suizidiert. Sie hat mit Mutter, Stiefvater (ca. 16 Jahre älter als die Mutter), Schwester (10 Jahre älter als die Patientin) und deren Mann in einer Großfamilie gelebt und alle Personen als sehr einflussnehmend auf ihre Erziehung erfahren.

Ihre Übertragungs-Introjekttafel sah deshalb wie folgt aus:

	Übertragung	***Introjekt***
Mutter	Ich bin nicht wichtig, weil sich andere nicht über mich freuen können.	Ich ziehe alle Aufgaben ohne Rücksicht auf Gefühle – als Pflicht – durch.
Stiefvater	Ich bin nur wichtig, wenn ich dem anderen in seinen Anlehnungsbedürfnis entgegenkomme.	Ich bin eher passiv bei Konflikten und kann nur reagieren.
große Schwester	Ich werde geliebt, wenn ich eine Gegenleistung bringe.	Wenn ich mich überfordert fühle, breche ich kurzerhand eine Beziehung ab.
Schwager	Ich bin als Mädchen nicht so wertvoll, weil Frauen mangelhaft sind.	Wer nicht zur Familie gehört, ist für mich vorschnell ein minderwertiger Mensch.

Diese Patientin B. kam wegen einer missglückten Traumatherapie in meine Behandlung. Sie litt am nichtverarbeiteten Tod der Tochter, was neben der depressiv neurotischen Symptomatik gewissermaßen als Störungshintergrund existierte. Diese aufgelagerte Symptomatik des Unfalltodes des Kindes hatte zu einer posttraumatischen Belastungsstörung geführt, infolge derer die Patientin ständig Unfallbilder der Tochter als Intrusionen erlebte, sowie ständig Phantasiedialoge im Kopf führte, sich vom Leben nahezu vollständig zurückzog und neue Kontakte fast phobisch vermied. Das durch eine Therapeutin zuvor durchgeführte EMDR-Verfahren als Traumatherapie schlug fehl, da die Therapeutin vor den starken Emotionen der Patientin zurückschreckt und die Therapie unvollendet abbrach; mit dem nachgeordneten gesprächstherapeutischen Ansatz gab es auch keinen weiteren Erfolg.

Als Frau B. zu mir in Behandlung kam, fiel ihr im großen Bewegungstherapieraum sofort der »schwarze Sack« (vgl. Anhang 8.1) auf, den sie einfach nur »schrecklich« fand. Ich erlebte ihr Verhalten etwas phobisch und ihre Trauergefühle als angetriggert, weil sie später berichtete, dass sie durch den »grausigen Anblick« wieder mehr vom Unfall geträumt hätte.

In den ersten 25 Therapiestunden erstellten wir zur therapeutischen Annäherung die Übertragungs-Introjekttafel sowie die Traumalandkarte mit den wichtigsten belastenden Erlebnissen der Patientin.

Vor einem erneuten EMDR- oder Screening-Verfahren wollte ich als Therapeut Frau B. zunächst zu leichteren Kontaktübungen einladen, damit unsere Arbeits- und Beziehungsfähigkeit genügend getestet und verbessert werden würde. Da sie im Bewegungstherapieraum so aversiv auf den schwarzen Sack reagiert hatte, schlug ich ihr vor, dass dieses sensible Beseelen dazu genutzt werden könne, durch geschickte Kontaktaufnahme mit diesem Objekt – wozu sie meine Hilfe nutzen dürfe – eine Entängstigung und später eine Therapie für sich zu organisieren. Frau B. sagte, dass der Anblick dieses Objektes so schrecklich, ekelhaft, schlimm wäre, dass sie gar nicht ruhig hinschauen möchte. Ich fragte sie ermunternd, was wir am Aussehen des Sackes ändern könnten, dass dieses schwierige Gefühl weniger würde. Nach einem kurzen Moment meinte die Patientin, dass man ihn doch zudecken könne. Ich ließ sie von dem Deckenstapel eine geeignete farbige Decke auswählen. Sie nahm eine hellbraune Decke und breitete sie vollends über den Sack aus. Dabei entstand ein kleines Lächeln auf ihrem Gesicht, was ich anerkennend honorierte.

Nach einer weiteren kleinen Pause fragte ich, ob noch ein Minimalkontakt mit dem Sack möglich wäre, was sie aber ablehnte. Daraufhin erkundigte ich mich, ob ich etwas – *stellvertretend für sie* – tun könne, um den Sack in der Anmutung zu entkräften? Frau B. schaute mich zweifelnd an und fragte, ob ich ihn wohl wegschieben könne? Ich ging bereitwillig auf den Sack zu und schob ihn einmal im Kreis herum. Dann fragte ich, ob *sie mir* nicht helfen wolle? Sie zögerte wieder etwas – war aber schon entspannter im Körperausdruck. Sie meinte, dass ein direktes Handanlegen heute nicht gut wäre. Ich fragte, mit welchem Hilfsmittel man auf Abstand schieben könne? Frau B. schaute sich um und entschied sich für die Keule (vgl. Anhang 8.1). Dann schoben wir gemeinsam den verdeckten schwarzen Sack im Kreis herum: Ich mit den Händen, sie mit dem »Keulenschieber«. Das machte plötzlich einen komischen Spaß, so dass wir herumfrozzelten (»Wie im Bergbau mit einer Kohlenlore.« u.ä.). Nach einer auswertenden Gesprächsstunde schoben wir den Sack bereits ohne Decke im Kreis herum und sie nahm mit der Keule Kontakt zum gefürchteten Objekt auf – ich durfte/sollte einmal mit den Füßen gegen den Sack treten, was sie später in einer ressourcenorientierten Arbeit (s.u.) ebenfalls selbst tun konnte.

Therapeutischer Ausblick zum Fallbeispiel Undine Beier:
Frau B. wurde nach den Bewegungsinszenierungen zusehens entspannter und angstfreier in den Therapiebegegnungen. Sie erlebte mich als hilfreichen Therapeuten (positive Übertragungsentwicklung) und fasste innerhalb von ca. zehn Therapiestunden erneut Vertrauen zu einer Traumaexposition mit dem EMDR-Verfahren (s.u.), welches wir mit ca. drei vollständigen Sitzungen zum erfolgreichen Abschluss brachten. Es stellten sich nach diesen traumatischen Bildern allerdings neue, früher verdrängte Angst- und Einsamkeitsbilder ein.

Therapeutisches Fazit zum Fallbeispiel Undine Beier:
Aufgrund des vermeidend-ängstlichen (phobischen) sowie getriggerten traumatisch-beseelten Gefühlserlebens konnte ein weiterer Therapiefortschhritt nicht auf der verbalen Ebene kurzfristig laufen.

Da die Patientin wenig Vertrauen zum Therapeuten erlebte, erschienen auch keine erneuten Traumaexpositionen indiziert. Die ersten Schritte der praktisch erlebbaren Beziehungsaufnahme wurden deshalb durch eine solidarische Konaktbrücke zum Aufbau einer positiven Übertragung hergestellt.

Die Patientin brauchte nach meiner Wahrnehmung zunächst einmal ein positives elterliches Übertragungserleben mit dem konkreten Therapeuten, da wir sonst Gefahl gelaufen wären, dass der neue therapeutische Kontakt wieder retraumatisierend hätte wirken können, da bereits ein vorheriger Therapieversuch bei einer Kollegin fehlgeschlagen war.

Aufgrund dieser besonderen negativen Übertragungserwartung sowie dem hohen Anmutungserleben der Patientin entschied ich mich für ein Zerlegen der Kontaktängste in kleine und kleinste Schritte. Ich nahm als Therapeut dabei die Modellrolle eines Elternteils bei einem ängstlichen Kind ein und stieg so teilweise mit in die negative Übertragung zum gefürchteten Objekt ein, dass in diesem beseelten Erleben ein Übergangs-Übertragungs-Objekt für die unvollständige Trauer und das latente (phantasierte) Schulderleben der Mutter gegenüber dem Tod der Tochter war, wie sie später in einer Hypothese äußerte.

Wir konnten in der gemeinsamen Diskussion später die Deutung erarbeiten, dass wir in Kooperation die unbegründete Schuld etwas weggeschoben hatten und mit dem Trauerberg aktiv in Kontakt getreten waren. Außerdem war durch den spontanen Spaß auch etwas der »erstarrten endlosen Trauer« wieder in Fluß gekommen, was bis dahin mit ohnmächtiger Angst vermieden worden war.

Das Anteilnehmen und Mitarbeiten am Trauerberg war in meiner Gegenübertragung in dieser handlungsaktiven Form relativ leicht möglich, was ggf. bei einem chronifizierten depressiven Gesprächsdialog nicht unbedingt so gewesen wäre.

Wichtig war, dass die traumatisierte Symptomatik durch die Patientin selbst angegangen und so der Erfolg auch durch sie interpretiert werden konnte. Die geprüfte positive therapeutische Beziehung war durch ihre praktische Demonstration Ausgangsgrundlage für die spätere Traumaexposition sowie die neurosepsychologische Nachbehandlung, worin die Patientin wachsende Selbstinitiative zeigen konnte.

4.1.2 Fallbeispiele zur Ressourcenstärkung in der Therapieeinführungsphase

Wenn man die obigen Fallbeispiele aufmerksam liest, bemerkt man, dass diese neben der Kontaktöffnung auch schon ressourcenstärkend wirken. Die wohlwollende Kontaktaufnahme in der gemeinsamen Bewegung ist für die schwierigen Therapieschritte eine entscheidende positive Vorerfahrung zwischen Patient und Therapeut. Wenn ich jetzt explizit Beispiele zur Ressourcenstärkung im Rahmen einer körperorientierten beziehungsmutuellen Therapie anführen will, so hat diese aufbauende Stufe letztlich den selben Zweck. Die Phase der Ressourcenstärkung und teilweisen Elementearbeit in der strukturellen Handlungsinszenierungsarbeit halte ich immer dann für indiziert, wenn ich einen Klienten noch nicht kenne und prüfen will, wie stark und zuverlässig seine Selbstheilungskräfte sind oder wie kooperativ er in der Beziehung zu mir arbeitet und sich körperbewegungstherapeutisch einlässt. Oder aber es wird von Seiten des Patienten ausgesagt, dass sie vor der Bewältigung eines schwierigen Therapiefokus eine Durchlaufphase der Stabilisierung benötigt, damit er eine gesunde Hoffnung auf Erfolg aufbauen kann.

*Fallbeispiel Angelika Köhler**:
Frau K. ist ca. 33 Jahre alt, Sozialbetreuerin und verheiratet. Sie hat im Rahmen der ambulanten Einzelpsychotherapie bereits über 50 Stunden absolviert, worin bspw. viele einfache bewegungstherapeutische Methoden zur Kontaktherstellung und Wahrnehmungsdifferenzierung bzgl. der Übertragungssituation eine Rolle spielten. Darin kam zum Ausdruck, dass sie mich in der negativen Übertragung als Therapeuten erlebte, weil sie sich als Kind von keinem der Eltern so richtig willkommen und angenommen fühlte. Der positive Über-

tragungswunsch war natürlich die positive Auflösung dieser Beziehungsstörung weil das in ihrer Partnerschaft und im Beruf, ihre gefühlsmäßige Schwingungsfähigkeit deutlich beeinträchtigte. Ihre Übertragungs-Introjekttafel sah zum Zeitpunkt der beschriebenen Therapiestunde wie folgt aus:

	Übertragung	*Introjekt*
Mutter	Ich glaube nicht, daß Frauen mich mögen, weil Frauen unzuverlässig und unehrlich sind.	Ich zerstöre durch meine eigene Intriganz die Beziehung zu Frauen, weil ich mich für mein Leid rächen muß.
Vater	Ich glaube nicht, daß Männer mich mögen, weil ihnen im Grunde nichts genügt.	Ich depotenziere Männer, weil ich sie um ihre Stärke beneide.

Prinzipiell ist Frau K. klar, dass sie sich mit ihrer inneren Enttäuschung im Rahmen der Therapie befassen muss. Neben dieser zu leistenden Trauerarbeit ist auch die aktuelle (aggressive) Abgrenzung und Auseinandersetzung mit den formal-sachlich vereinnahmenden Eltern noch nicht gelaufen. Das Problem der Patientin gestaltet sich im Augenblick dieser Therapiestunde so, dass sie sich zunächst noch mehr gestärkt fühlen möchte, bevor sie diese angstbesetzten Aufgaben angehen kann. Dazu möchte sie auch von mir als Therapeuten noch mehr positive Übertragungserlebnisse tanken, die aber nicht mehr mit den interaktionellen Schwingungs- und Kontaktübungen bearbeitet werden sollen, da sie selbständiger diese Beziehungsgrundlage aufbauen möchte. Ich befrage die Patientin deshalb nach selbstwirksamen Stabilisierungsmethoden, die sie zuhause bereits anwendet. Die Patientin berichtet u.a. davon, dass sie sich sehr gut entspanne, wenn sie auf dem Bauch liege und die Arme kreisförmig um den Kopf spreize (ähnlich dem Säuglingsschlaf). Ich schlage ihr nach einigem Phantasieren vor, sich doch einmal auf die Riesentonne (vgl. Anhang 8.1) zu legen, so als ob dieses ein Mutterbauch wäre und das mit dem Aushängen als Bild der eigenen Erfahrungsressource zu probieren. Frau K. willigt in diese Idee ein und wir präparieren die liegende Tonne, dass sie nicht weg rollen kann. Danach legt sich die Patientin bäuchlings (mit dem Gesicht zu mir) auf den Tonnenkörper und stimmt sich immer weiter auf das Fallenlassen ein. Ihre Arme – zunächst angewinkelt – werden immer länger – bis sie schließlich den Tonnenkörper umarmen. Die Beine vollziehen dieselbe Bewegungsform synchron. Das Gesicht wird weicher und kindlicher; nach einem Seufzer kullern Tränen am Tonnenbauch herab. Da ich ihr Haltebedürfnis aus früheren Therapiearbeiten kenne, gehe ich einen Meter dichter an das Objekt, um ihr meine rechte Hand auf die Wirbelsäule – in Höhe der Schulterblätter zu legen. Die Patientin schaut mich kindlich dankbar und sehnsüchtig kurz an und wackelt etwas mit den Fingern der linken

Hand. Ich reflektiere das als Berührungswunsch und biete meine linke Hand zum Anfassen an. Jetzt schaut sie mich etwas länger mit großen Augen an und wirkt regrediert. Ich selbst fühle mich wie ein Vater am Kinderbett und bin auch in einer partiellen Regression, weil mir Bilder meiner eigenen Tochter einfallen als sie klein und krank war. Nahezu fünf Minuten hält dieser Zustand wie eine kleine Andacht an, was ich durch Blick auf die große Zimmeruhr bemerke. Energieströme fließen über die Hände und Arme, so dass es stark kribbelt, dann geht die Tiefe der Regressionstrance von allein zurück und die Klientin lächelt wie ein Schulkind. Es kommt beim Loslassen der Hand, was ich ankündige und initiiere ein: »Das war aber schön.« von einer berührten Frau K. zu mir herüber, dass mich auch etwas betreten macht. Durch das gemeinsame Aufräumen der Therapiemittel kommen wir gut in die Realwelt zurück; wir albern etwas über die dicke Tonne herum, was inhaltlich nicht wichtig ist aber zur Progression beiträgt. Zum Schluss der Stunde sagt Frau K. nur kurz, dass sie dieses Kleiner- und Größerwerden gut selbst beobachten konnte und von dem autonomen Prozess des seelischen Vorgangs positiv beeindruckt sei. Für »Sekunden« (wobei sie kein Zeiterleben hatte) habe sie sich tatsächlich wie auf einem echten Mutterbauch gefühlt – aber nie den Kontakt (als Realperson) zu mir verloren.

Therapeutischer Ausblick zum Fallbeispiel Angelika Köhler:
Die Patientin fertigte zu dieser Stunde ein Bild als Nachbereitung zuhause an und berichtete mir von einer »sehr guten Woche«. Sie habe viel weniger Streit und Benachteiligungserleben gehabt und »bewusster gelebt«. Sie habe sogar Spaß daran gehabt, für den Mann etwas Tolles zu kochen und auf der Arbeit eine super Fallbesprechung hingelegt – ohne sich mit anderen – wie gewohnt/befürchtet – vorher absprechen zu müssen. Patientin K. wurde in den Folgestunden zunehmend bewusster, dass ihre Mutter zu diesem wohlwollenden lieben Kontakt – aufgrund eigener unbewältigter Probleme – nicht fähig war. Sie könne jetzt stärker die Störung der Mutter sehen und fühle sich stabiler für eine baldige Aussprache mit ihr. In der Therapie traue sie sich schon mal direktere Konfrontationen zu.

Therapeutisches Fazit zum Fallbeispiel Angelika Köhler:
Frau K. benötigte meines Erachtens eine ressourcenorientierte Körperarbeit, um sich auf die schwierigen Auseinandersetzungen mit ihrer Ursprungs- und heutigen Realfamilie vorbereiten zu können. In der Symbolisierung ihrer momentanen Bedürftigkeit erschien mir die Riesentonne als Objekt für den Mutterbauch plötzlich geeignet, weil diese Medienwahl ein reales Fallenlassen und zugleich Haltgeben für ein kleines Kind ermöglicht. Das Therapieobjekt gestattete mir optimal dem Regressionsprozess zu folgen, teilweise selbst als empathische

Begleitung mit regressiv-mutuell einzutauchen und zugleich mit meinem (persönlichen) Körper weitestgehend autonom zu bleiben. Die Tonne wurde zum »echten« Übergangs-Übertragungs-Objekt als die Patientin stark regrediert kurzzeitig fast einen echten Mutterbauch assoziiert und trotzdem in der Teilrealität bleiben kann, dass heute »Herr Vogt hier« anwesend bleibt und bei einer Therapiearbeit mütterlich mitbeteiligt ist. Durch das intensive kurzzeitige Erfüllungsgefühl des bedürftigen Kindes setzte ein Progressionsschub in der Außenwelt ein, der viele gute Verhaltensinitiativen auslöste und zugleich Frau K. das Bewusstsein gab, dass sie es »irgendwie selbst« - mit einiger Hilfe von mir – geschafft hat, diese inneren Ressourcen anzusprechen und wohltuend zu stärken. Dieses bessere Verlassen auf die Innenkräfte ist ein guter Prediktor für spätere erfolgreiche Konflikt – oder Traumabearbeitungen, die nach Stärkung der therapeutischen Beziehung noch folgen sollen.

Erweitertes Fallbeispiel des Sven Reimann[*]*:*
Herr R., der in seiner sozialen und Neurosestruktur bereits oben beschrieben wurde (vgl. unter 4.1.1 oben)), befand sich ca. in der 45. Sitzung in einer sehr weichen haltsuchenden Beziehungsphase. Als Vorbereitung zu dieser Stunde hat er in einer Zeichnung einen kleinen Jungen in einer Baumkrone gemalt, der dort oben wie in einem Vogelnest liegt und mit einem Buntspecht spielt. Im psychotherapeutischen Gesprächsteil tragen wir Interpretationen nach dem Konzept von 3.3.4 (vgl. oben) zusammen. Dabei stellt sich heraus, dass Herr R. sich schon als Junge nach einem abgegrenzten Raum sehnte, den er in seiner Großfamilie mit fünf Geschwistern nicht hatte. In seiner therapeutischen Deutung meinte er, dass es in seinem Fall wohl immer mehr in Richtung Grundannahme als Wunsch und allgemeinem Verlassenheitserleben in der Großfamilie gehen wird; momentan glaube er aber, dass die Scham vor dem Elend noch groß sei und er auch nicht trauriger werden könne, weil er gerade einen »wichtigen Auftrag« in seiner Arbeitswelt übernommen hatte, der nicht solche »kräftezehrende Arbeit erlaube«. Er habe sich eigentlich auf die Stunde gefreut und möchte eher noch eine Bestärkung u.s.w.. Ich entscheide mich heute nicht für eine analytische Widerstandsbearbeitung, da ich »beide inneren Seiten« verstehen kann und auch um seine aktuellen Existenzängste als freischaffender Kursleiter weiß. Außerdem meine ich, dass wichtige psychotherapeutische Aspekte richtig benannt sind und im Grunde auch »von selbst reifen«, wenn die Beziehungsrichtung unserer Arbeit stimmt. Da ist eben das Aufrechterhalten der positiven Übertragungswünsche momentan noch ein entwicklungsförderlicher Aspekt, der auch durch eine geeignete Inszenierung unterstützt werden könnte. Ich teile meine Einfälle Herrn R. mit und wir kreieren ein Setting, dass sich nah an seine Zeichnung bzw. Tagtraumphantasie anlehnt: Als abgeschlossenes Baumnest nehmen wir das

Therapie-Ei und stellen es als eine Art Iglu mit offenen Eingang auf. In dieses runde Kugelnest nimmt sich Herr R. Decken, Kissen, einen Pinguin als Baumspechtersatz und einen kleinen Löwen als seinen Freund in Plüschtierform mit. Verbindung zu mir will er über ein kleines Seil haben, dass ich leicht gestrafft um meinen Arm wickeln soll; das andere Ende legt er unter sein Kopfkissen und legt sich mit Blickkontakt zu mir in das Höhlennest. Er lächelt kindlich zufrieden und schließt die Augen. Nach ein paar Sekunden öffnet er sie wieder und schaut seinen kleinen Löwen an. Dann beginnt er spontan für diesen zu sprechen und sagt mit etwas gestellter Kinderstimme zum Pinguin, dass dieser ruhig hereinkommen könne. Der Pinguin antwortet durch das Spiel seiner anderen Hand und einer anderen Kinderstimme, dass er noch nie in einer Löwenhöhle gewesen wäre und sich etwas fürchtet. Darauf lacht der kleine Löwe und sagt in einem abgewandelten Sprichwort: »Was der kleine Löwe nicht kennt, dass frisst er auch nicht«. Ich muss als Beobachter über diesen lustigen kreativen Dialog auch lachen und wir freuen uns beide etwas darüber wie der andere gerade herzlich lacht.

Nach einer kleinen Pause sagt der Patient, dass es ihm in dem Nest jetzt etwas zu eng sei und er herauskomme. Nach einer weiteren kleinen Verzögerung fragen wir fast synchron, was wir denn jetzt mit den verbleibenden ca. acht Minuten noch machen könnten? Wenn sogar ein Löwe zu einem Pinguin Freund sein könne, dann könnte es ja hier auch noch eine friedliche Begegnung geben. Der Einfall, der uns ins Auge springt ist die Tauwippe, da wir auf dem Boden ja noch das Kontaktseil haben. Also stellen wir uns schräg in das geschlossene Seil hinein und lassen unsere Körper mit Feinabstimmung nach außen fallen. Die Tauwippe steht heute (erwartungsgemäß) sehr sicher. Als wir das genug genossen haben, schlägt der Klient vor, dass wir doch wieder auf dem Fußboden sitzen könnten. Als ich dies tue, befinden sich unsere Füße nur noch Zentimeter entfernt. Da schlage ich vor, ob wir nicht einen Berührungskontakt mit den Füßen probieren könnten, was der Patient toll findet. Nach interessierten und auch etwas lustigen Fußkontakten ist die Stunde zu Ende.

Therapeutischer Ausblick zum erweiterten Fallbeispiel Sven Reimann:
Nach dieser ressourcenorientierten analytischen Körpertherapiestunde befand sich der Patient erstmals längere Zeit in gewisser Hochstimmung. Seinen Arbeitsauftrag erfüllte er zufriedenstellend und seine Therapievorbereitungen wurden aufwendiger und inhaltlich besser. Er hatte insgesamt jetzt eine breitere Verhaltenspalette in der Einzeltherapie und in seinem Privatleben gezeigt und erlebte narzisstische Auffüllungen. Der Patient verstand im Nachgespräch, dass seine Eltern ihm diese Kreativität und den Spaß nicht ermöglichen konnten oder wollten und er sich jetzt immer stärker fühlt, den »verlassenen Jungen bald abzuholen«.

Therapeutisches Fazit zum erweiterten Fallbeispiel Sven Reimann:
Ich habe mich aufgrund der Vorerfahrungen mit Herrn R. an diesem Tag für eine ressourcestärkende Inszenierung entschieden, weil konfrontative Vorgehensweisen – bei relativ guten Beziehungsklima – evtl. wieder die alten Übertragungsschwächen bei Herrn R. hervorgerufen hätten. Das Therapie-Ei eignete sich hervorragend als Symbolisierungsobjekt für das Nest und hat dadurch die positive schützende Beziehungsatmosphäre übertragen können. In den kleinen Puppenspiel von Pinguin und Löwe spiegelte sich etwas von unserer konkreten Nähe und unseren Ängsten wieder, wonach der Patient durch das symbolische Arbeiten mit diesen Übergangs-Übertragungs-Spielobjekten in der Lage war, einen nächsten direkten Beziehungsschritt zu wagen, den er durch diesen spontanen Dialog vorwegnahm und für uns andeutete. Die Seilübung begann zunächst wieder in einer erwachseneren aufrechten Haltung mit gewissem Abstand, den das übertragende Objekt Seil ermöglichte. Das Sinnbild dieser Tauwippe war die Metapher, dass in einer therapeutischen Regression sich beide Seiten gleichermaßen (mutuell) in die Regressionserfahrung einlassen müssen, damit die Beziehung halt- und tragfähig bleiben kann. Wenn nur einer (steif) stehen bleiben oder sich nur (egoistisch) hineinhängen will, so kippt die Tauwippe (das Beziehungsverhältnis) schwerkraftmäßig um (vgl. Tauwippenbild im Anhang unter 8.1).

Das positive Erleben hier führte wieder zu einem regressiven Mutzuwachs für ein Neuerleben, der dann Grundlage für ein neues körperliches Kontaktexperiment als guter Beziehungserfahrung – dem gegenseitigen Fußkontakt – war, den es bis dahin nie gegeben hatte.

In dieser handlungsorientierten Inszenierung wurden sowohl Ressourcen des Patienten für spätere – belastendere Therapiearbeiten – angelegt sowie kleine Lösungswege für neue Beziehungserfahrungen »wie nebenbei« gefunden.

Fallbeispiel Michael Meißner:*
Patient M. befand sich bereits über 50 Stunden in der Einzelpsychotherapie und hatte auch schon zu focusorientierten Neurosethematiken in seiner psychotherapeutischen Arbeit geforscht und wichtige Grundzusammenhänge erkannt, was ich durch die nachfolgende Übertragungs-Introjekt-Tafel veranschaulichen will:

	Übertragung	***Introjekt***
Mutter	Ich muß schwache Frauen stützen, weil ich sonst nicht geliebt werde.	Ich mache mich ständig dumm und klein, um selbst Hilfe zu bekommen.
Vater	Ich bin nichts wert, wenn ich keine Leistung zeige.	Ich werte andere ständig ab, wenn ich merke, daß es ihnen eventuell gut geht.

Herr M. hatte schon wichtige Konstellationen der Familie aufgegriffen und auch in Rollenspielen dargestellt. Jetzt erlebte er aber eine depressive Krise, weil er in der Umwelt einige Rückschläge erlitt und mit seinen neuen Verhaltensoffensiven im alten Bekanntenkreis auch auf Ablehnung stieß. Außerdem erarbeiteten wir gemeinsam die Deutung, dass sein eigenes Vaterintrojekt jetzt diesen Veränderungsprozess nicht »tatenlos zuschauen« konnte und ihm »möglicherweise von innen heraus« die Stimmung verderben musste. Deshalb suchten wir jetzt wieder eine Kontakt- und ressourcenorientierte Bewegungsarbeit aus, um diesem konkreten Umstand in der aktuellen Stunde Rechnung zu tragen. Wir spürten nämlich auch, dass unsere Beziehung durch die massive depressive Ausstrahlung des Patienten litt, so dass andere inhaltliche Arbeitsziele wie Experimente zur Introjektstruktur oder Rollenspiele nicht in Frage kamen. Als Idee brachte der differenzierte Patient ein, dass er wieder eine »Aufbesserung der positiven Vaterbeziehung« zu mir brauche und eine Tätigkeit wünsche, wo ich bei ihm »etwas anschieben helfe«. Wir phantasierten so einige Lösungen bis wir auf eine Kinderschaukel kamen, welche dem Klienten schon in frühen Kinderjahren viel Spaß und Entspannung gebracht habe.

Ich schlug dabei vor, dass ich wieder die Beziehungsmodelle variieren wolle, damit wir genauer etwas über den aktuellen Übertragungsprozess erfahren könnten. Zuerst hängten wir die Schaukel im Therapieraum auf und der Patient schaukelte alleine, wobei ich wohlwollend aus ca. 4 Metern Entfernung zuschaute. Nach etwa einer Minute fragte ich nach dem Befinden, was der Patient als minimal besser als vorher bezeichnete. Danach gab ich ihm im zweiten Setting auf der Schaukel ein Seil in die rechte Hand, welches er am Schaukelseil rechts festhielt. Nun zog ich Herrn M. durch das Verbindungsseil in Schwingung. Das gefiel dem Patienten schon besser und er lächelte. Als dritte Beziehungsvariante stellte ich mich direkt neben ihn und schob ihn auf der Schaukel mit meiner Hand an und fing ihn nach der Schwungrückkehr wieder mit der Hand ab usw.

Diese gemeinsame Bewegungsinitiative löste sofort große Freude aus, so dass ich diese Inszenierung einige Minuten laufen ließ. Der Patient hatte richtig rosige Gesichtsfarbe bekommen und wirkte stimmungsmäßig sehr erhellt. Zum Ende der Stunde meinte Herr M., dass er jetzt richtig gut aufgetankt habe und sich wieder mutiger für seine Vorhaben fühle. Er sei beeindruckt, dass mit so wenig Mitteln das »Introjekt zu verscheuchen gewesen wäre«, was ihm sonst immer wie eine »analytische Quälerei« vorgekommen sei, da er in solchen Stimmungen bisher immer nur endlose Texte ins Therapietagebuch geschrieben habe.

Therapeutischer Ausblick zum Fallbeispiel Michael Meißner:
Herrn M.s Stimmungshoch hielt noch fast eine Woche an, weil er ähnliche Spielbewegungen auch zu Hause fortsetzte und am Wochenende mit einem Therapiefreund einmal zum »Lustschaukeln« auf einen Spielplatz ging.

In den folgenden Sitzungen hatte er noch andere Spielideen, die prinzipiell nur kurzzeitig zum Stimmungsumbruch genutzt wurden, wenn »die verbalen oder kognitiven Energien« wieder aufgebraucht waren. In der sozialen Reifung in seinem Umfeld machte er später gute Fortschritte, da er sich in Konflikten besser durchsetzten lernte und nicht so schnell regredierte. Seine Diplomarbeit beendete er mit sehr guter öffentlicher Resonanz, was aber mehr auf die focusorientierten Arbeiten zurückzuführen war.

Therapeutisches Fazit zum Fallbeispiel Michael Meißner:
Der Patient hatte in der aktuellen Stunde ein energetisches Tief und den Hintergrund seiner depressiven Krise psychotherapeutisch an sich gut verstanden, weshalb hier keine erneute Vertiefung im Sinne einer Widerstandsbearbeitung vorgenommen wurde. Außerdem hätte ein mehr an verbaler Arbeit möglicherweise seine depressive Verfassung noch verschlimmert.

Wir haben gemeinsam spekuliert, dass diese Stimmung durch eine kooperativ-solidarische Interaktion zu verändern wäre. Die Ressource, die Herrn M. spontan einfiel war hier eine Kinderschaukel, weil er deren gute Wirkung aus früheren Jahren kannte.

Zu dieser Idee bot ich an drei verschiedene Beziehungsmodelle zu prüfen, um die konkrete nützliche Übertragungssituation für den Patienten sichtbar zu machen. Ich konnte mir zwar etwas denken, dass gerade die dritte – und naheste – Variante ihm am besten gefallen würde; durch die abgestufte Veranschaulichung wollte ich aber mehr dazu beitragen, dass der Patient diese Übertragungswünsche genauestens bemerkt und im analytischen Sinne Beziehungsveränderungen differenzieren lernt.

Dadurch konnte der Unterschied zwischen seinem realen Vater (von dem ich wusste, dass er beim Spielen nur zuschaute) und mir, der in Verbindung treten kann oder sogar eine körperliche Berührung ermöglicht, sehr gut erfasst werden. Diese Erkenntnis war auch in späteren fokusorientierten Handlungsinszenierungen (s.u.) von großen Nutzen. Nicht zuletzt hat auch die einfache Lösung, einmal eine Stimmung sofort – ohne große Kopfarbeit – durch eine lustbetonte Bewegung abzubauen, gleichfalls eine transferierende Wirkung auf spätere Verhaltensveränderungen des Patienten M. gehabt.

Die Kinderschaukel führte zu einer fruchtbaren Regression mit paralleler Bewusstheit des Erwachsenen zu diesem Prozess. Im Moment der aufsteigenden Freude wurde die Schaukel zum Übergangs-Übertragungs-Objekt der positiven Übertragung zwischen Patient (Sohnrolle) und Therapeuten (Vaterrolle). Die bewusste Beziehungsvariation mit drei Beispielen trug meiner Ansicht nach zur besseren Differenzierungseinsicht in der Beziehung bei, so dass der Patient später im sozialen Feld als eigenständig regressive Spielprozesse als regenerierende Ressource einsetzen konnte sowie als auch als Erwachsener kompetenter auf der adäquaten Anforderungsebene auftreten lernte.

4.1.2.1 Fallbeispiele zur Ressourcenstärkung bei traumatischen Symptomatiken

Die Therapiestufe zur Ressourcenstärkung ist ähnlich dem obigen Anliegen (vgl. unter 4.1.1.1) bei traumatisierten Patienten wichtiger und ausführlicher zu behandeln als bei neurotischen Klienten. Oft geht eine monatelange oder unter Umständen mehrjährige Phase der Stabilisierung und Ressourcenförderung der eigentlichen Traumaexpositionsarbeit voraus (vgl. Huber 2003, Bd. I und II sowie Hofmann, 1999).

Ich nehme in diesem Fallabschnitt wiederum das Beispiel der oben beschriebenen Undine Beier (vgl. ebenda) auf, um auch dadurch das Prinzip der kleinen Schritte eindrücklicher beschreiben zu können:

Zweites Fallbeispiel zu Undine Beier[*]*:*

Frau B. war inzwischen sicherer in der Kontaktaufnahme zu mir und reflexiv kompetenter ihrer Symptome der oben beschrieben posttraumatischen Belastungsstörung gekommen. Sie vermied es jetzt nicht mehr von der Trauer über den Tod der Tochter und ihre irrationalen Schuldgefühle zu sprechen. Dabei hatte sie auch bereits Intrusionen bezüglich der Unfallbilder etwas einschränken können und klar das Ziel formuliert, dass sie diese belastenden Symptome endlich loswerden wolle, was vorher noch nicht so ausgesprochen worden war, weil negatives Übertragungserleben und destruktive Selbstintrojekte den Genesungsprozess nachhaltig beeinträchtigten. Im Rahmen dieser inneren Dynamik war es nicht vollends erlaubt, schuldfrei dem eigenen Leben einen wichtigeren Sinn zu geben als dem Trauerprozess.

Es ging in dieser Therapieetappe jetzt also darum, weiter Ressourcen zur Selbstheilung und positiven Selbstattributierung zu suchen, bevor eine fokusorientierte Arbeit die Wurzeln der Übertragungen und Introjekte direkter angehen konnte.

Dazu nutzten wir wiederum den schwarzen »Trauersack« als Arbeitsmedium für die gemeinsamen Interaktionen. Nach dem das »Schieben ohne Abdeckung« (vgl. 4.1.1.1) so erfolgreich funktioniert hatte, ging es nun darum weitere Entängstigungen zu bewirken.

In einer bewegungstherapeutischen Stunde fragte ich die Patientin, wie wir den gefürchteten Sack weiter entmachten könnten? Zunächst fiel der Patientin nur das Einrichten eines größeren Abstandes ein, der hier ca. 5 m (von vorher 3 m) betrug. Aus diesem Abstand konnte die Patientin B. diesen Sack gerade noch ohne Angst liegen sehen. Jetzt überlegten wir nach weiteren Verkleinerungsmethoden. Frau B. fiel auf mein Nachfragen aus ihrer Kindheit ein, dass sie einmal einen bösen Hund aus der Ferne mit einem Stein beworfen hatte, der daraufhin unerwartet den Schwanz einzog und weglief. Also suchten wir nach geeigneten Wurfgeschossen, die wir in Bällen, Stäben und Schaumgummikissen fanden. Ich musste wieder zuerst anfangen zu werfen, dann sie und schließlich warfen wir beide auf Kommando zugleich. Beim Angreifen war Frau B. unbemerkt fast zwei Meter näher an den Sack herangelaufen und feuerte kräftig los. Hierbei kam bei ihr Wut und teilweise auch Spaß auf. Als ich ihr die beobachteten Gefühl spiegelte, schmunzelte sie etwas verlegen und fragte mich, wie ich denn das interpretiere. Ich erwiderte, dass das womöglich alles verdrängte Gefühle wären, die einerseits zu dem Trauerprozess gehörten, andererseits auch noch andere Verbindungen haben könnten, was uns aber momentan nicht so kümmern müsse, da wir ja nachträglich Auswertungsgespräche führen würden. Jetzt wäre zu überlegen, wie der Angstpegel weiter gesenkt werden könne. Die Patientin meinte, dass vielleicht noch eine Attacke vonnöten wäre, damit der Sack mal besiegt sein würde. Auf die Frage nach zwischenzuschaltenden Medien oder dem Gebrauch der Hände pur oder Füße pur, entschied sich Frau B. nach einer Bedenkzeit für die Füße ohne Hilfsmittel. Sie hatte so einen starken Fußtritt auch früher einmal auf dem Schulhof benutzt, als sie vor einem angefeindeten Jungen stand und nach hinten, ähnlich einem Pferd, gegen das Schienbein dieses Jungen mit Erfolg getreten hatte. Ich lobte diese Tretidee als großartig und erkundigte mich noch, in welchem Setting wir treten sollten: Einzeln nacheinander, gemeinsam in eine Richtung oder gemeinsam gegeneinander mit dem Sack zwischen uns? Frau B. wollte ganz klar *gemeinsam mit mir in eine Richtung rückwärts* treten. Los gings. Die Patientin hatte wirklich große Beinkraft, so dass ich kaum gleichwertig parallel treten konnte.

Nach ca. drei Minuten drehte sie sich plötzlich um und trat vorwärts, was ich dann auch tat. Es war (in meiner Beobachtung) ein ernstes aber zugleich relativ angstfreies Treten. Nach weiteren zwei, drei Minuten verschnaufte sie und lächelte leicht, als sie mich etwas erschöpft sah. Dann meinte sie, der »verträgt noch etwas«, womit sie den Sack meinte, die Keulen holte und mir eine überreichte. Ich verstand wortlos was jetzt zu tun sei und schlug mit ihr im Takt relativ »ruhig auf den Sack ein«. Nach einigen Minuten war endgültig Schluß und die Patientin ging in guter Stimmung nach Hause.

Therapeutische Ausblick zum zweiten Fallbeispiel von Undine Beier:
Frau B. erzählte, dass sie noch Tage später voller Tatendrang gewesen wäre. Sie hätte die Kleiderschränke der Tochter ausgeräumt und die Sachen in Rotkreuz-Spendensäcke gesteckt, um bedürftigen Menschen in der dritten Welt zu helfen. Ihr sei plötzlich eingefallen, dass die Tochter früher auch sehr groß-

zügig Sachen verschenkt habe und dieses Verhalten wäre wohl in ihrem Sinne gewesen. Nach weiteren focusorientierten Bewegungsstunden und einer erneuten Traumaexposition mit EMDR räumte sie das Zimmer der Tochter aus und richtete darin nach der Renovierung einen Hobbyraum für sich ein.

Therapeutisches Fazit zum zweiten Fallbeispiel von Undine Beier:
Frau B. hatte auch nach den Kontaktübungen noch phobisches Ausweichverhalten gegenüber dem Sack als Übergangs-Übertragungs-Objekt für viele beseelte Verbindungen wie bspw. den Trauerberg, ihr erlebtes Leid, ihre verdrängte Wut, Anteile ihrer toten Tochter sowie Anteile ihrer erlebten irrationalen Schuldphantasie, die in diesem Objekt durch ihr assoziatives Beseelen steckten. In späteren Arbeiten stellte sich außerdem heraus, dass der schwarze Sack auch für den toten Vater sowie den charakterlich schwachen Stiefvater Sinnbild war, was aber zum Zeitpunkt der aktuell beschriebenen Stunde – bzw. im Nachgespräch – noch nicht zur Debatte stand. Gleichfalls später entstand die Deutung, dass in dem mit Wut getretenen Sack auch negative Übertragungsanteile der Patientin bezogen auf den Therapeuten »versteckt« gewesen seien.

Somit ist der Sack ein multifunktionales Übergangs-Übertragungs-Objekt für die wahrnehmbaren Erlebensanteile der Klientin gewesen.

Die beziehungsmutuell begleitende Interaktion mit dem Therapeuten war hier ein wichtiger Inszenierungseröffner, weil die phobische und posttraumatisierte Patientin sonst wohl kaum in der kurzen Zeit in einen Handlungsfluß gekommen wäre. Beim Strukturaufbau der Settings wurden immer zunächst die Ressourcenerfahrungen der Patientin aktiviert und in inszenierende Bilder übertragen, so dass sie vor Ort lebendige Lösungen herbeiführen konnten.

In der differenzierten Beziehungsmodulation äußerte Frau B. zunächst immer wieder das Bedürfnis nach Unterstützung; allmählich wurde daraus jedoch eine wachsende Eigeninitiative mit überflügelnden Tendenzen in der Beziehung zum Therapeuten (z.B. Keulen holen und ausdauernder schlagen als der Therapeut).

Obwohl die Foci der Hintergründe der verzögerten Trauer und der Vernetzung der posttraumatischen Belastungsstörung mit früheren, nicht verarbeiteten belastenden – z.T. traumatisiert gespeicherten – Erlebnissen erst später behandelt wurden, war diese ressourcenorientierte Bewegungsarbeit am projektionsfähigen Objekt eine gute und wichtige Vorstufe für die späteren psychotherapeutischen Schritte bei Frau B.

Erst die psychophysische Stärkung in der Bewegung unter mutueller Einbeziehung des Therapeuten in der gewünschten Unterstützung hat wahrscheinlich die effektive Traumaexposition der Intrusionsbilder im EMDR-Verfahren später noch einmal möglich gemacht.

4.1.3 Fallbeispiele zur Fokusbearbeitung innerpsychischer Problematiken

In den kontakt- und ressourcenorientierten Bewegungsinszenierungen (vgl. oben 4.1.1 bis 4.1.2.1) sollte der Klient lernen seine positiven und negativen Übertragungsgefühle wahrzunehmen und überhaupt in einem Setting differenzieren und modifizieren zu können.

In den fokusorientierten Handlungsinszenierungen geht es nun in einem vertiefenden weiteren Schritt darum, eine zentrale Übertragung zu verifizieren und sie in eine dynamische Bearbeitungsinteraktion zu transportieren, in welcher eine erste oder Teillösung des zu behandelnden Problems oder Konfliktes bewusst möglich wird.

Deshalb fügt der Patient der Übertragungs-Introjekt-Tafel einen Fokus und Lösungsphantasien bei, die er in den vorbereitenden Therapiestunden so als sein »zu untersuchendes Problem« benannt hat, wozu der Therapeut seine Wahrnehmung beisteuert.

Der Klientenfocus ist zwischen Patient und Therapeut abgestimmt, diskutiert und in den Worten des Klienten formuliert, um die selbstständige Handlungsmotivation des Patienten weitestgehend zu fördern.

Daneben skizziere ich alle Begriffe auch *aus der Sicht des Therapeuten,* die je nach Übertragungs-, Entwicklungs- und Beziehungsniveau zwischen Patient und Therapeut mit dem Klientenbegriffen kompatibel, anders akzentuiert oder manchmal als Forschungshypothese völlig anders formuliert und ausgerichtet sein können.

Bei der Herausarbeitung des *Patientenfokus* stütze ich mich auf Überlegungen von Maaz (1997a), der die zentrale psychodynamische Suchhypothese des Patienten als aktives Arbeitsbündnis zwischen Behandler und Klienten versteht.

Die Konstruktion des *Therapeutenfokus* orientiert sich an analytischen Prinzipien von Balint (1970) und Weiterentwicklungen von Lachauer (1999), die im Fokus die zentrale Wahrnehmungshypothese von der Störung des Patienten im Erleben des Therapeuten verstehen, die sowohl aktuell bewusste Störungsproblematiken des Klienten als auch dessen mögliche unbewusste Abwehrhintergründe und umgangenen Lösungsmöglichkeiten enthalten.

Aus der Ähnlichkeit oder Verschiedenheit zwischen Patienten und Therapeutenfokus ergeben sich im Rahmen meines strukturellen Herangehens gewisse Settinganforderungen, -indikationen oder -grenzen, die ich kommentierend zu den Fallbeispielen kurz darstellen werde.

Da jetzt zunehmend an zentralen Punkten der Störung gearbeitet werden soll, wird auch die Übertragungs- Introjekt-Tafel um die Dimensionen: Fokus aus der Sicht des Therapeuten sowie phantasierten Lösungs- und Grenzkriterien erweitert, was nach meiner bisherigen Erfahrung inhaltlich nach einigen Monaten aufgrund von Veränderungen neu bzw. anders formuliert werden kann.

Fallbeispiel des Patienten Felix Müller:*
Patient Müller ist ca. 25 Jahre alt, Student in einem Wirtschaftsfach und ledig. Er kam mit depressiven Symptomen und sexuellen Zwangsphantasien in meine psychotherapeutische Behandlung, nachdem er Monate zuvor in einer anderen Universitätsstadt eine psychoanalytische Behandlung und eine Studienrichtung begonnen und beides wegen »unzureichenden Erfolges« abgebrochen hatte. Die Diagnose des Kollegen lautete: Depressive Neurose mit psychosomatischen Beschwerdekomplex.

Hier nun die Übertragungs-Introjekt- sowie die psychodynamische Arbeitstafel für Patient Müller:

Übertragung/Introjekt ausgehend von		***Dimension im Patientenerleben und -verhalten***	
		Übertragung	**Introjekt**
Mutter	aus der Sicht des Patienten	Ich habe Angst, Frauen zu enttäuschen, weil sonst noch größere Abkehr erfolgen könnte	Mißtrauen gegenüber Menschen und Rückzüge, um nicht angreifbar zu sein
	aus der Sicht des Therapeuten	Frauen stützen, um dafür als Lohn Liebe zu erhalten.	egozentrisches Interpretieren von Konfliktursachen
Vater	aus der Sicht des Patienten	Männer erzeugen Erwartungsdruck, gegen den ich mich wehren muß.	Zwanghafte und sture Verhaltensweisen
	aus der Sicht des Therapeuten	Männer demütigen und vernichten.	mit rationalem Stil alle auflaufen lassen
Psychodynamische Arbeitstafel			
Fokus	aus der Sicht des Patienten	Ich habe Furcht vor starken Gefühlen, weil diese meinen Körper belasten und ich noch nicht glauben kann, daß ein Öffnen Besserung bringt.	
	aus der Sicht des Therapeuten	Ich will wenig Gefühle öffnen, weil ich fürchte, daß Gefühle vernichten und ich mir nicht vorstellen kann, daß Emotionen Wachstum ermöglichen.	
Lösungswege / Grenzen	aus der Sicht des Patienten	• keine Lösungsideen • möchte nicht so labilisiert werden, daß Studium gefährdet wird	
	aus der Sicht des Therapeuten	• Kontaktwahrnehmungen • Körperdarstellungsübungen • positive Elternübertragungen zum Therapeuten fördern • Motivation prüfen; zur Eigenaktivität anregen	

Aufgrund dieser psychodynamischen Arbeitstafel schlug ich, nachdem der Patient Herr M. wieder einmal mit körperlichen Beschwerden die Stunde eröffnete, in einer vereinbarten Körperbewegungsstunde vor, dass der Patient doch einmal anhand der im Raum anwesenden Symbolobjekte sein empfundenes Körperschema nachlegen und in Hypothesen erläutern solle. Dabei wäre es gut, wenn er zunächst in einem Durchgang alle wichtigen Körperteile in Form der Objekte hinlegen und wir danach über die Hypothesen von Bedeutung und Funktion sprächen.

Ich entschied mich als Therapeut für diese Beziehungsform bewusst, um nicht soviel in Übertragungsinteraktion zu gelangen, ihn zur Eigenaktivität einzuladen sowie etwas von seinem Körperschema zu erfahren, was mich als »Lernenden« außerdem nebenbei in eine positive Übertragungsrolle gleiten lässt.

Der Patient begann nach kurzem Umherschauen das große Ei (vgl. Anhang 8.1) auf die Riesenmatte mit dem Kommentar zu ziehen, dass die Matte für den Körper insgesamt und das Riesenei für den stark denkenden Kopf stünden. Danach legte er für den Magen ein kleines rundes Kissen unter den Kopf und ein größeres buntes Schaumstoffkissen als Herz links daneben.

Nun griff er zu den Keulen und legte sie als Arme zwischen Kopf und die Magen-Herzlinie. Abschließend nahm er noch zwei kleinere Batacas und legte sie als Beine beziehungslos unten an den Körper – ohne Unterleib.

Als er angab fertig zu sein, forderte ich Herrn M. auf, doch einmal sein Körperbild auf sich wirken zu lassen und mir die Funktionsweise dieses Körpers zu erklären. Dazu sollte er zu dem jeweiligen Körperteil gehen, die Hand darauflegen und versuchen über die Bedeutung des Körperteils und eventuell auch über ein aufkommendes Gefühl zu sprechen.

Der Patient ging zuerst zum Kopf und berührte ihn lächelnd. Herr M. meinte, dass der Kopf tatsächlich die riesige Schaltzentrale sei und kaum etwas fühle, sondern nur alles genau beobachten wolle. Dann tippte er auf den Magen und ergänzte, dass dann alles »hier« verschwinde, was nicht immer verdaut werden könne, weswegen er das runde Kissen (Bauchkissen vgl. Anhang 8.1) gewählt habe. Das Herz, so äußerte Herr M. anschließend, sei echt so ein »weiches Ding«, weil es vieles nicht verkrafte. Die Hände (als Keulen) dienten zwar zur Abwehr nach außen, hingen momentan aber schlapp am Körper wie auch die Beine.

Ich lobte seine gute eigene Wahrnehmung und Symbolisierung als eindrücklich und fragte, ob er nicht noch einen Schritt weitergehen könne und einmal zuordnen könne, wo die Zentren für bestimmte Gefühle wären, die ich jetzt willkürlich vorgeben würde. Wenn ein Gefühl nirgendwo im Körper platziert wäre, könne er dieses Gefühl auch problemlos mit: »Gibt es bei mir nicht!« ablehnen.

Als erstes nannte ich das Gefühl: Schuld. Ohne großes Zögern beugte sich der Patient über den Körper und berührte den Magen (Bauchkissen). Als nächstes nannte ich: Angst. Der Patient zögerte etwas und berührte dann das Herz. Als drittes sagte ich: Wut. Der Patient fand zu diesem Gefühl kein Körperteil. Beim vierten Begriff: Minderwertigkeit – griff der Patient wieder auf das Schaumgummiherz (buntes Kissen). Der Begriff: Leere blieb wie auch der Begriff: Trauer ohne Resonanz. Beim vorerst letzten Stichwort: Ambivalenz berührte der Klient wieder ohne Zögern den großen Kopf (Riesenei).

Als dritte Strukturierungsübung fragte ich Herrn M., ob er noch an ein, zwei hypothetischen Lösungsideen mitarbeiten könne und einmal prüfen wolle, ob ihm etwas einfalle, wie diesem gequälten Körper hier vor uns liegend zu helfen sei?

Der Patient tat zunächst verwundert und bat mich die Instruktion zu wiederholen, was ich tat mit der Betonung, dass »dieser Modellkörper« dort nicht ewig so hilflos liegenbleiben könne oder sollte und wir einfach wie zwei »Fachleute« über die Lösungschancen fachsimpeln könnten. Der Patient grübelte etwas und sagte dann, dass die Keulenhände doch Vorwürfe und andere Angriffe abwehren könnten. Außerdem sei der Kopf viel zu groß und zu hohl, der müsse zugunsten von stärkeren Füßen »getauscht« werden. Ich fand als »fachlicher Beobachter« diese Idee super und gab ein kurzes gestisches Zeichen zum Austausch. Der Klient nahm einen kleineren Gymnastikball als Kopf und zwei Kissen als Fußsymbole. Ich sagte, dass dieser Modellmensch jetzt wahrlich viel besser stehen könnte und beendete aufgrund der vorangeschrittenen Zeit die Stunde.

Therapeutischer Ausblick zum Fallbeispiel von Felix Müller:
Herr M. konnte in den nachfolgenden Stunden viel aufgeschlossener und motivierter über die inneren Zusammenhänge von Gefühl und Körper reden, die er plötzlich mit Eigeninteresse beobachtete.

Er konnte logisch ableiten, dass er besonders Ärger und Wut verdränge, weil er deren starke Wucht fürchte. Wir einigten uns in weiteren Handlungsinszenierungen, dass wir deshalb »vorsichtig« mit der Aggressivität experimentieren sollten und wählten dazu gemeinsame Sacktreteübungen (wegen der zu »stärkenden Füße«) und das gemeinsame Sackwerfen (s.o. Fallbeispiel Sven Reimann) aus, was sehr bald zur aggressiven Erstarkung des Klienten führte. Er führte ohne Aufforderung drei Wochen später wichtige Auseinandersetzungen mit der Freundin und dem Vater durch, die ihm grundsätzlich Einblick in die »unterschwellige Psychodynamik« seiner Neurose mit psychosomatischer Abwehrstruktur gaben. Seine Studienleistungen wurden im Verlauf der Therapie kontinuierlicher. Weitere Rolleninszenierungen dauern derzeit noch an; die Zerlegung der seelischen Körperkopplungen war dazu aber eine gute Hinführung.

Therapeutisches Fazit zum Fallbeispiel Felix Müller:
Aufgrund der massiven Abwehr des Patienten und dem Widerstand in der Beziehung schlug ich im ersten focusorientierten Behandlungsteil eine Symbolisierungsaufgabe der Beschwerden vor, weil der Patient sich hier »ständig aufhielt« und auch keine psychophysischen Zusammenhänge in den Therapiestunden angeboten hatte. Dabei zeigt sich, dass gerade auf der *konkreten Handlungsebene* mit der Auswahl der Symbolisierungsmedien eine engagierte

Aktion des Patienten ins Rollen kommt, die er im psychotherapeutischen Gespräch bis dato noch nie an den Tag gelegt hatte.

Er wählte relativ ausdrucksstarke Objekte, welche er im Rahmen der zweiten Fragerunde durch Gefühlszustände grob beseelen konnte, was nach meiner Ansicht, einen vorsichtigen Einblick in seine psychophysische Innenstruktur ermöglichte.

Im Kontext der selbstausgelegten Symbolik war es nach dem leichten Beseelen der Objekte möglich, in dieser Objektsprache erste Lösungsansätze für sein psychodynamisches Problem zu formulieren, was ich als Therapeut aktiv und wohlwollend unterstützte. Dadurch wiederum konnte die positive Übertragung zum Patienten etwas wachsen, was zuvor im konfliktorientierten Gespräch nicht gelungen war.

Durch die kreative Inszenierung der Arm- und Beinaktivitäten konnte der gemeinsam erarbeitete Focus der aggressiven Mängel in der Auseinandersetzung zu einer »sofortigen handlungsaktiven Lösung« in eine gemeinsame Entwicklungsbewegung münden, was den Patienten schnell voranbrachte.

Erst nachdem praktisch unter Beweis gestellten positiven »Unterstützungsinteresse am Klienten« konnte Herr M. ganz normale aber wichtige Beziehungsklärungen mit mir in den Therapiestunden durchführen – ohne, dass er dadurch wieder in eine negative Vaterübertragung zurückgekippt wäre.

Fallbeispiel der Patientin Anna Daum:*

Frau D. Ist ca. 28 Jahre alt, Angestellte und ledig. Sie trat in eine therapeutische Vereinbarung ein, weil sie starke Identitätsprobleme bei sich und in ihrer Partnerschaft empfand, über depressive Krisen klagte und sich in Beziehung zu ihren geschiedenen Eltern noch abhängig sowie sich gegenüber ihren Sohn noch klammernd erlebte.

Die psychotherapeutischen Arbeitstafeln sahen wie folgt aus:

Übertragung/Introjekt ausgehend von		***Dimension im Patientenerleben und-verhalten***	
		Übertragung	**Introjekt**
Mutter	aus der Sicht der Patientin	Ich muß mich anpassen, sonst verliere ich die Zuwendung für lange Zeit	Ich habe ein penetrantes Gekränktsein und Neid auf alles, was sich gesunder fühlt als ich.
	aus der Sicht des Therapeuten	Ich muß Mutter stützen, weil ich sonst vernichtet werden könnte.	Ich muß ständig im Mittelpunkt stehen, weil ich sonst meine Existenz nicht spüre.
Vater	aus der Sicht der Patientin	Ich muß mich um den anderen kümmern, weil ich sonst kalt fallengelassen werden.	Ich mache andere klein, obwohl ich selbst kaum Kritik vertrage.
	aus der Sicht des Therapeuten	Ich versuche Männern alles recht zu machen, weil sie sich sonst an mir plötzlich rächen könnten.	Ich werte andere pauschal ab und denunziere andere, weil ich sonst meinen Selbstwert nicht begründen oder stützen kann.

Psychodynamische Arbeitstafel		
Fokus	aus der Sicht der Patientin	Ich passe mich sehr an die Gefühlswelt anderer – bis zur Abhängigkeit an, weil ich fürchte sonst von den Gefühlen anderer vernichtet zu werden.
Fokus	aus der Sicht des Therapeuten	Ich buhle bei anderen um die Gefühle von Annahme und Verständnis bis zur Aufgabe meiner Identität, weil ich sonst für immer mit meinen Wünschen verstoßen werde und mir nicht vorstellen kann, daß jemand ein echtes und aufrichtiges Interesse an mir hat.
Lösungswege / Grenzen	aus der Sicht der Patientin	• Über alle Facetten von Gefühlen ohne Angst reden lernen • die Abhängigkeit von lieblosen Menschen aufgeben.
Lösungswege / Grenzen	aus der Sicht des Therapeuten	• Ablösebestrebungen unterstützen • Kränkbarkeit und Enttäuschungen in der Beziehung sichtbar machen • positive Übertragung und Gefühle von echtem Angenommensein fördern

In einer vereinbarten Körperbewegungstherapiestunde suchten Frau D. und ich nach einer Wahrnehmungs- und Handlungsinszenierung, wo ihr erarbeiteter Focus inklusive der Problemsymptomatik und den Lösungsphantasien mit in Bewegung kämen. Schließlich fiel uns eine Szene mit Zuggurten ein, weil Frau D. im Gespräch dieser beschriebenen Therapiestunde mehrmals laut vernehmbar von der Unfähigkeit einfach loszugehen und die Eltern mit ihren Gefühlen stehen zulassen, gesprochen hatte. Sie meinte, dass es einfach mal gut wäre, wenn sie in das Gefühl der Abhängigkeit komme und dann erlebe, dass sie doch deutlich stärker geworden sei und sich den alten Verpflichtungen bzw. Ängsten nicht mehr zu beugen brauche.

In der Handlungsinszenierung legte sich Frau D. die Zuggurte um (nachempfundene Babygurte für Erwachsene – vgl. Anhang 8.1), die ich mit einem Riemenband verschloß. Beim Zubinden der Rückenschnalle spürte ich bei der Patientin schon leichte Atemnot (bei relativ lockerem Brustgurt), was meiner Wahrnehmung nach schon für die beginnende Regression sprach.

Sie schaute sich etwas ängstlich um und wollte schon losgehen, was ich einen Moment unterbrach und darauf hinwies, dass es für eine erwachsenere Persönlichkeit schon wichtig sei, wohin sie in etwa gehen wollte: Also, was könnten wir symbolisch als attraktives Ziel in die andere Ecke des Raumes zur Orientierung legen? Frau D. entschied sich für Plüschtiere (einen Löwen, einen Biber, einen Fuchs, einen Hund und ein Pferdchen), die sie allgemein als Gruppe von gleichaltrigen Freunden – z.B. in einer Wohngemeinschaft – bezeichnete. Dann legte sie sich etwas ins Zuggeschirr und fragte, ob ich sie jetzt festhalten wolle. Ich meinte, dass ich dieses nur zu ihrer Hilfe hier in dieser Übung tun würde und es jetzt losgehen könne. Die Patientin stampfte mit großer Kraft in Richtung der Plüschtiere. Ich versuchte sie mit den Haltegurten mit aller Kraft festzuhalten, so dass sie nach ca. 3 Metern wieder zum stehen kam. Sie schaute sich etwas wütend um und ich ermunterte sie ruhig weiter von den abhängigmachenden (Eltern) wegzulaufen; ggf. könne sie auch unterstützende Flüche ausstoßen, um mehr Kraft heraufzuholen. Die Klientin begann darauf laut zu schnaufen (wie ein Pferd) und unspezifisch zu schimpfen (»So'n Mist!«; »Laßt mich los!«; »Kümmert euch um euch selbst!« u.ä.). Nach ca. 5 Minuten war sie endlich erschöpft aber froh bei ihrer Plüschtiergruppe. Ich hatte mit ca. 80 – 90 % eine Gegenkraft gebildet, um ihr den echten Kampf – aber nicht wieder die totale Ohnmacht bzw. Niederlage ins Erleben zu bringen, sondern ihr einen »hart und echt erarbeiteten Sieg« zu ermöglichen.

Die Patientin ging sichtlich freudig aufgewühlt nach Hause.

Therapeutischer Ausblick zum Fallbeispiel von Anna Daum:
Frau D. War nach dieser Handlungsinszenierung deutlich gestärkt. Sie konnte in der Auswertung der Therapiestunde noch eine Reihe von Dehmütigungen und Zurücksetzungen durch die Eltern erinnern, die ihr im Nachgang zur Bewegungsanalyse eingefallen waren. So hatte besonders der Vater dem Mädchen viele Schuldgefühle für seine unbefriedigten Stimmungen aufoktruiert und die Mutter hatte der Tochter auch Andeutungen von Suizid gemacht, wenn síe in der Ehe nicht zurechtgekommen sei. All diese Belastungen hätten sie als Kind abhängig gemacht und sie habe auf Spielen mit Gleichaltrigen usw. in vieler Hinsicht verzichtet, da sie sich »Sorgen machen musste«. Durch diese vertiefenden Erinnerungen wuchs in der Patientin aber auch der Groll über ihre »verpaßte Unabhängigkeit« deutlich.

Sie schrieb dem Vater einen beziehungsklärenden Brief, wo sie sich auch von diversen Versprechungen ihm gegenüber lossagte. Bei der Mutter fühlte sie sich schon stärker und sprach life mit ihr. In diesem Gespräch schlug sie ihr eine »richtige Psychotherapie« vor, weil niemand ihr bei den vielen seelischen Problemen helfen könne oder müsse.

Therapeutisches Fazit zum Fallbeispiel Anna Daum:
Ausgehend von den dargestellten innerpsychischen Problematiken (vgl. Arbeitstaflen) kristallisierte sich im Assoziationsfeld dieser Therapiestunde besonders die Abhängigkeitsproblematik der Patientin als Bearbeitungsfocus heraus. Durch die Handlungsinszenierung mit den Zuggurten gelang es eine innerseelische Situation zu veranschaulichen, die einerseits dem bisherigen Erlebnisstand entsprach – andererseits Lösungspotenzen dieser Problematik abforderte bzw. »Abnabelungsressourcen« provozieren half.

Dabei konnte auch der Aspekt der ungenügenden Zielbildung und Solidarisierung mit Gleichaltrigen »wie nebenbei« mit inszeniert werden.

In dem ich als Therapeut die Festhaltefunktion in der begrifflichen Umgrenzung des Settings übernahm, ermöglichte ich der Patientin ein äußeres Widerstandserleben, was sie bei den realen Eltern nicht immer so richtig bemerken konnte (oder aufgrund deren Abwehr nicht registrieren sollte). Ich ging also bewusst kurzzeitig direkt in die Rolle der negativen Übertragung, die gleichzeitig auch mir als therapeutischer negativer Übertragung galt und verhalf der Patientin zu einer Verhaltenslösung, was die realen Eltern bisher nicht zulassen konnten (ich hatte abschließend nicht mit aller Kraft alles verhindert). Da die Patientin sich sehr anstrengen musste, war dieses probeweise Lösen für sie sehr glaubhaft. Sie konnte auch authentisch einen nachhaltigen Eindruck ihrer realen (erwachsenen) Kraft des »körperlichen Losgehens« gewinnen, welche ihr bis dato durch die Eltern nicht gespiegelt worden war.

Die Patientin kann diese Probeerfahrung offenbar gut als Anlass und innere Vorerfahrung nutzen und wichtige äußere Verhaltensänderungen einleiten.

Die Zuggurte wurden durch die immer intensiver erlebte (reale) Abhängigkeitssituation bei der Patientin temporär zu Übergangs-Übertragungs-Objekten der erlebten Störung.

Im Rahmen dieser therpeutischen Hilfe und dem Ermöglichen einer konkreten besseren Lösung durch den Therapeuten wandelte sich die zunächst negative Übertragungssituation in der Beziehung in eine positive elterliche Übertragung, von der wir in späterer therapeutischer Erfahrung als Wandlungserleben zehren konnten.

Fallbeispiel des Patienten Jacob Lange[*]*:*

Herr L. ist ca. 26 Jahre alt, Kunststudent und ledig. Er kam wegen depressiver Symptomatiken mit Leistungsversagensängsten und Identitätsproblemen in die Psychotherapie; Anlass war dazu eine nicht bewältigte Trennung von einer Freundin, die ihn bis zu Suizidgedanken und Migränekopfschmerzen zu schaffen machte.

Herr L. hatte in den ersten Stunden der Therapie viel an der Aufarbeitung seiner selbstdestruktiven Mechanismen gearbeitet und grundsätzlich seine Studienleistungen wieder stabilisieren können. Momentan hing er sehr an der praktischen Bewältigung seiner Elternbeziehungen fest, wobei die Mutter seit seinem vierten Lebensjahr mit einem anderen Mann und sein leiblicher Vater später mit einer anderen Frau zusammenlebten. Den Vater sah der Junge aber relativ regelmäßig durch Wochenendregelungen. Die psychodynamischen Arbeitstafeln der wichtigsten Bezugspersonen sahen wie folgt aus:

Übertragung/Introjekt ausgehend von		*Dimension im Patientenerleben und -verhalten*	
		Übertragung	**Introjekt**
Mutter	aus der Sicht des Patienten	Ich habe schnell Schuldgefühle, wenn ich jemanden enttäusche und danach mich sehr egoistisch fühle.	Ich jammere und lasse meine Wutgefühle nirgendwo raus.
	aus der Sicht des Therapeuten	Ich habe oft Schuldgefühle, weil ich glaube, daß alle Gefühle von *meinem* Verhalten abhängen.	Ich mache anderen Vorwürfe mit meinem unspezifischen Klagen, die niemanden unberührt lassen können.
Vater	aus der Sicht des Patienten	Ich fühle mich klein und unfähig, weil ich stets unterlegen bin.	Ich fühle mich überlegen und halte andere schnell für Versager.
	aus der Sicht des Therapeuten	Ich fühle mich unzulänglich, weil ich fehlende Rückmeldungen ausschließlich negativ gegen mich auslege.	Ich bin in gewissen Bereichen arrogant, wenn ich spüre, daß andere nicht soviel können.
Stiefvater	aus der Sicht des Patienten	Ich bin völlig verwirrt und erniedrigt, wenn ich keine Liebe spüre.	Ich bin jähzornig und schweigsam, wenn etwas nicht nach meinem Kopf geht.
	aus der Sicht des Therapeuten	Ich bin sehr enttäuscht und vernichtet, wenn ich bemerke, daß jemand mich nicht mag.	Ich organisiere mir Machtkonflikte, wenn ich glaube, daß mich jemand angreifen könnte.

Psychodynamische Arbeitstafel		
Fokus	aus der Sicht des Patienten	Ich erlebe mich schnell unterlegen und falle zurück, weil ich glaube, daß ich nicht wirklich gesehen und gemocht werde.
	aus der Sicht des Therapeuten	Ich kann nicht glauben, daß ich mit meinen Gefühlen wirklich gemocht werde, und ziehe mich deshalb prinzipiell aus jeglicher Beziehung zurück, weil ich mir nicht vorstellen kann, daß es ein gemeinsames Wachstum nach Gefühlsöffnungen gibt.
Lösungswege / Grenzen	aus der Sicht des Patienten	• Offener Sprechen und aggressive Auseinandersetzungen üben. • Vorschläge zur familiären Recherche ernst nehmen und genaustens Hintergründe der Wandlungen der Erwachsenen erfassen/integrieren
	aus der Sicht des Therapeuten	• Konfrontationen üben • Beziehungsklärungen ermöglichen • positive Übertragungen herstellen • autonomer in Beziehungen werden (z.B. Freundin)

In einer Therapiestunde zu bewegungsanalytischen Handlungsinszenierungen wurde aufgrund des offensichtlichen Patientenfocus vereinbart, dass Herr L. einmal zu den übermächtigen Personen Kontakt aufnehmen solle und diesen sein Statement mit den ehrlichsten und mutigsten Äußerungen, die er jemals ausdrücken könne, hier in einer Probehandlung bzw. in einem Modelldialog nach außen bringen sollte. Herr L. machte zunächst eine (nicht vereinbarte) »Trockenübung«, indem er sich ein Wurfgeschoß in Form eines Kampfsackes (gelber Sack – vgl. Anhang 8.1) für eine Aggression suchte und ihn an die kahle Wand warf, um sich selbst Mut für diese Übung zu machen. Aufgrund der positiven Spontanresonanz in seiner Stimmung fragte ich, ob wir nicht aus dieser

Episode eine vollständige Reinszenierung eines innerpsychischen Problems bauen könnten.

Der Blick des – schon etwas erfahrenen Patienten (nach ca. 50 Stunden) schweifte umher und blieb an der weißen Schaumgummiwand und dem roten Riesenklotz hängen. Ich fragte, was er dabei empfinden würde? Herr L. meinte, dass die Symbolik der weißen Wand gut und treffend für das Unspezifisch-Mächtige und Unerreichbar-Kühle des Stiefvaters stehen könne. Den roten Klotz würde er passend seinem leiblichen Vater zuordnen, weil dieser so robust und unübersehbar sei; beim Gegentreten verforme der Riesenklotz sich nicht (was er aus einer früheren Arbeit wusste). Nach diesen eindrucksvollen Assoziationen (Herr L. wirkte traurig – wütend gerührt) fragte ich der Vollständigkeit halber, ob denn auch für die Mutter ein angemessenes Objekt vorhanden sei, so dass die Konfrontationsarbeit so komplex wie möglich laufen könne. Der Klient zögerte und sagte dann, dass er den großen schwarzen Riesensack nehmen würde; er aber Angst habe, diesen Sack zu verletzen, weil er da noch Hemmungen verspüre. Ich versicherte ihm, dass er nichts tun müsse, was nicht mit seinem Inneren in Verbindung stehen würde. Aber vielleicht wäre es eine Idee – gewisse Sätze oder Handlungen gegen die drei Erziehungsträger zu sagen, damit wir diagnostisch eventuell genauer wüßten, was hier für eine Störung bzw. Behinderung vorliegt. Der Klient willigte ein und stellte die Objekte so auf, dass der schwarze Riesensack zwischen der weißen Schaumgummiwand und dem roten Riesenklotz stand und begann die Statements. Herr L. begann dem Stiefvater in Form der weißen Wand schlimme Vorwürfe wegen seiner körperlichen Gewalt gegenüber dem Jungen Jacob zu machen und steigerte sich in den Statements gegen dessen Tyrannei immer mehr. Als er zu stampfen begann und die Arme schwungvoll bewegte, fragte ich gemäß meiner Beobachtung, ob er nicht etwas gegen die weiße Wand werfen wolle. Der Patient »rannte« jetzt nach dem gelben Kampfsack, den er aus früheren Übungen kannte, und schleuderte ihn mit beeindruckender Kraft gegen die Wand, dass es nur so krachte. Begleitet von Flüchen ging das ca. 5 Minuten so. Danach verschnaufte er kurz und ging mit blitzenden Augen auf den roten Riesenklotz los.

Hier trat er kräftig zu und schubste den roten Klotz mit den bloßen Händen um, was fast ein frohes Triumphieren auslöste. Nach ca. 3 Minuten wendete er sich dem auserkorenen Mutterobjekt zu. Das Treten mit den Füßen verstummte hier aber schnell und war nach zwei, drei Versuchen beendet. Ich glaubte in der Beobachtung, dass jetzt womöglich eine Lähmung einsetzen würde und fragte nach dem Erleben. Der Patient sagte, dass er plötzlich das vorwurfsvolle Gesicht der Mutter über dem Sack sehe und nichts mehr ausrichten könne. Darauf fragte ich, wie man denn das lästige Gesicht der Mutter vertreiben könne? Herr L. wusste immer noch nicht weiter. Ich fragte weiter, wie er denn früher Menschen oder Tiere in bedrohlichen Situationen verscheucht habe? Jetzt kam dem Klienten eine Erinnerung, dass er auf einem Hof, Tiere mit einem Stock vertrieben habe, die ihn womöglich sonst angegriffen hätten. Ich ließ ihn durch Umherschauen ein vergleichbares Objekt suchen, was Herr L. in einem Gymnastikstab erkannte. Er holte den Stab schimpfte auf den schwarzen Riesensack ein und schlug diesen mit dem Stock kräftiger und fester als zuvor. Nach ca. zwei Minuten meinte er, dass mit dem Stock die Wut nicht »rüber käme«. Er holte sich also die große Erwachsenenkeule und »besorgte den Rest« des Statements und der verbalen Abgrenzung. Die Sätze gegenüber dem Mutterobjekt waren dabei erstaunlicher Weise am differenziertesten. Nach dieser dritten Statementsinszenierung war die Therapiestunde zu Ende.

Therapeutischer Ausblick zum Fallbeispiel von Jacob Lange:
Herr L. war nach dieser dreifachen Inszenierungsarbeit deutlich gestärkt. Eine Reihe seiner spontanen Sätze musste er mit meiner Erinnerungshilfe später im Nachgespräch wiederholen und sorgfältig in sein Therapietagebuch schreiben, um daran weiter zu arbeiten.

Er betonte mehrmals, dass er froh wäre, dass diese Auseinandersetzungen zunächst »einseitig auf Probe« im Therapiekeller verlaufen seien, weil er in der Realität noch zu viel Angst vor dem »Echo der anzuklagenden Personen« gehabt habe. In den nächsten zwei Monaten lernte Herr L. die vorweggenommenen Statements in Form von Abgrenzungen in den Realbeziehungen, abgemilderten Briefen zur Vergangenheits- und Beziehungsklärungen sowie in souveränen Kurzgesprächen nach weiteren focusorientierten Arbeiten in der Realität zu bewältigen. Er schätzte ein, dass die mediengestützten Inszenierungen wichtige »Erfolgserlebnisse im voraus« gewesen wären und ihm grundsätzlich die Hoffnung gegeben hätten, dass er sich auch ganz »normal wie andere Menschen von diesen Bezugspersonen ablösen könne und sie nicht mehr länger – in kindgemäßer Überhöhung – fürchten müsse.

Therapeutisches Fazit zum Fallbeispiel von Jacob Lange:
Der Patient L. konnte durch diese Inszenierung der Statements gegen die gefürchteten Erziehungspersonen einen wichtigen Entwicklungsfortschritt einleiten. Bereits die Auswahl der symbolisierungsfähigen Objekte hatte eine diagnostische Relevanz bzgl. der konkret als beeinträchtigend erlebten Eigenschaften dieser Personen. Die Objekte wurden durch die emotional eindrucksvoll vorgetragenen Vorwürfe immer beseelter und dienten als Übergangs-Übertragungs-Objekte für die Auseinandersetzung mit den antizipierten Besonderheiten dieser Bezugspersonen. Die Objekte und die konkreten Schimpfsätze waren für mich als Therapeuten ebenfalls eindrücklicher für das

erlittene Leid des Kindes und den konkreten Hintergrund der überdauernden Furcht vor diesen Konfrontationen vor vielen Jahren. Die Rangfolge der Auseinandersetzung schien dabei indirekt mit der Schwierigkeit der Abgrenzung zusammen zu hängen; d.h. dass die Konfrontation der Mutter am problematischsten für den Jungen war, weil er schnell das moralisierende Gesicht der Mutter vor Augen hatte. Erst durch eine ressourcenorientierte Verknüpfung der Bewältigungserfahrung mit früheren – andersartigen Durchsetzungserfolgen – konnte die lähmende regressive Starre des Patienten überwinden helfen.

Diese vergleichende Teillösung auf einer anderen Erfahrungsebene war wiederum eine notwendiges und zugleich kreatives Bewältigungsbeispiel, welches hier im Sinne einer Transfererfahrung gefördert und als Gleichnis genutzt wurde.

In diesem Moment unterstützte ich den Klienten i.R. einer positiven elterlichen Übertragung, indem ich diesem Prozess anregte. Generell war ich im Konzept dieser focusorientierten Therapiestunde kaum in negativen Übertragungen, sondern fast durchgängig gewährend und unterstützend im Erleben des Patienten. Die durch mich geförderte Konfrontation mit den Erziehungspersonen des Klienten bewirkte auch, dass zu mir die Beziehungsklärungen und –abgrenzungen deutlicher und glaubhafter erfolgen als dieses bei ausschließlich verbalen Therapiestrukturen zuvor der Fall war. Entweder bin ich als Therapeut der *erste*, der in einer Handlungsinszenierung »angeklagt« wird (bei starken Übertragungen in der Arbeitsbeziehung zum Klienten) oder ich bin oft der nächste oder der letzte, wenn die regulären Bezugspersonen ihre Statements »gehört haben«. Auf jeden Fall nutze ich dann auch die Kraft der beseelbaren Übergangs-Übertragungs-Objekte, um die Wucht der negativen Übertragung in meiner Gegenübertragung besser aushalten und in den Aktionen des Klienten – trotz meiner partiellen Betroffenheit – gut zulassen und fördern zu können.

4.1.3.1 Fallbeispiele zur Fokusbearbeitung traumatischer Symptomatiken

In der strukturellen Psychotherapie bei traumatisierten Patienten werden einerseits Focussierungen von Symptomatiken, die direkt mit den traumatischen Erlebensmaterial zusammenhängen vorgenommen – anderseits werden aber auch Störungsfoci erarbeitet, die indirekt den neurotischen Rahmen für die traumatische Szene oder die Entwicklungsgenese bis hin zur traumatischen Inszenierung darstellen.

Es macht behandlungstechnisch einen großen Unterschied, ob sich ein Monotrauma in einer sonst mehr oder weniger intakten Beziehungsatmosphäre eines Menschen ereignet oder ob das Trauma die Spitze eines chronischen schädigenden (familiären) Einflusses ist. Dementsprechend werden die Foci anders gesetzt werden müssen, was natürlich auch die Relevanz der direkten oder mehr indirekten Handlungsinszenierungen betrifft.

Im ersten Fall soll deshalb das Fokussierungsbeispiel mit direkter und im zweiten bei indirekter Traumabearbeitung beschrieben werden.

Fallbeispiel der Patientin Franka Schulze:*

Frau S. ist ca. 25 Jahre alt, Studentin und ledig. Sie kam gezielt wegen der psychotherapeutischen Bearbeitung des sexuellen Mißbrauchs durch ihren Vater zwischen ihrem 10. bis 15. Lebensjahr in die Behandlung. Sie hatte in den Jahren zuvor schamvoll vermieden, dieses Thema zu bearbeiten, merkte aber jetzt durch Alpträume, intrusive Reize und sexuelle Erlebnisstörungen, dass sie diese Erlebnisse nicht mit kognitiven formelhaften Methoden oder einfach durch Vergessen bewältigen konnte. Erschwerend kamen für die Studentin noch finanzielle Unterhaltskämpfe mit den Eltern zur sozialen Verschärfung und als neurotische Konfliktproblematik als Behandlungsanlaß hinzu. Die psychodynamischen Arbeitstafeln sahen bei Frau S. wie folgt aus:

<table>
<tr><th colspan="2" rowspan="2">Übertragung/Introjekt ausgehend von</th><th colspan="2">Dimension im Patientenerleben und -verhalten</th></tr>
<tr><th>Übertragung</th><th>Introjekt</th></tr>
<tr><td rowspan="2">Mutter</td><td>aus der Sicht der Patientin</td><td>Ich passe mich perfekt an, weil ich sonst glaube nicht mehr gemocht zu werden.</td><td>Ich entwerte und erniedrige Erwachsene und Kinder ohne Einfühlung.</td></tr>
<tr><td>aus der Sicht des Therapeuten</td><td>Ich kann mich ohne Leistung und Perfektion nicht fühlen, weil ich keine Identität spüre und mich am Gefallen anderer orientiere.</td><td>Ich ziehe grob und verächtlich über andere her und depotenziere undifferenziert.</td></tr>
<tr><td rowspan="2">Vater</td><td>aus der Sicht der Patientin</td><td>Ich fühle mich als Frau überhaupt nicht akzeptiert, weil meine Ausstrahlung minderwertig ist.</td><td>Ich hasse viele Menschen und bettele bei manchen verzweifelt um Liebe, obwohl da nichts zu holen ist.</td></tr>
<tr><td>aus der Sicht des Therapeuten</td><td>Ich glaube als Frau immer benachteiligt zu werden, weil ich mir sorgsam alle kritischen Rückmeldungen einpräge.</td><td>Ich hasse Menschen oder ordne mich ihnen total unter, weil ich nur zerstören oder abhängig sein kann.</td></tr>
<tr><th colspan="4">Psychodynamische Arbeitstafel</th></tr>
<tr><td rowspan="2">Fokus</td><td>aus der Sicht der Patientin</td><td colspan="2">Ich strebe in Anpassung, Leistung und Perfektion, weil ich mich grundsätzlich minderwertig fühle und alles mit mir machen lasse. Als Kompensation vernichte ich andere mit Spott.</td></tr>
<tr><td>aus der Sicht des Therapeuten</td><td colspan="2">Ich trage zwanghafte Leistungs- und Anpassungszüge, weil ich mich in meiner Identität nicht spüren kann und unliebsame Gefühle dadurch wegmachen muß und mir nicht vorstellen kann, daß es wirkliche Zuwendung und Unterstützung für mich geben könnte.</td></tr>
<tr><td rowspan="2">Lösungswege / Grenzen</td><td>aus der Sicht der Patientin</td><td colspan="2">• Studium muß geschafft werden
• Ich muß auch nebenbei jobben gehen können
• Ich will den sexuellen Mißbrauch als Szene loswerden.
• Ich muß mich gegenüber dem gesamten Verformungsstil der Eltern unabhängig machen.</td></tr>
<tr><td>aus der Sicht des Therapeuten</td><td colspan="2">• Leistungsfähigkeit beachten.
• Patientin braucht positive und stützende Beziehung zum Therapeuten als Elternersatz vor Traumaexpositionen
• Patientin braucht narzißtische Auffüllungen für die Themen Einsamkeit und Leere sowie eine begriffliche Differenzierung für Verrat.</td></tr>
</table>

Aufgrund der o.g. Problematiken begann ich mit der Patientin zunächst mit kontakt- und ressourcenorientierten Handlungsinszenierungen wie in obigen Kapiteln (4.1.1 und 4.1.2) beschrieben. Bei der Patientin kam besonders gut die Hängematte und die Kinderschaukel an, wo ich väterlich (oder eher großväterlich) dem Kind in ihr zunächst zur inneren Ruhe innerhalb der Therapiestunden verhalf, weil sie sonst in anderen Settings oft in rasender Geschwindigkeit zu erzählen und »brav analytsich« zu assoziieren versucht hatte, um dem Therapeutenvater zu gefallen oder schnelle Bestätigung »für alles« zu bekommen. Bemerkenswert in diesem Schwingen in der Hängematte im ruhigen Kontakt waren ihre schnellen Regressionen zu einem ängstlichen Mädchen mit sehnsüchtigen und ängstlichen Kinderaugen. Sie sagte, dass sie von guten elterlichen Umarmungen träume, was ich aber aufgrund der oben genannten Problematik und der seelischen Brüchigkeit der Patientin verbal als gut verständlich bestätigte und als Handlung vermied.

Bei einer Plüschtierszene mit kindlichen Spieldialogen kam es dann zu einer vorsichtigen Annäherung im Handkontakt, den ich als therapeutisch verschachtelte Kontaktaufnahe bezeichne: Die Patientin näherte sich mit ihrem Plüschtier-Biber meinem (zugeordneten) großen Braunbären und wollte ihn spielerisch anfassen. Das sollte quasi von Plüschtier zu Plüschtier gehen. Plötzlich zuckte sie ängstlich und meinte, dass es dafür doch zu früh wäre und eine Hilfe vom Igel brauchte, , den sie spontan als Brückenfigur aus der Tierkiste nahm. Nun fasste ihr Biber den Igel an und der Igel konnte bzw. durfte den Braunbären berühren. Jetzt strahlte das Kind in ihr wie eine Sonne. Am Ende der Stunde fragte die wieder gut progredierte Frau S., ob sie den Igel »wegen seiner guten Hilfe« einmal mit nach hause nehmen dürfe, was ich zuließ.

Ein paar Tage später kaufte sich die Klientin einen Plüschtiervogel, der etwas lustig aussah und das Kind immer retten würde, wenn es wieder Hilfe brauche. Der Igel wurde mir deshalb mit Dank zurückgegeben. Als Frau S. bei einem stabilisierenden Schaukeln in der Hängematte dann real meine Hand berühren wollte und alles gut aushalten konnte, hatten wir bei der verbalen Auswertung ein Kriterium gefunden, das nahelegte, dass jetzt die Traumaexposition im engeren Sinne beginnen konnte. Die Patientin hatte gelernt, ihre innerpsychischen Mechanismen von Regression und Progression bewusst zu steuern, fühlte sich in der Beziehung zu mir gut gehalten und hatte selbst Erfahrungen gesammelt, welche Ressourcen zur Stabilisierung und Selbstanalyse bei ihr bestätigt oder vorhanden waren.

Frau S. legte eine Traumalandkarte an und wir entschieden uns, die Situation des ersten sexuellen Mißbrauchs durch alkoholisierten Vater mit dem EMDR-Verfahren (vgl. Hofmann, 1999) durchzuarbeiten. Frau S. hatte ein maximales Belastungserleben und eine geringe positive Selbstattribution (SUD 10, VOC 2

– vgl. Hofmann, ebenda). Ihre depressive Selbstabwertung spiegelte sich in den Sätzen des Kindes »doch selbst schuld und völlig wertlos« zu sein wieder. Wir führten insgesamt sieben EMDR-Sitzungen zu zwei verschiedenen Mißbrauchssituationen durch bis die Patientin der Ansicht war, dass jetzt die dicksten Knoten durchgearbeitet wären und wir wieder verbale und bewegungsanalytische Therapiestunden vereinbaren konnten. Während der EMDR-Sitzungen waren zwei Besonderheiten wichtig: In einer dramatischen Intrusionsphase schwankte Frau S. sehr stark auf dem Stuhl und drohte während des EMDR umzukippen. Ich stoppte die Sitzung kurz und wir sahen uns nach einem Hilfsmittel für die Verbesserung des Halterlebens zu mir als Therapeuten um. Wir entschieden uns für das Seil, weil Frau S. dessen Haltefunktion bereits während einer Tauwippe (vgl. Fallbeispiele unter 4.1.1 oben) erlebt hatte. Wir setzten uns also in ein geschlossenes Seil, an dem sich die Patientin beim schlimmsten Angsterleben mit beiden Händen festhielt; ich arbeitete mit der rechten Hand als EMDR-Stimulator und hielt mit der linken Hand das Seil immer etwas straffer, wenn sie beim traumatischen Erleben wankte. Dadurch konnte das EMDR erfolgreich in dieser Stunde abgeschlossen werden.

In einer anderen EMDR-Sitzung bekam Frau S. starke Weinkrämpfe und Herzschmerzen durch das Wiedererleben der traumatischen Bilder. Auch hier suchten wir nach einer leichten effektiven Bewältigungshilfe nachdem wir bereits entschieden hatten, dass Frau S. mit einer »Schmetterlingsberührung beider Schultern« (vgl. Hofmann, 1999) ihrem inneren Kind eine Erregungsentlastung bringen konnte. Als erweiternde Idee hier diente wiederum der kleine Igel, den die Patientin während der weiteren EMDR-Prozedur auf dem Schoß hatte und bei diesem Igel die Schmetterlingsberührung durchführte, um dem Igel zu helfen, sein schlimmes Erleben zu verarbeiten. Erst nachdem »der Igel in der EMDR-Sitzung das geschafft hatte«, konnte Frau S. wieder in der inneren Rollenverteilung zwischen Erwachsener und Kind die restliche Traumaverarbeitung leisten.

Nach diesen Traumaexpositionen führten wir eine Reihe von psychotherapeutischen Auswertungsgesprächen und versuchten den Stand der derzeitigen erwachsenen Beziehungsklärungen zu erfassen. Nachdem die Patientin real gespürt hatte, wie sehr ich ihr bei der seelischen Verarbeitung des Mißbrauchs geholfen hatte, wollte sie mich einmal kräftig umarmen, was ich zuließ. In einer anderen Stunde wollte Frau S., dass ich sie auch einmal umarme, was ich ebenfalls herzlich tat. Von da ab war das Thema: Umarmen völlig unkompliziert und fand noch einige Male statt bis es überflüssig wurde. Da der Einfluss der Eltern aber real noch nicht ganz in gesunden (altersadäquaten) Abgrenzungen lief, überlegten wir in späteren bewegungstherapeutischen Stunden, wie diese unterschwellige Einflusssphäre noch verringert werden könnte (vgl. gestaffelten Ansatz unter 3.4 oben).

Nach einigen Symbolisierungsassoziationen entschied Frau S., die inzwischen auch an einer freiwilligen gruppentherapeutischen Arbeit teilnahm (vgl. 3.3.5 oben), dass sie die Mutter mit der »großen dicken Riesentonne« und den Vater mit dem »großen fetten Riesensack« dargestellt wissen könne (Objekte vgl. Anhang 8.1), um die restlichen lähmenden Übertragungen den Eltern gegenüber zu bearbeiten und sich gegenüber weiteren Traumatisierungen von anderen abzusichern.

In einer einzeltherapeutischen Stunde hatte sie deshalb die Mutter als Tonne in den Bewegungsraum gestellt und im Rahmen eines Statementrollenspiels (vgl. 3.3.3.3 oben) beschimpft. Danach warf sie in der Therapiestunde die Rolle mit Wut um und rollte sie schnaufend durch den Raum; – mal schob sie – mal trat sie die Rolle von Ecke zu Ecke. Nach dieser Arbeit legte sich die Patientin als Kind in die Rolle und ich, durfte sie als Belohnung für ihren Mut mehrmals auf- und abrollen.

Wichtig war im äußeren Verhalten, dass Frau S. in ihren progredierten erwachsenen Verhalten tatsächlich mit der Mutter souveräner zurechtkam, bspw. in der Geldfrage des zu zahlenden Mindestunterhaltes usw.. Die nachvollziehbare negative Vaterübertragung nahm sich Frau S. in einer gruppentherapeutischen Sitzung vor. Hier ging sie – ohne Statement – gleich in die Gegenaggression und verabreichte diesem neurotisch gestörten Erziehungsträger in symbolischer Form zahlreiche Arschtritte, die sie in den schwarzen Riesensack donnern ließ. Diese Prozedur wiederholte sie in einem Setting mit einigen Gruppenteilnehmern, die sich gegenseitig geschwisterlich solidarisierten und jeder auf seine Art die Wut am »Objekt des familiären Verrates« ausließen.

Durch diese bewegungstherapeutischen Aktionen waren die Themen der elterlichen Abhängigkeit und weiblichen Identität – und insbesondere die Traumaverarbeitung ein gutes Stück vorangekommen; die psychotherapeutische Arbeit an den elterlichen Introjekten wurde dadurch auch etwas einfacher – bedurfte aber noch weiterer Anstrengungen.

Therapeutischer Ausblick von Fallbeispiel Franka Schulze:
Frau S. durchlief verschiedene Stadien der strukturellen universellen Einzel- und Gruppenpsychotherapie, die logisch und störungsbezogen aufeinander aufbauten. Sie hat inzwischen beide Therapieformen bei mir mit gutem Erfolg beendet. Das Thema des sexuellen Mißbrauchs stand seit dem oben beschriebenen Stunden nicht wieder im Focus der Behandlung. Die Studienleistungen konnte sie durchgängig aufrechterhalten und nach ihrer Einschätzung verbessern, indem sie nicht mehr so zwanghaft und uneffektiv lernte und auch bspw. eine Note zwei als »hinreichend gut« interpretierte. Mit den Eltern gab es inzwischen beiderseits Aussprachen, welche Frau S. ohne Rückfall in alte Angst- und Fluchtstrukturen

bewerkstelligte. Von einer Anzeige wegen des jahrelangen Mißbrauchs nahm sie Abstand, da sie den emotionalen Aufwand für sich nicht mehr wollte und der Vater inzwischen eine Psychotherapie begonnen habe.

Therapeutisches Fazit des Fallbeispiels Franka Schulze:
Der beschriebene Verlauf von Franka S. zeigt wichtige strukturelle Etappen. Zunächst geht es therapeutisch bei dieser Patientin mit umfassenden negativen Elternübertragungen und dem zentralen traumatischen Mißbrauchsthema darum, in wohlwollender verbaler und handlungsorientierter Art und Weise eine vertrauensvolle Beziehungsatmosphäre zur kindlichen (regressiven) und erwachsenen (progressiven) innerpsychischen Regulationsebene der Patientin herzustellen. Dazu wurden einfache kontakt- und ressourcenorientierte Schwingungsmöglichkeiten in Form von Kontaktstäben, Tauwippe, Kinderschaukel, Hängematte und Plüschtierdialogen genutzt. Nach ca. 40 Sitzungen zeigte sich in einem Plüschtierdialog (der oben beschrieben ist), dass die Patientin gern körperlichen Kontakt zu mir herstellen will. Da diese selbstaktive Initiative noch mit Ängsten belegt war, »zerlege« ich die angedachte Handlung in eine »verschachtelte Kontaktaufnahme« der Plüschtiere, damit hier ein gewisser Fortschritt vorweggenommen werden kann, der in der therapeutischen Übertragungssituation noch nicht halten würde. Aus demselben Grunde gehe ich noch nicht auf die phantasierte Wunschumarmung bei Frau S. an früher Stelle ein, weil ein »noch nicht innerlich gegründetes« Körperkontakterleben schnell zu einem längeren Therapierückfall führen kann. Das Mädchen hat damals dem realen Vater immer zu früh vergeben und wieder vertraut, weil es auf dessen Zuwendung nicht verzichten wollte bzw. aufgrund der noch emotional unzuverlässigeren Mutter auch nicht verzichten konnte.

Als die gute gegründete Differenzierungsfähigkeit in der Therapie gewachsen ist und sowohl das Mädchen Franka als auch die Frau Schluze meine Hand berühren und in den Stunden danach nicht leugnen oder mit Scham verdrängen müssen, halte ich die Zeit für die Traumaexposition für gekommen. In den EMDR-Sitzungen gibt es aufgrund der guten inneren Vorbereitung relativ schnelle Bewältigungsmechanismen (nur sieben Sitzungen zum traumatischen Thema). Zwei Mal helfen Therapiemedien zu stabilisieren: Zunächst kann durch ein Seil die »praktische Verbundenheit« zwischen dem leidenden Kind und dem Therapievater gefühlt und stabilisierend genutzt werden. Dann kann durch ein inzwischen geübtes Zerlegen einer schweren seelischen Bewältigungsszene in der die Erwachsene (Frau Schulze als orientierte Rahmenperson), die Hilfstherapeutin (EMDR-durchführende und den Igel haltende Hilfs-Erwachsene) und dem leidenden Kind (hier EMDR-Igel und regressives Kind) ein erfolgreiches Bearbeiten des traumatischen Tiefpunktes ermöglichet werden.

Die Plüschtiere sind im Augenblick des Gebrauchs in der regressiven und symbolischen Gesprächsszene Übergangs-Übertragungs-Objekte für Eltern-Kind-Beziehungen, da sie Dialoge ermöglichen, die teilweise die Ängste des seelisch-beeinträchtigten Kindes widerspiegeln und zugleich experimentell frühere Defizite kompensieren helfen, weil die Eltern so niemals mit dem Kind gespielt hatten. Neben diesem auffüllenden Effekt haben die Dialoge auch Probecharakter für neues Beziehungswachstum (z.B. »verschachtelter Handkontakt«). Die Übergangs-Übertragungs-Objekte Tonne und schwarzer schlaffer Riesensack ermöglichen der Patientin eine Symbolisierung ihres kindlichen Erlebens sowie das nachträgliche Abhandeln der Aggression bzw. das Vorwegnehmen einer pubertären Beziehungsgestaltung der Patientin zu den Eltern, die weniger Respekt vor deren affektiven Macht hat.

*Fallbeispiel des Patienten Martin Ellert**:
Herr E. ist ca. 30 Jahre alt, Sprachdozent und ledig. Er kam wegen panikartiger Angstzustände und starken Selbstwertproblemen in die Psychotherapie.

In der Anamnese des intellektuell sehr differenzierten Patienten konnte herausgearbeitet werden, dass Herr E. durch sehr ähnlich strukturierte Panikängste der Mutter sekundär höchstwahrscheinlich traumatisch geschädigt worden ist. Möglicherweise wurden tiefe Kriegstraumata des I. und II. Weltkrieges in der Familie der Mütter nicht zur Behandlung gebracht, so dass in späteren Jahren die Mutter in vielen Bagatellsituationen der Familie »ohne großen Anlass wegrutschte«, d.h. in Angstzustände dissoziierte, die eine relative Eigendynamik in sich trugen. Da dem Jungen *niemand etwas erklärte* und man ihn quasi »raushalten wollte«, produzierte der Knabe bald unspezifische Angstzustände, wo er sich um das Leben der Mutter und des suchtgefährdeten und brüchigen Vaters als kleines Kind sorgte. Seine mitfühlenden Phantasien nahmen so starke Ausmaße an, dass man von sekundärer Traumatisierung sprechen kann, weil Herr E. Symptome wie visuelle Panikbilder (intrusionenähnlich), ein häufiges Hyperarousal des Körpers, Alpträume und andauernde Ambivalenzgefühle bezogen auf die fremd- und unspezifisch erlebten Störungsbilder mit den Eltern aufwies. Die Kriterien einer posttraumatischen Belastungsstörung waren meines Erachtens nicht vollends erfüllt – aber in greifbarer Nähe. In diesem Fallbeispiel gab es also eine sekundäre (infizierte) Traumatisierung im Rahmen eines neurotischen Beziehungskonfliktes mit Parentifizierungserscheinungen bei Herrn E. in der Familie. Die psychodynamischen Arbeitstafeln sahen bei Herrn E. wie folgt aus:

<table>
<tr><th colspan="2">Übertragung/Introjekt ausgehend von</th><th colspan="2">Dimension im Patientenerleben und -verhalten</th></tr>
<tr><th colspan="2"></th><th>Übertragung</th><th>Introjekt</th></tr>
<tr><td rowspan="2">Mutter</td><td>aus der Sicht des Patienten</td><td>Ich habe ständig Furcht vor einem nahen Unglück oder Fehlern, weil ich die Gefühle anderer und meine nicht vorherbestimmen kann.</td><td>Ich reagiere passiv und dramatisierend – auch bei einfachen Problemen.</td></tr>
<tr><td>aus der Sicht des Therapeuten</td><td>Ich sorge mich um viele Menschen und Sachverhalte, weil ich glaube von diesen existenziell abhängig zu sein.</td><td>Ich bin passiv und fordere aggressiv Beachtung, wenn es mir nicht gut geht.</td></tr>
<tr><td rowspan="2">Vater</td><td>aus der Sicht des Patienten</td><td>Ich habe Angst nicht zu genügen, weil ich in meinen Fähigkeiten so schwankend bin.</td><td>Ich bin aufbrausend und egozentrisch abwertend, wenn ich einen Menschen nicht verstehe.</td></tr>
<tr><td>aus der Sicht des Therapeuten</td><td>Ich habe Furcht zu Versagen, weil ich meine Leistungen ignoriere und mich anderen Menschen schnell unterordne</td><td>Ich bin aufbrausend und z.T. jähzornig, wenn ich mich von einem lieben Menschen ignoriert fühle.</td></tr>
<tr><th colspan="4">Psychodynamische Arbeitstafel</th></tr>
<tr><td rowspan="2">Fokus</td><td>aus der Sicht des Patienten</td><td colspan="2">Ich habe Angst Fehler zu machen und Menschen nicht zu genügen, weil ich glaube, daß meine Existenz von meiner Perfektion und der Zuwendung anderer Menschen abhängt.</td></tr>
<tr><td>aus der Sicht des Therapeuten</td><td colspan="2">Ich glaube von allen Menschen abhängig zu sein und deren Launen bedienen zu müssen, weil ich für meine inneren Gefühle keine Berechtigung erlebe und mir nicht vorstellen kann, daß ich bei Abgrenzungen wirklich gemocht werde.</td></tr>
<tr><td rowspan="2">Lösungswege / Grenzen</td><td>aus der Sicht des Patienten</td><td colspan="2">• mein Beruf darf nicht gefährdet werden.
• die Therapie soll mich auch privat nicht labilisieren und Ängste vergrößern
• der Therapeut sollte schwierige Übungen mitmachen und mich nicht allein lassen
• die Bewegungsübungen sollten zur körperlichen Entspannung beitragen</td></tr>
<tr><td>aus der Sicht des Therapeuten</td><td colspan="2">• der Patient hat viel Furcht vor Labilisierungen und könnte durch Symptomverschlechterungen bremsen
• der Patient braucht positive mütterliche und väterliche Beziehungs- bzw. Übertragungsangebote
• bei der Durcharbeitung der elterlichen Störungsbilder ist auf die Retraumatisierungsgefahr des inneren Kindes zu achten</td></tr>
</table>

Aufgrund der äußeren Anpassung und starken Selbstüberforderung versus inneren Verlassenheit und Haltlosigkeit bei Herrn E. organisierte ich die ersten Therapiestunden sehr psychoedukativ i.S. von »lautem Denken und Fühlen«, so dass der Klient möglichst viel Einblick in den Aufbau einer Therapiestunde, die Begründung des Settings aus dem momentanen diagnostischen Wissen und die Ableitung von Bewegungssequenzen bekam. Zum Ende einer Therapiestunde wurden ca. 10 Minuten für die Zusammenfassung und die Übersetzung von kleinen Aufgaben für den Alltag eingeplant. Schon durch dieses Vorgehen zeigte ich mich unterscheidbar zu den Eltern, weil diese den Jungen oft im Ungewissen seines Gefühlslebens hängengelassen hatten.

Nahezu 40 Stunden beschäftigten wir uns in der Therapie neben der Diskussion von Alltagsthematiken, die für den Klienten »immer höchste Konfliktalarmstufe« hatten, mit leichten Kontakt- und Stabilisierungstechniken, wobei ich größten Wert auf seinen Eigenbeitrag zum Settingaufbau legte. Da er schnell meinte, keine guten Ideen zu haben, ging ich dazu über eine »unspezifische halbe Idee« einzustreuen und sie durch den Patienten kompletieren zu lassen. Beispielsweise sagte ich, dass das Riesenei auch für das Geborgenheitserleben gut sein könne und rollte es auf Herrn E. zu. Dadurch musste er auch etwas reagieren und guckte hinein. Darauf sagte ich wiederum etwa, dass es manchmal gut sei, ein großes Ei ganz für sich allein zu haben und nicht zu teilen und manchmal es auch erst so richtig Spaß mache, wenn viele Gäste (wobei ich auf die Plüschtiere zeigte) zu Besuch kämen. Wie sich der Patient auch entschied, ich versuchte viel zu komentieren und viele Entscheidungen als spontane und richtige Wahl zu unterstützen. Oft erkundigte ich mich, welche Position ich als Begleiter seines Selbsterkundungsprozesses einnehmen solle, wobei ich bei einem Zögern seinerseits meist zwei oder drei Alternativen vorschlug. Dadurch sollte Herr E. möglichst viel in Wechselwirkungsresonanzen mit den Objekten und zu mir in Beziehung kommen, was letztlich seine starke Außenorientierung verringerte bzw. nicht zuließ.

Bei der Riesenei-Situation entschied sich der Patient für eine »Kinderspielbude« und dass ich mit einem Pinguin zu Besuch kommen solle. Ich fragte wieder, ob ich Fisch oder ein Wörterbuch (eine Anspielung auf seinen Beruf) mitbringen solle, worauf er: »selbstverständlich Fisch« sagte usw. Die Dialoge dienten zu einem etwas spaßigen Ping-pon, was den ängstlichen Patienten aus seiner ängstlichen Symptomwelt ablenkte. Zur weiteren Stärkung und Kontaktaufnahme dienten Stäbe-, Schaukel-, Seil- und Ballübungen.

Die Hängemattenübungen gefielen dem Patienten außerdem so gut, dass er sich gleich eine ebensolche kaufte und in der Freizeit zuhause »quer in der Wohnung« schaukelte. Die Tauwippe zur Haltübung in der Beziehung organisierte sich Herr E. öfters kurz vor Therapiestundenende; Ballspielen fand er ebenso eindrucksvoll, weil sein Vater entweder es nicht gewollt oder total ungeschickt gewesen wäre.

Nachdem diese Therapiestunden zur Stimmungsaufhellung, Ressourcenstärkung und stabileren Beziehungsaufnahme zu mir augenscheinlich gewirkt hatten, ging es nach diesen ca. 40 Stunden um die Bearbeitung des o.g. Focus im engeren Sinne in drei Etappen.

In einer nächsten Stunde bat ich Herrn E. doch einmal den Focus der Beziehungsstörung mit einem Elternteil (oder beiden) mit einem Objekt zu inszenieren. Der Patient sprach laut vor sich hin, dass er besonders die Mutter als Last erlebe und sich damit ständig im Kreis drehe. Ich bat nach dieser Aussage den Klienten sich einen Gegenstand als Last auf die Schultern zu nehmen und im Kreis zu gehen. Herr E. nahm sich den mittleren schwarzen schlaffen Sack (vgl. Anhang 8.1) und trug ihn im Kreis herum, wozu er meinte, dass er diesen Sack gar nicht so richtig packen könne, was ja auch auf seine Mutter zutreffe. Er ging weiter im Kreis und ich schwieg nach einer abschließenden Instruktion, dass er weiter an seine Mutter denken, den Sack tragen und laut sprechen solle. Es gab so 5 Minuten kaum Veränderungen im geduldigen Tragen und vor sich her bummeln. Dann kam langsam Unmut auf. Der Patient ging weiter im Kreis mit dem Sack auf den Schultern schimpfte auf seine Mutter, die Familie, den Krieg usw. zunächst leise – dann lauter. Da der Sack nach ca. 10 Minuten ziemlich schwer wurde unter der teilweise gebückten Haltung, wurden seine verbalen Äußerungen deftiger. Der Klient trug aber weiter »wie ein treuer Esel« seine Last. Nach weiteren zwei Minuten fragte er mich, ob wir nicht Pause machen könnten? Ich sagte, dass die Stunde noch nicht zu Ende und das Problem so noch nicht gelöst sei. Der Patient wurde noch wütender – dieses Mal auch auf mich, weil ich so »teilnahmslos dastehen würde« usw. Nach einer weiteren Minute platzte Herrn E. der Kragen: Er warf den Sack zu Boden und sagte, dass »alle – die Mutter, der Vater – und wohl auch ich eine Meise hätten, weil wir ihn überforderten – ohne Rücksicht!«. Ich ließ dem Patienten den Affekt auskosten und sagte, da die Stunde zu Ende ging, dass wir beim nächsten Mal darüber reden werden etc.

Der Patient begann daraufhin einige wichtige Beziehungsabgrenzungen: Er sagte den (geforderten) Besuch zu Weihnachten zugunsten einer Tanzveranstaltung mit Freunden ab und nahm eine Therapieauszeit von zwei Wochen, um sich endlich einmal an der Ostsee zu erholen.

In der zweiten focusortientierten Therapieetappe widmeten wir uns den traumatisierenden Erinnerungs- und Phantasiebildern mittels Screentechnik (vgl. Huber, 2003). Der Patient stellte sich dazu die angstpanischen Gesichter der Mutter und das jähzornige Gesicht des Vaters auf einer Leinwand vor. Wenn der Angstpegel sehr groß wurde, stampfte der Patient im Sitzen laut auf oder schlug mit einer bereitgestellten Keule zur akustischen Ablenkung auf einen Sack, um das Reizmuster zu zerstören. Dasselbe tat er bei den phantasierten Kriegsbildern, die sich aufgrund der häufigen Erzählungen der Eltern als fast »eigene, selbsterlebte (Phantasie)-Erinnerungen« bei ihm eingefressen hatten. Herr E. rief dazu wie zu einem Filmvorführer: »Film aus!«. Der Klient erinnerte bei dieser Exposition des traumatischen Materials plötzlich, dass der Vater einmal suizidal im Bad gesessen habe und die Mutter verzweifelt um sein Weiterleben gebetet hatte.

Durch diese Erinnerungen und den »Zeitlupenablauf« in der Screening-Exposition gab es beim Patienten einen wichtigen Entwicklungsschub, weil er jetzt ein *echtes Mitgefühl* für den überforderten kleinen Jungen lernte und diesen als Erwachsenen besser in der Störung verstehen konnte.

In der dritten focusorientierten Therapieetappe forderte ich den Patienten auf, dass er sich noch mehr von den elterlichen Störungen abgrenzen könne, wenn er deren Neurosestruktur in Objektform nachbauen und mit diesen in einen ehrlichen Dialog treten solle, wobei er selbst als Anwalt des kleinen Martin wirken solle. Diese »kleine Gerichtsverhandlung« löste Herr E. bravurös mit guten Statements aus dem Bauch heraus. Als Mutter hatte der Patient den Riesensack gewählt – als Vater den Riesenklotz. In den Rollen der Eltern sprach der Patient in karikierten Stimmen – fast wie bei einer Parodie auf diese. Der Anwalt verdonnerte beide Eltern zu Entschuldigungen beim Jungen und einer stationären Psychotherapie usw.

Therapeutischer Ausblick zum Fallbeispiel Martin Ellert:
Herr E. meldete sich nach der Etappe der kontakt- und ressourcenorientierten Therapiestunden auch zu den vierteljährlichen Gruppentreffen einer geschlossenen ambulanten Gruppe in unserer Praxis an (vgl. oben unter 3.3.5), wodurch er auch andere soziale Kontakte gegenüber seinen alten neurotischen Abhängigkeitsstrukturen aufbauen lernte. Er hat jetzt eine Freundin und als Dozent ein konsequenteres Auftreten bei den Studenten. Vater und Mutter haben keine therapeutischen Anstrengungen unternommen, sondern ihren Sohn als »egoistisch« (Vater) und »herzlos« (Mutter) abgetan, wodurch der Patient auch unbehelligter lebt. Paniksymptome spielen kaum noch eine Rolle.

Therapeutisches Fazit zum Fallbeispiel Martin Ellert:
Der obige Therapieverlauf zeigt eine stufenweise Annäherung in der therapeutischen Beziehung und der Bewegungsstrukturen an die Foci der Behandlung. Da Herr E. viele Ängste, Vermeidungsverhalten und starke Selbstabwertungstendenzen zeigt, muss ich als Therapeut zunächst mit viel Aufwand positive Kontaktaufnahmen im Rahmen einer positiven elterlichen Übertragung aufbauen, damit sich der Klient wirklich – d.h. praktisch erlebbar – bei mir angenommen und willkommen fühlt. Dazu wähle ich im Kontakt den Kommunikationsstil des Umgangs mit einem Kleinkind, damit ich möglichst viel kommentieren und in meiner inneren Verarbeitung durchsichtig machen kann (Affektspiegelung, Gedankentransparenz). Dabei gebe ich dem Patienten aber auch auf der erwachsenen Ebene immer die allgemeine therapeutische Begründung und Struktur für diese Therapieschritte, damit sich der Klient nicht kleingemacht, künstlich abhängig und passiv versorgt fühlen soll.

Nach Belegen für die Therapiefähigkeit unserer Beziehung orientiere ich den Klienten auf die engere Bearbeitung der Behandlungsfoci. Hierbei kommt den selbständigen symbolisierten Handlungsinszenierungen eine zentrale Stellung zu. Der Sack auf den Schultern des Klienten wird dabei zum beseelten Ausdruck des neurotischen Erlebens seines Problems. In der Steigerung des ambivalenten Last-Wut-Gefühls wird der Sack dann zum Übergangs-Übertragungs-Objekt dieser Szene. Das Abwerfen des Sackes ist einen kreative Modelllösung für die anzustrebende Problembewältigung, die sich als Lösung durch eine eigene Erlebensressource aus dem Patienten selbst ergibt. Nach diesen Erfolgserlebnissen führt der therapeutisache Fortschritt in den Brennpunkt der Traumaexpositionsarbeit mit der Screening-Methode, welche durch die inszenierte gestalttherapeutische Gerichtsverhandlung ihren Abschluss findet. Der selbständigere Patient wächst aus der dynamischen Beziehung zum Therapeuten(-vater) heraus und wendet sich einer pubertären Phase in Form einer Gruppentherapieteilnahme und äußeren Verhaltensänderungen in seinen peer-groups und erwachsenen Aufgaben zu.

4.1.4 Fallbeispiele zur experimentellen Fokusbildung bei innerpsychischen Problematiken

Im Verlauf einer fortgeschrittenen Psychotherapie ist es immer weniger notwendig und sinnvoll einen engen Therapiefocus zu formulieren. Oft steht nur das Rahmenthema fest und wird in seinen Variationen des Alltags – d.h. in der Therapiestunde im »geordneten Zufall der heutigen Begegnung mit dem Therapeuten« geprüft. Der Patient ist dabei gewohnt, sich selbst in verschiedenen Übertragungs- oder Introjektrollen zu sehen und kann auch den Therapeuten in verschiedene Wahrnehmungsrollen eines Settings einordnen. Die Basis einer experimentellen Focusarbeit ist eine grundsätzliche gute therapeutische Arbeitsbeziehung zwischen Klient und Behandler; d.h. natürlich auch, dass aufgrund eines aktuellen Beziehungskonfliktes an einigen Therapietagen eine experimentelle Inszenierungsarbeit nicht möglich ist, was man oft erst zu Beginn einer Therapiestunde erspüren kann.

Die Übertragungen, Introjekte und Foci sind oft variabler durch die Ansammlung von gemeinsam erlebten Therapieinszenierungen und Auswertungsstunden geworden, weshalb auch nicht mehr so wichtige Unterschiede in der Wahrnehmung von Patient und Therapeut bestehen. Differenzen der jeweiligen beiderseitigen Interpretationen werden freimütiger ausgesprochen und manchmal kooperativ verhandelt, weshalb in den Psychodynamischen Arbeitstafeln nunmehr auf punktuelle Unterschiedlichkeit der Auffassungen verzichtet und jetzt mehr auf die Vielfalt der gesammelten Eindrücke geachtet werden kann.

Fallbeispiel des Torsten Mollenhauer:*

Herr Mollenhauer ist ca. 45 Jahre alt, freischaffender Künstler und geschieden. Er kam wegen depressiver Symptomatiken im Rahmen eines Partnerkonfliktes sowie einer länger andauernden Identitätsproblematik in die Psychotherapie.

Nachdem wir ca. ein Jahr eine gemeinsame Therapieerfahrung von kontakt- bis ressourcenorientierten Arbeitsstunden erlebt hatten, gingen wir immer mehr zum experimentellen focusorientierten Arbeiten mit strukturellen Handlungsinszenierungen über. Die Psychodynamischen Arbeitstafeln von Herrn M. sahen wie folgt aus:

Übertragung/ Introjekt ausgehend von	***Psychodynamische Arbeitstafel***	
	Übertragung	**Introjekt**
Mutter (bearbeitet)	• Ich habe Furcht von Frauen manipuliert zu werden. • Ich halte Frauen für unzuverlässig. • Ich muß schwache Frauen stützen, weil ich sonst nicht gemocht werde.	• Ich reagiere mit nachhaltigen Kränkungen, um etwas durchzusetzen. • Ich stelle mich gern als Opfer der Umstände dar.
Vater (bearbeitet)	• Ich glaube, daß Männer mich vernichten wollen. • Ich muß viel leisten, um meine Existenzberechtigung zu erlangen. • Männer können keine Gefühle zulassen und verachten Schwache.	• Ich bin zwanghaft und wenig flexibel. • Ich überfodere mich selbst ohne Rücksicht auf Gesundheit und Familie. • Ich werte andere schnell pauschal als Nichtskönner ab.
Psychodynamische Arbeitstafel		
Focirahmen (verhandelt)	• Ich überfordere mich in meiner Leistungsfähigkeit, weil ich meine narzißtischen Minderwertigkeitsgefühle nicht stillen kann und Anerkennung abblocke. • Ich kann in meinen Kränkungen keine Hilfe annehmen, weil ich meine Scham des Kleinseins nicht überwinden kann. • Ich leide immer wieder an unvollendeten Liebesbeziehungen zu Frauen, weil ich zu schnell meine erwachsene Struktur aufgrund der Beziehungsverlustangst verliere.	
Lösungsrahmen (verhandelt)	• Für ein Wachstum des verlassenen inneren Kindes sorgen. • Kreatives Spielen lernen, um überzogenen Leistungsstreß abzubauen. • Erwachsene Beziehungsklärungen üben, um kindliche Vernichtungsängste abzubauen.	

In einer experimentellen focusorientierten Therapiestunde beschlossen Herr M. und ich, dass wir noch mehr für den verlassenen Jungen tun müßten. In der beschriebenen Therapiestunde einigten wir uns darauf, für eine Inszenierung einen spontanen Traum des Vortages zu verwenden. Im Rahmen dieser Traumbesprechung sagte Herr M., dass er manchmal als Junge in seinem Kummer auf einen Betriebshof geflohen sei, wo er in einen Schacht von übereinandergestapelten Leitern geklettert sei. Dort habe er sich auf den Boden gesetzt und bitterlich längere Zeit geweint, ohne das das jemand bemerkt habe. Nach diesen Zusammenbrüchen habe er sich »verändert« gefühlt (wahrscheinlich dissoziiert) und sei stumm wieder nach Hause gegangen und »gealtert«.

Da wir glaubten, dass hier ein Knackpunkt der Selbstentfremdung liegen könnte, wählten wir diese Szene aus – mit der Maßgabe, dass ich dieses Mal den Jungen verbal begleite und er nicht emotional »völlig abdrehen« wolle, um den Zustand der totalen Verlassenheit zu überwinden.

Als Medium wählte Herr M. die Riesentonne aus, in die er sich auf meinen Vorschlag hin, ganz langsam von oben in die aufgestellte Röhre – wie in den Leiterschacht – hineingleiten lassen sollte. Dabei sollte er stets nach oben schauen (wie damals) und sich in die tiefe Hocke (depressive Sitzhaltung) auf den Boden des »Tonnenschachtes« setzen. Der Patient machte diese Inszenierung sehr einfühlsam und war schon beim Hinunterrutschen in der Tonne sehr betroffen traurig. Er weinte erst leise und dann lauter in gepreßten Zügen. Ich frage nach ca. zwei Minuten, mit welchem Jungen er da unten in der Tonne säße? Herr M. ließ verlauten, dass er sich ca. 14 Jahre alt fühle und total verzweifelt sei. Er spüre auch, dass er fast keine Lust habe, mit mir zu sprechen und einen starken Sog zum Abkapseln spüre. Ich bestätige, dass dieser Zustand wirklich schlimm für den 14-jährigen wäre und ich es gut finde, dass wir gerade deshalb in Beziehung blieben. Er solle nun doch mal beschreiben, was ihm da unten alles durch den Kopf und Bauch ginge? Der regredierte Patient erzählte in der Jungenrolle, dass der Vater ihn am Sonntag stark verprügelt und eine Moralpredigt gehalten habe; die Mutter habe zugeschaut und nichts gemacht. Wieder folgte Weinen und Schluchzen. Als der Vater weggefahren wäre, hätte er aber die Mutter bedauern müssen, weil es ihr plötzlich schlecht gegangen sei und sie um die Zuwendung des Jungen gebuhlt habe. Sie habe dabei ihre Verzweiflung und ihre Enttäuschungen über die Ehe, die Familie und sich in den Mittelpunkt gestellt usw. Der verwirrte Junge sei dabei als »verständnisvoller Ersatzpartner« in der Beachtung der Mutter aufgewertet worden – bis der Vater am Wochenende wieder nach Hause gekommen sei. Und alles ging so in etwa wieder von vorn los.

Herr M. weinte, schimpfte und klagte wie ein größeres Schulkind in dem Tonnenschacht über fast 20 Minuten. Dann hatte die Erlebenswelle ein Ende. Ich ließ als solidarische Verbindung abschließend ein Seil in die Tonne rutschen und fragte, ob er daran ziehen wolle, was der Patient tat. Ich hielt das Seil mit gestemmten Beinen nur fest, so dass sich Herr M. letztlich selbst in die Höhe zum aufrechten Stand zog. Er stieg betroffen aus der Tonne (Leiterschacht) und war den Rest der Stunde mit verbalen Erklärungen seiner Situation beschäftigt, was ich empathisch als stabilisierende Metakognitionen zuließ und unterstützte.

Therapeutischer Ausblick zum Fallbeispiel Torsten Mollenhauer:
Herr M. hat durch diese Inszenierungsarbeit einen sehr intensiven und authentischen Kontakt zum verlassenen Jungen erlebt, wie er in den Nachfolgegesprächen sagte. Wichtig sei für ihn die echte Gefühlserinnerung gewesen, da er sich schon manchmal nur als »dummen Neurotiker« gesehen habe und das eigene

Gefühl für das Kind völlig vergessen hatte. Jetzt könne er »sich selbst besser glauben« und auch den familiären Notstand des Kindes genauer mit Abstand sehen usw. Herr M. hat noch eine Reihe von experimentellen Inszenierungen und Rollenspielen durchgeführt und die Therapie mit relativ guten Erfolg beendet.

Therapeutisches Fazit zum Fallbeispiel Torsten Mollenhauer:
Im Fallbeispiel konnte ein fortgeschrittener Patient anhand seiner eigenen und mit dem Therapeuten ausdiskutierten Fokusbildungen eine wichtige Konfliktstruktur eines »vergessenen und hilflosen inneren Jungen« in eine objektgestützte Handlungsinszenierung erfolgreich überführen. Die Riesentonne diente im beseelten Erleben des Patienten als Übergangs-Übertragungs-Objekt für das riesige Einsamkeitserleben des Jungen im früheren Leiterschacht. Während der erlebnisintensiven Gefühlserinnerung gelang es durch die gewachsene Beziehung zum Therapeuten, eine Retraumatisierung des »verlassenen Kindes« zu verhindern, indem jetzt ein durchgehender Kontakt zum »besseren Vater« aufrechterhalten wurde und die ganze Szene des Jungen innerpsychisch begleitet wurde. Durch diese praktische Annahme und den Beistand des therapeutischen Ersatzelternteils (als Vater-Mutter-Kombination) konnte in der realen Verletzung des Kindes eine Schmerzlinderung durch »aktive Zeugenschaft des Behandlers« eingerichtet werden, der an dieser empathischen Stelle beziehungsmutuell durch seine eigene Betroffenheit mit in die Regression eingetaucht ist. Der Therapeut leitet nach einer intensiven Gefühlsarbeit des Klienten mit dem herabgelassenen Seil die bewusste Selbsthilfe des wieder progredierenden Patienten ein. Das Seil ist hier Übergangs-Übertragungs-Objekt für die gereichte elterliche Hand, an der sich der Junge »aus dem Loch hochziehen« kann – so wie es jetzt auch der Erwachsene zunehmend tun muss.

Durch diese experimentelle Inszenierungsarbeit konnte eine fruchtbare therapeutische Zerlegung des psychischen Problems in das hilflose Kind und den verständnisvoll beobachtenden Erwachsenen im Patienten selbst organisiert werden, was für den therapeutischen Heilungs- und Wachstumsprozess sehr nützlich war und weitere Dissoziationen vermeiden half.

Fallbeispiel des Ingolf Seifert:*
Herr S. ist ca. 35 Jahre alt, Marketingmitarbeiter und ledig. Er kam wegen depressiven Symptomatiken, Identitätsproblemen und häufigen Beziehungskonflikten mit seinen homosexuellen Partnern in die Therapie. Die Homosexualität ist Herrn S. seit der frühen Pubertät bewusst; an dieser sexuellen Orientierung hatte der Klient keinen Zweifel. Leidensdruck und Veränderungsmotivation bestand in Richtung Abbau der depressiven Gereiztheit und der ungenügenden

Abgrenzung von den Eltern, welche ca. 500 km entfernt wohnten und ihn durch Anrufe und Besuchsansprüche peinigten.

Nachdem wir in ressourcen- und fokusorientierten Behandlungssettings gute Stabilisierungs- und Klarifizierungsfortschritte erreicht hatten, gingen wir zur experimentell strukturierten Arbeit über. Die grundsätzlichen Konstellationen seiner Beziehungskonflikte hingen mit erarbeiteten Übertragungs- und Introjektmustern zusammen, die in den folgenden, psychodynamischen Arbeitstafeln skizziert werden sollen:

Übertragung/ Introjekt ausgehend von	***Dimension im Patientenerleben und -verhalten***	
	Übertragung	**Introjekt**
Mutter (bearbeitet)	• Ich fühle mich durch Frauen schnell manipuliert und eingeengt. • Frauen sind für mich unberechenbar und wollen mir schaden. • Ich bin mißtrauisch, wenn Menschen zu mir freundlich sind.	• Ich dränge anderen meinen Willen auf. • Ich werte Frauen undifferenziert stark ab. • Ich wickle andere mit meinem Charme ein.
Vater (bearbeitet)	• Ich fühle mich von Männern schnell vernichtet. • Ich bin nicht festzulegen in meinen Aussagen aus Furcht vor unberechenbaren Konsequenzen.	• Ich ziehe mich nach Angriffen selbst gekränkt zurück. • Ich taktiere mit meinen Handlungen gemäß den Machtkonstellationen. • Ich kann schwächere Menschen kühl fallenlassen.
Psychodynamische Arbeitstafel		
Focirahmen (verhandelt)	• Ich fühle mich schnell manipuliert und bin mißtrauisch bei Freundlichkeit, weil ich mir nicht vorstellen kann, daß man es wirklich ehrlich mit mir meint. • Ich spüre schnell Druck mich für etwas entscheiden zu müssen, daß schlimme Konsequenzen hat, weil ich keine Chance für eine Korrektur für Fehler bekomme. • Wenn ich mich gegenüber Belastungen abgrenze, werde ich mit Liebesentzug bestraft.	
Lösungsrahmen (verhandelt)	• Die innere Gefühlswelt soll mit lautem Denken und Fühlen offengelegt werden, um viele Verästelungen der Innenwelt zu spiegeln und gespiegelt zu bekommen. • Vertrauensübungen aktiv gestalten versus Aggressionen, bei Mißtrauen aktiv inszenieren, um Veränderungen zu ermöglichen. • Erforschen der blinden Flecken, was "danach" wirklich passiert, wenn Streits zu Krisen geführt haben.	

Zu Beginn einer vereinbarten experimentellen fokusorientierten Therapiestunde schilderte Herr S. wieder ein starkes Belastungserleben mit Mutter, die ihn zum 1000. Male aufforderte, einen Elternbesuch zu machen und ihn mit früheren Versprechungen, Loben und »sanftem Druck« zu manipulieren suchte. Auf mein Befragen hin gab Herr S. kund, dass er diesen Verwirrungsdruck auf der Brust und am ganzen Leib spüre und er sehr verspannt sei. Ich forderte Herrn S. auf, sich im Raum einmal umzuschauen, ob er ein Symbolisierungsmedium für seine Mutter entdecken könne. Nach wenigen Augenblicken sagte der Patient, dass die

Riesentonne gut für seine Mutter stehen könne. Wir überlegten jetzt gemeinsam, wie man den Druck in Brust und Bauch mit der Tonne sinnbildlich verbinden könne? Nach einigen Spontaneinfällen hatten wir die Idee, dass Herr S. sich längs unter die große Tonne legen und ruhig atmen solle. Durch seine schon trainierte Regressionsfäigkeit gelangte er mit der Riesentonne auf dem Bauch und geschlossenen Augen in den Zustand eines dreijährigen Jungen, der gerade »Atemschmerzen« im Beisein der Mutter empfindet. Ich sprach als Therapeut Herrn S. in seiner Regressionsverfassung in einem besorgten elterlichen Ton als »den kleinen Ingolf« an, was sich schon in früheren Inszenierungsarbeiten zum Intensivieren des regressiven Erlebens bewährt hatte.

Der Patient sprach von sich selbst auch in der dritten Person, dass »der kleine Ingolf gar nicht mit Mama kuscheln wolle, was die Mama aber sehr traurig machte...«. Der tranceartige Erinnerungszustand des Kindes vertieft sich noch mehr, so dass der Patient im Erleben dieses Kindes angibt, nunmehr ein Jahr alt zu sein, im Bett mit der Mutter zu liegen, wobei diese ihn schlafend fast erdrücke. Der kleine Junge sei verzweifelt und habe Angst, erstickt zu werden. Als der kleine Ingolf seine Kräfte schwinden sieht, wird er immer panischer vor Angst und weint laut. Ich versuche als begleitende Stimme dem kleinen Jungen zu helfen und ermutige ihn mit Händen und Füßen zu boxen, um die Mutter aufzuwecken. Der Patient – in Form des regredierten Ingolf – tut das mit »schwachen Fäustchen und Trittchen«. Die Mutter – in Form der Riesentonne – wacht immer noch nicht auf. Damit retraumatisierende Erfahrungen nicht ungünstiger Weise wiederholt werden, frage ich den kleinen Ingolf, was ihm noch so einfalle, um vom bedrohlichen Mutterkörper wegzukommen. Der Körper des Jungen schaukelt leicht von links nach rechts und der Patient sagt schluchzend, dass der kleine Junge sich auch wegdrehen könne. Ich finde diese Idee prima und ermutige den kleinen Ingolf, sich sofort unter der Tonne herauszudrehen. Bereits der erste Versuch klappt und die Riesentonne rollt zur rechten Seite weg. Der Patient weint noch etwas und atmet freier. Er sagt dann mit festerer Stimme, dass er jetzt keinen Druck mehr spüre, aber dass ihm jetzt so kalt werde. Ich bringe den zusammengekauerten Patienten eine Decke und lege eine Hand wärmend und schützend auf die Wirbelsäule zwischen den Schulterblättern. Der Patient läuft rosig an und wird ruhiger. Nach zwei bis drei Minuten schaut er mich in progredierter Verfassung an und lächelt. Er macht sich noch einmal ganz lang mit Armen und Beinen und hat eine gelöste Stimmung. Bei der Verabschiedung sagte er noch, dass er erstaunt gewesen wäre, dass die »Mutterwalze« während der Arbeit immer schwerer geworden sei, so dass er die Inszenierung fast abgebrochen hätte (was auf eine Regieregel anspielte, die besagt, dass Patient und Therapeut jederzeit bei akuten Bedrohungserleben ein Inszenierungsexperiment abbrechen dürfen). Aber jetzt sei er richtig befreit und fühle sich größer.

Therapeutischer Ausblick zum Fallbeispiel Ingolf Seifert:
Herr S. sagte in den Auswertungsstunden zu dieser gemeinsamen Arbeit, dass er in dem Erleben des einjährigen Jungen wirklich im inneren Bild erlebt habe, dass die Mutter sich über ihn wälze und dass dabei aus der schönen Wärme plötzlich Todesangst geworden sei. Als Erwachsener wisse er aber nicht genau, ob sich alles so abgespielt habe, weil die konkrete Erinnerung schwanke. Auf jeden Fall wurde das Beziehungsprinzip zwischen Mutter und ihm richtig inszeniert. Der Patient übersetzt für sich das dieses sich »Herausdrehen« aus der Beziehung als wichtigen Rettungsschritt des kleinen Jungen. Jetzt müsse er die Modelllösung konsequent umsetzen, indem er mehr an seine »Gesundheit« als an die Gefühle der Mutter denken sollte. Er sagte daraufhin Treffen mit den Eltern erstmals mit der einfachen Begründung: »Weil ich nicht will und für mich etwas anderes brauche!« ab, was vorher nicht vorstellbar gewesen war. Er hatte immer fadenscheinige oder betriebliche Gründe vorgeschoben, um sich (heimlich) abzugrenzen. Neben diesem gewachsenen Selbstbestimmungsgefühl erlebte er auch mehr anziehende Kräfte von Frauen seines Alters. Er phantasierte, dass er eventuell doch wieder einen heterosexuellen Beziehungsversuch starten wolle, was er im Alter von 16 Jahren aufgegeben habe. Zum Ende der Therapie gab es einige Flirts – seinen homosexuellen Freund hatte er aber mit weniger Streits trotzdem noch als Wochenendbeziehung.

Therapeutisches Fazit zum Fallbeispiel Ingolf Seifert:
In der therapeutischen Handlungsinszenierung des Patienten S. konnten die Strukturen des Beziehungs- bzw. Abgrenzungsproblems des Kleinkindes anschaulich ins Bild gebracht und experimentell ein ursächlicher Störungsfokus sowie eine symbolische Lösungsstruktur gefunden werden.

Durch den Körperfokus von Herrn S. entsteht ein Reinszenierungskontext, der symbolisch nachgestellt wird. Das Therapieobjekt Riesentonne dient dabei als Übergangsobjekt für die Mutter und ist in der Lage, den Druckschmerz in Brust und Bauch in Form einer »analogen Objekthandlung« zu verstärken. Als der Patient plötzlich im innerpsychischen Erleben das Bild der Mutter vor sich sieht, ist der Tonnenkorpus zum Übergangs-Übertragungs-Objekt für den Abgrenzungskonflikt des Kindes geworden, dass einerseits seine Mama liebt, andererseits von deren Übergriffigkeit erdrückt wird. Interessanterweise entsteht bei einer regressiven Erlebensvertiefung von Herrn S. noch das Bild einer »Realszene«, wo das Kind tatsächlich von der Mutter unbewusst gequetscht worden sein könnte. Hier gibt es solange der Patient kein absolutes Evidenzerleben empfindet immer zwei diagnostische Zuordnungsmöglichkeiten: Entweder ist diese Szene ein noch intensiveres symbolisches Gleichnis der o.g. Beziehungsstörung zwischen Mutter und Kind, die Lichtenberg (1999) *Modellszene* nennt, oder es handelt sich um eine aufgedeckte latente traumatische Erinnerung des Kleinkindes, die erst in dem Augenblick der »ähnlichen innerpsychischen Erregung und Regression« aufbricht, was an Erkenntnisse der Traumaforschung anschließt (vgl. Huber, 2003). Wie dem auch sei, ob Modellszene oder/und aufflackerndes traumatisches Erleben, diese therapeutische Inszenierung ist für den Patienten auf jeden Fall eindrucksvoll für das Verstehen seiner Lebensgeschichte, wie sich durch das betroffene Weinen in der Stunde als auch in dem progredierten Erleben des Klienten im Nachgang herausstellt.

Herr S. konnte sich in dieser »geordneten Inszenierungsstruktur« partiell gut auf sein ungelöstes mütterliches Beziehungserleben einlassen (regredieren) und parallel dazu seine erwachsenen Beobachtungsqualitäten behalten (progredierte begleitende Selbstwahrnehmung), so dass die aufkommenden Affekte in einen sinnvollen Zusammenhang gebracht und dadurch mit den eigenen Ressourcen verarbeitet werden konnten. Die konkrete psychische Inszenierung führt zum bedrohlichen Punkt, wo das Kind sich damals wirklich nicht zu helfen wusste; jetzt bedarf es nur einer kleinen Anregung des Therapeuten und selbst das »regredierte Kind« findet eine altersgemäße Mindestlösung des Problems. Dieses selbstkreierte Überwinden des Ausgeliefertseins könnte auch die Auflösung eines RIG´s sein, wie es Trautmann-Voigt (2002) und Geißler (2003) als Ziel von bewegungsanalytischen Arbeiten beschreiben. Es ist beeindruckend wie das Durcharbeiten des Störungsknotens in der Handlungsinszenierung beim Erwachsenen danach mit gewisser Souveränität Verhaltensänderungen einleitet, die vorher nur verbal sehr mühselig in Gang zu bringen waren. Selbstverständlich meine ich nicht, dass eine einzelne Therapiestunde solche Erfolge garantiert. Sie hat jedoch eine gewisse Schlüsselfunktion in einer kulmulierten Reihe von guten Therapieerkenntnissen.

Die wiederaufflammende Diskussion um die mögliche hetereosexuelle Lebensform des Patienten ist meines Erachtens zumindest ein Beleg, dass eine zentrale Szene der kindlichen Neurose bearbeitet werden konnte. Grundsätzliche Erkenntnisfortschritte können beim Klienten wie von selbst strukturelle Verhaltensanalysen und ggf. -veränderungen nach sich ziehen, wozu es hier erste Einstimmungen gab.

Zweites Fallbeispiel des Patienten Martin Ellert:
Die psychodynamischen Arbeitstafeln von Patient E. sind oben im Text beschrieben worden (vgl. oben 4.1.3.1). Hier soll nun eine Therapiesequenz erläutert werden, in der Herr E. bereits in einem experimentellen focusorientierten Setting gearbeitet hat. Nach dem Herr E. in einer Reihe von Inszenierungen die Foci von: Lasten für andere tragen, Ängste von anderen übernehmen und sich dem Schicksal der Familie beugen (s.o.) gewidmet hatte, standen jetzt Verästelungen dieser

Themen oder experimentelles Erforschen von unklaren psychischen Symptomatiken als Untersuchungsziel an, bevor die Therapie zum Abschluss kommen sollte.

Herr E. kam in einer Therapiestunde auf einen Traum zu sprechen, der ihn unruhig machte, weil er geträumt habe, dass er beinahe gestorben sei. Er habe unter einem Felsblock gelegen und von außen beobachtet wie er immer schwächer geworden sei und sich fast lächelnd auf seinen Tod eingestellt habe.

Nach kurzer Inszenierungsdiskussion stellten wir die im Traum erlebte Szene mit Objekten nach: Ein großer Fels stand zur Seite (hier der Riesenklotz) und ein anderer lag quer auf seinem Körper (hier der schlaffe Riesensack – vgl. Anhang 8.1). Herr E. hatte zunächst Mühe sich einzustimmen, so dass ich ihm sein zuvor geschildertes Erleben in ruhigem ernsten Ton wiedergab. Nun kam langsam der Angstzustand zurück. Herr E. fühlte sich ca. 10 Jahre alt und spürte kaum seinen flachen Atem unter der Felsenlast. Er sprach gequält kindlich von seinen Ohnmachtsgefühlen. Plötzlich huschte ein Grinsen über sein Gesicht und ich fragte, was er jetzt erlebe? Der Patient sagte, dass er sich jetzt wieder von außen sehe wie einen kleinen Wurm unterm Fels. Ich fragte jetzt, wie alt denn der Beobachter sei. Der Klient antwortete 12 oder 13 Jahre. Ich fragte weiter, ob der Kleine 10-jährige dem Großen nicht leid täte, da so ohnmächtig unter dem Stein liegend? Der Größere meinte nein, nicht so richtig – außerdem sei der Druck gar nicht so groß; er helfe nur in äußersten Notfällen. Ich schwenkte in der Regie auf den 10-jährigen Jungen um und fragte, ob er den größeren Jungen sehen könne? Der Junge im Klienten sagte ja, aber der sei doch ein arrogantes Arschloch. Ich bestätigte den momentanen Eindruck, sagte aber, dass eventuell der schwere Fels nur mit gemeinsamen Kräften zu beseitigen wäre. Der 10-jährige zweifelte an der Solidarität des Größeren und wusste nicht weiter. Ich sagte nach einem Zögern, dass ich jetzt den Druck auf den Fels vergrößern könnte, um einmal zu erleben, was dann bei ihm oder dem Großen losginge. Er sollte einfach mit Händen und Füßen dagegen ankämpfen. Der kleine Junge willigte ein und ich drückte mit den Fäusten von oben auf den Sack. Der Junge stöhnte und wehrte sich etwas. Ich feuerte ihn an, dass er lauter einen Ton von sich geben und stärker gegendrücken solle. Der kleine Junge gab etwas mehr Kraft ab. Dann legte ich mich mit dem ganzen Oberkörper über den Riesensack, drückte ihn fester runter und feuerte ihn weiter an – noch stärker dagegen zuhalten. Der kleine Junge wurde wütender, stärker und brüllte plötzlich mit relativ männlicher Stimme. Ich sagte, dass er die Augen noch weiter öffnen und den Ton noch lauter werden lassen könne. Als der Patient sich steigerte, drückte ich mit meinem Oberkörper nicht mehr so stark auf den Riesensack. Der aggressiv aufgetaute Patient stieß schließlich den Riesensack mit wütenden Wellen der Arme und Beine von sich weg, was ich geschehen ließ. Wir beide schwitzten in Folge der Anstrengung nicht schlecht und lächelten. Ich fragte den Patienten noch, wieviele Anteile jetzt beim Wegschieben des Sackes vorhanden gewesen wären? Herr E. meinte, dass er keine Aufspaltung am Ende mehr bemerkt habe, sondern, dass er sich mit »ganzer Kraft« gegen den Druck gewehrt habe, sonst hätte er auch nicht gewinnen können.

Therapeutischer Ausblick zum zweiten Fallbeispiel von Martin Ellert:
Herr E. war nach dieser Stunde sehr vom Verstehen seiner psychischen Abwehr beeindruckt. Er hatte anschaulich erlebt, wie er in der nachfolgenden Bearbeitung sagte, dass er »aus mehreren Ebenen bestehe« und der hilflose Junge und der verächtliche Ältere zu ihm gehört hatten. Als Deutung fiel ihm eine Zerlegung aus Ohnmacht sowie das komplizierte Zusammenspiel zwischen Übertragungskind Martin und Vaterintrojekt (aus Martin und Vater) ein. Der Vater habe ja – wie der rote Riesenklotz – tatenlos zugeschaut, wie der Junge von der Mutter (dem Riesensack) »belagert« worden sei. Diese Deutungen wurden in den nächsten vier darauffolgenden Therapiesitzungen vertiefend erarbeitet und mit Fallbeispielen als Indizien belegt.

Der Patient konnte dadurch abermals die Störung der Eltern und seine hoffnungslose Stellung als ungeschütztes Kind in dieser neurotischen Familienkonstellation sehen.

Aufschwung hatte Herr E. durch seine enorme Kraft erlebt, wo er mit ganzheitlicher Gegenwehr »sogar den Therapeuten samt schwarzen Sack« einfach weggedrückt hatte.

Von diesem Kraftbeispiel zehrte er noch lange.

Therapeutisches Fazit zum zweiten Fallbeispiel von Martin Ellert:
Herr E. konnte in dieser experimentellen focusorientierten Therapiestunde zielgerichtet sein symbolisches Traumerlebnis im entscheidenden Knackpunkt reinszenieren. Ich hätte als Therapeut schon bei der Auswahl der Therapieobjekte Riesensack und Riesenklotz verbale Auswertungsarbeit organisieren können. Da es aber meist um die ganze »Gestalt der Handlungsinszenierung« geht, habe ich den Prozess bewusst so durch den Patienten gesteuert laufen lassen bis meines Erachtens ein wichtiger »Totpunkt« der Handlungsgestalt zu erkennen war. Als sich der Junge psychisch in den »ohnmächtigen reglosen Jungen – und den beobachtenden Abwerter zerlegte«, glaubte ich therapeutisch eingreifen zu müssen, um retraumatisierende Nacherfahrungen (wie im Traum angstvoll angedeutet) verhindern zu können. Die Altersangabe von 12/13 Jahren hielt ich innerlich für den Zeitpunkt, wo diese Dissoziation für den realen, überforderten Jungen einst psychische Entlastung gebracht hatte. Anderseits habe ich in diesem Augenblick – aufgrund der vorangegangenen focusorientierten Arbeiten schon vermutet, dass auch ein Vaterintrojekt in die Reinszenierung drängt und plastisch zeigt, was familiendynamisch damals geschah.

Wie dem auch sei, es war in dieser aktuellen Inszenierung notwendig; dem kleinen Jungen einen Kraftzuwachs zukommen zu lassen. Das wollte ich aufgrund der Achtsamkeit vor der inneren Dynamik des Jungen nicht sofort selbst – quasi von außen – vornehmen, weil diese Hilfsaktionen meist nur kurzfristige Entwickklungserfolge bringen. Interessant fand ich die Äußerung des großen Jungen, dass er »nur helfen werde, wenn es eine größere Not« geben würde. Deshalb ging ich zur Strategie über, den unterlegenen Jungen etwas mehr unter Druck zu setzen (ohne ihn sadistisch zu quälen!), damit der größere endlich eingreife. Meine Aufforderung an den kleinen Jungen, jetzt einmal mit Händen und Füßen alles zu geben, war sicherlich auch ein positiv väterlich kraftspendender Moment. Durch diese suggestive Herausforderung habe ich dem Jungen die volle Konzentration für die Handlung abverlangt, wodurch mitunter Dissoziationen »rückgängig gemacht« werden können. Der Plan gelang und der erstarkende Junge wehrte sich mit ganzer Kraft gegen den Druck. Weil dieses Experiment gut funktionierte, gab ich mit dem Oberkörper noch etwas Gegenkraft dazu, damit ich dem Patienten ein größeres Erfolgserlebnis einrichten konnte, weil er dadurch seine (ihm bisher unbewusste) große unterschwellige Bärenkraft spüren konnte. Die verbalen Nachbetrachtungen belegen meiner Ansicht nach, dass diese Reinszenierung sowohl eine gute Handlungsanalyse nachsichzog als auch eine gewünschte Veränderungssynthese im Verhalten des Patienten ermöglichte.

4.1.4.1 Fallbeispiele zur experimentellen Fokusbearbeitung traumatischer Symptomatiken

Um ein experimentelles focusorientiertes Therapiesetting bei traumatisierten Patienten umsetzen zu können, ist natürlich wie oben unter 4.1.4 erklärt, ein sicheres beziehungsdynamisches Arbeiten zwischen Patient und Therapeut zu verifizieren, damit man dieses emotional schwer zu berechnende Erlebensmaterial fachgerecht zur Behandlung bringen kann. Der Klient sollte also verbal über das zu bearbeitende Trauma auch emotional bescheid wissen und in vorhergehenden Sitzungen bewiesen haben, dass er mit spontanen aufsteigenden Erlebensmaterial relativ sicher umgehen kann. Auch die Beziehung zum Therapeuten sollte in positiver Orientierung – d.h. mit guten Aufklärungsinteresse und eigenen hilfstherapeutischen Anteilen – mitreguliert werden können.

Dieses therapeutische Arbeitsniveau hielt ich bei den nachfolgenden Fallbeispielen für gegeben.

Fallbeispiel der Patientin Renate Brandt:*

Frau B. ist ca. 40 Jahre alt, selbständige Heilberuflerin und verheiratet. Frau B. kam wegen depressiver Symptomatiken, Aggressionshemmungen sowie anhaltenden psychosomatischen Beschwerden (Kopf- und Herzschmerzen) zu mir in Therapie. Sie hatte vor Jahren bereits eine analytische Psychotherapie in klassischen Setting durchgeführt, infolge derer sie einen Selbständigkeitszuwachs und einen Abbau suizidaler Impulse erreichen konnte. Leider waren negative Übertragungsbeziehungen zur Therapeutin nach ihrer Aussage wenig lösbar gewesen und auch die Bearbeitung der Störungsursachen habe »nur im Kopf« stattgefunden, weshalb sie jetzt einen zweiten Therapieanlauf mit einer bewegungsorientierten Therapie unternommen hatte.

Nachdem die Patientin bereits in focusorientierten Therapiestunden Grundprobleme mit Vater und Mutter sowie zu den grundlegenden psychosomatischen Zusammenhängen bearbeitet hatte, wollte sie sich auf das traumatische Erleben von körperlicher Gewalt einlassen, zu welchem aber Erinnerungen bislang fehlten.

In einer Therapiestunde entschied sich die Patientin, dass sie einmal bestimmten Körpersymptomen im Plüschtierdialog nachgehen wolle. Einen Plüschtierdialog mit mir hatte sie zuvor als kreative und lockere Kommunikationsform zwischen uns erlebt. Dabei hatte sie wohltuend erfahren, dass man mit Hilfe der Stofftiere selbst über schwierigste Themen in der »dritten Person« freier diskutieren konnte als diese durch den erwachsenen verbalen Dialog möglich gewesen wäre. Im erwachsenen Explorieren traten schnell wieder die altbekannten Übertragungsmuster auf, die trotz der bearbeiteten Deutungen und Erkenntnisse nur langsam abnahmen. Also konnte dieses verlagerte Beziehungssetting *einen experimentellen Einblick in Störungshintergründe* (im Sinne einer Vorausschau) ermöglichen, wo ein Aufarbeiten unserer Realbeziehungen in der aktuellen Übertragung und Introjektion wahrscheinlich längere Zeit gedauert hätte. Kontakt- und ressourcenorientierte Therapiebegegnungen hatten mir glaubhaft gezeigt, dass die Patientin in übertragungsarmen Begegnungsräumen eine tragfähige Beziehung zu mir aufbauen konnte; in focusorientierten Arbeiten hatte sie mir ihre selbstanalytische Therapiekompetenz bewiesen.

Heute wählte Frau B. einen kleinen Löwen für sich und einen väterlichen großen Braunbären für mich aus. Ich fragte nach dieser Zuordnung in der Rolle des Bären, wie es dem kleinen Löwen wohl heute gehe? Die kleine Löwin antwortete, dass es ihm nicht schlecht ginge – er aber immer noch so starke Nackenschmerzen habe – seit Jahren. Der Bär erkundigte sich, wo das genau am Kopf wäre und wie stark das sei? Frau B. kniff die kleine Löwin sehr gewalttätig in den Nacken und drückte das Gesicht des Tieres breit auf den Fußboden und warf das Löwenkind schleudernd in die Ecke des raumes. Ich war zunächst etwas verwundert und fragte, ob sie denn meine letzte Frage verstanden habe. Frau B. sagte in etwas kindlicher (regredierter) Stimme ja, aber das es so gewesen wäre! Ich erkundigte mich nocheinmal nach dem genauen Hergang und holte das Löwenkind aus der Ecke zurück. Ich überreichte es Frau B. und bat sie, dass

Übertragung/ Introjekt ausgehend von	***Dimension im Patientenerleben und -verhalten***	
	Übertragung	**Introjekt**
Mutter (bearbeitet)	• Ich fühle mich von Frauen schnell vernichtet. • Ich darf nicht lebendig sein, weil sich andere behindert fühlen. • Ich werde im Innersten von Frauen abgelehnt, obwohl ich ihnen vieles recht mache.	• Ich kann Menschen durch erlebte Kränkungen schnell fallen lassen. • Ich flüchte mich schnell in eine Krankheit, weil ich sonst meinen Willen nicht durchsetzen kann. • Ich werte mich selbst ab.
Vater (bearbeitet)	• Ich darf bei Männern nicht meine weiblichen Seiten zeigen. • Ich werde für meine Spontanität bestraft. • Ich darf meine Stärken nicht zeigen.	• Ich bin selbst sehr chaotisch und suche meine stabile Identität • Ich fliehe in Größenphantasien. • Ich vertrage wenig Kritik.
	Psychodynamische Arbeitstafel	
Focirahmen (verhandelt)	• Ich fühle mich zu schnell von anderen vernichtet, weil ich mich grundsätzlich abgelehnt fühle und erwachsene Motive nicht überprüfe. • Ich erlebe mich in meiner Identität labil, weil ich mich sehr abhängig von Menschen mache denen ich mich unterlegen glaube. • Ich habe Furcht vor Konflikten, weil ich kein gutes Ende nach Streits kenne.	
Lösungswege (verhandelt)	• Positive elterliche Beziehungen aufbauen und vertrauensvolle Ehrlichkeit fördern • Raum für experimentelle Beziehungserprobung in Affekten geben • körperliche Reaktionsbereitschaften als Verhaltenssignale der Emotionen einbeziehen.	

ganze nocheinmal in Zeitlupe und mit lautem Denken und Fühlen zu meinem besseren Verständnis nachzuspielen. Sie willigte ein, nahm die kleine Löwin und erklärte, dass sie jetzt so fest in den Nacken der Plüschtierlöwin drücke, wie sie den Schmerz spüre. Ich fragte, ob sie mal die Augen schließen und nachfühlen könne, wer der kleinen Löwin so brutal in den Nacken greife. Die Patientin weinte und sagte, dass sie die alte Frau oder Vater hinter sich spüre (mit der alten Frau war die Kinderfrau der Familie gemeint, die wie sich später herausstellte vermutlich eine nervenkranke Umsiedlerin war, und oft die Kinder der vielbeschäftigten Eltern allein betreute). Ich fragte die Patientin weiter, ob sie eine Ahnung habe, was der Anlass für diese Gewalt sei? Die Löwin antwortete (gestisch) und mit der kindlichen Stimme von der Patientin, dass sie soeben erbrochen habe und mit dem Gesicht in die Kotze getunkt werde, worauf die Klientin wieder das Gesicht des Plüschtieres auf dem Fußboden breitdrückt und das Objekt in die Ecke wirft. Ich hole die kleine Löwin wieder behutsam zurück und frage, ob wir noch etwas in »Zeitlupe« arbeiten können? Die Patientin nickt betroffen. Ich frage, ob sie noch mehr von der alten Frau oder dem Vater in der Szene wisse? Die Patientin sagt, dass die alte Frau als sie zwei bis vier Jahre alt gewesen sei oft gescholten habe, weil sie Essen wieder ausbreche, weil »andere Kinder dankbar seien, wenn sie überhaupt etwas zu essen bekämen« (die alte Frau hatte als Vertriebene wahrscheinlich selbst viel Hungerelend und Gewalt erlebt?). Doch hier verschwimmt dann die Geschichte und die Patientin weiß nicht mehr, ob diese Frau oder ihr Vater oder jemand anders Sie in das Erbrochene mit dem Gesicht gedrückt und in die Ecke geschleudert habe. Sie habe damals unter einem apathischen Schock gestanden und die Orientierung verloren.

Sie wäre in der soeben erinnerten Szene wie tot in Erbrochenem und Nasenblut liegengeblieben. Wie lange wisse sie nicht mehr – eine Ewigkeit; eine Auflösung der Szene gäbe es nicht und mehr Gewißheit über genaue Vorgänge auch nicht, weil sie unter Schock gestanden habe.

Jedenfalls habe sie immer vor den Affektausbrüchen des Vaters und vor der Kinderfrau riesige Angst gehabt. Vor der Kinderfrau habe sie gezittert aber den Eltern nichts erzählt. Die Eltern wären ja auch schnell ausgerastet, wenn etwas nicht in deren Sinne gewesen sei. Am Ende der Therapiestunde lasse ich der Patientin für die kleine Löwin ein Krankenbettchen bauen und sich von ihr bis zum nächsten Mal verabschieden. In der nächsten Therapiestunde fiel Frau B. plötzlich wieder der frühe Abschied vom verstorbenen Bruder ein, dessen Geruch, Aussehen und Sprachmelodie als reale Erinnerung aufstiegen. Jetzt baute sie auch für ihn ein Bettchen als Keramikfigur und fuhr in einem rührenden Ritual auf den fernen Friedhof, um sich von ihm erstmals bewusst zu verabschieden. Sie schätzte hypothetisch ein, dass sich im Bild der Gewalt über dem kranken Kind möglicherweise ihre und des Bruders Erfahrung – als sie 2 Jahre alt war – vermischt haben könnten? Der Bruder war in Qualen am geplatzten Blinddarm im Zusammenhang mit einer fehlerhaften Operation gestorben.

Therapeutischer Ausblick zum Fallbeispiel Renate Brandt:
Frau B. ist noch Tage nach dieser Therapieinszenierung betroffen und baute danach auch ein kleines Bettchen für ein gekrümmtes Kleinkind aus Keramik (vgl. oben: Arbeit mit Therapiefiguren unter 3.3.4). Sie übernahm damit bewusst Verantwortung, sich um beide körperlich mißhandelten Kinder zu kümmern. Wenn ich nicht ausdauernd nachgefragt hätte, hätte es womöglich nur die Handlung – ohne Kommentar – gegeben, weil die emotionale Erinnerung erst nach dem Zurückholen der kleinen Löwin in betroffene Bewegung kam. Die Impulse waren bis dahin unklar, genauso wie der Nackenkopfschmerz unspezifisch gewesen war. Nach der Handlungsinszenierung hatte sie zunächst mehr Kopfschmerzen gehabt und viel weinen müssen. Jetzt hatte sie seit Tagen keine Schmerzen erlebt. Ihr war aber als Hypothese klar, dass der Kopf- und Nackenschmerz mit rücksichtslosen Beziehungserleben zusammenhängen konnte. Heute fühlte sich Frau B. in der Ausweitung von Schmerzempfindungen schnell durch »Kleinigkeiten« schlecht behandelt, was in der frühen Situation ja wirklich anders war.

Überhaupt hätte sie inzwischen einen Groll auf die Eltern, die sich nicht um die psychische Stabilität der Kinderfrau gekümmert hatten und nur »froh über die Arbeitsentlastung« bei der Kinderbetreuung gewesen seien oder auch über die Streits der Eltern mit dem Ausflippen des Vaters. Was den Schmerz über den Bruder anging, so half ihr die ritualisiert nachgeholte Beerdigung, weil sie als Kleinkind nicht die Prozedur mitmachen gedurft hatte, um würdevoll Abschied zu nehmen. Möglicherweise hatte sie auch einen Teil seiner Qualen mitübernommen, wie sie im Nachgang äußerte. Auf jeden Fall war es frappierend, dass die Einschlaf- und Durchschlafängste von Frau B. *nach diesen therapeutischen und realen Inszenierungsstrukturen* völlig verschwunden waren. Sie brauchte dazu überhaupt keine Tabletten oder die Anwesenheit von Familienangehörigen mehr und erlebte einen Kraftzuwachs als erwachsene, befreite Frau.

Therapeutisches Fazit zum Fallbeispiel Renate Brandt:
Die Handlungsinszenierung zeigt eindrucksvoll wie fruchtbar ein Verbalisieren von Bewegungsimpulsen mit Symbolisierungsobjekten sein kann. Frau B. waren grobe Zusammenhänge von Entbehrungen der Eltern und Gewalt in der Erziehung bekannt. Weitere ausschließlich verbale Arbeit hätte hier nur die bekannten Erkenntnisse – möglicherweise im Sinne von »Klischees« - bestätigt. Weitere Zusammenhänge mit der körperlichen Symptomatik bzw. das »Lesen der körperlichen Erlebensbotschaften« war bisher nicht gelungen.

Der Plüschtierdialog ermöglichte der Patientin zunächst relativ locker an ein schwieriges traumatisches Erleben in einer Art »betroffener Distanz« heranzugehen und sich wie zufällig an die belastende Szene »heranzuspielen«.

Im ersten Impuls zeigte Frau B. dabei unbewusst ein Verhalten, was sie selbst erlebt hatte und nicht erinnern konnte. Sie spielte quasi »nebenbei« die schlimme Erfahrung nach – ohne sie in diesem Moment bewusst zu ahnen. Erst auf das mehrmalige Wiederholen der Szene in Zeitlupe sprach Frau B.´s Erinnerung auch emotional an. Ich wusste als Therapeut zu diesem Zeitpunkt auch nicht mehr als die Patientin. Ich war lediglich über die schnelle Folge der Spontanhandlungen »gestolpert«, die ich mir in meiner aufmerksamen Beobachtung nicht erklären konnte und wegen der schnellen Abfolge für unbewusst gesteuert hielt.

In der langsamen Reinszenierung wurde dann die erlebte Gewaltstruktur des Kindes immer sichtbarer. Die Geschichte stieg wie ein »Aha-Erleben« auf und brauchte nur aufgefangen zu werden.Das Zurückholen der kleinen Löwin war in der Bedeutung für die therapeutische Beziehung einerseits eine fürsorgliche Gegenübertragung meinerseits für das geschundene Kind und somit ein gewisses (unbewusstes) Kontrasterleben gegenüber der häufigen Ignoranz der Eltern. Anderseits war dieses zweimalige Wegwerfen wohl auch ein indirekter Beziehungstest des Kindes, um zu prüfen, ob ich mich wirklich ausdauernd kümmern werde? Möglicherweise konnte diese Wegwerfauseinandersetzung auch der indirekte Beziehungskampf mit dem Täterintrojekt der alten Frau oder des Vaters gewesen sein, wobei es dann darum gegangen wäre, wer sich hier letztlich mit welcher Handlung durchsetzen würde? Die Patientin hat dieser dritten Deutung auch zugestimmt, weil sie im Alltagsverhalten spürte, wie sie sich oft selbst schlecht behandelt hatte, ohne das sie dafür einen richtigen Grund wüßte. Die modellhaft übernommenen Introjekten des Vaters wie der alten Kinderfrau könnten dafür eine unbewusste Erklärung sein.

Außerdem war in dieser verschachtelten Inszenierung auch ein Stück des qualvollen Todes des Bruders sowie des unbewältigten Abschiedes von ihm verschlüsselt. Diese Erinnerung löste sich erst nach dem die »Deckgeschichte« erschlossen war, weshalb das »kleine Schwesterchen Jahr und Tag nicht mehr zur Ruhe kommen konnte«. In der Realinszenierung wurde eine menschlich sehr wichtige Abschiedshandlung nachvollzogen, die Frau B. zuvor durch unempathische Eltern verwehrt worden war. In der therapeutischen Inszenierung wurden der kleine Löwe und der große Braunbär Übergangs-Übertragungs-Objekte für eine fürsorgliche Eltern-Kind-Interaktion, in welcher wichtige psychosomatische Zusammenhänge durch eine sensible Handlungsanalyse exploriert worden sind, die auf der verbalen Ebene der erwachsenen Frau bis dato nicht aufgearbeitet werden konnten. Eine Lösung des verdrängten Schmerzes, brachte dann die ersehnte »psychosomatische Ruhe« zurück.

*Fallbeispiel der Bettina Arnold**:
Frau A. ist ca. 33 Jahre alt, arbeitslose Angestellte und ledig. Sie kam wegen depressiver Symptomatik mit Nikotin- und Alkoholmißbrauch in Behandlung und hatte diverse soziale Konflikte mit Umschulungsmaßnahmen und Partnerschaften. Zu Beginn der strukturellen Psychotherapie fanden kontakt- und ressourcenorientierte Arbeiten zu der sehr mißtrauischen und passiven jungen Mutter statt. Danach wurden elterlichen Sehnsuchts- und Haßthematiken im Rahmen von focusorientierten Handlungsinszenierungen bearbeitet. Der Anlass zur experimentellen strukturellen Interaktionsarbeit entstand aus begründeten Anhaltspunkten für ein körperliches Gewalterleben im Jugendalter durch Vater und Mutter, wobei diese Erinnerungen eine gewisse Behandlungsresistenz aufwiesen und wir nach neuen Wegen suchten, diese z.T. phobischen Angstsymptome im Zusammenhang mit diesen Erlebnissen zu verringern.

Die Psychodynamischen Arbeitstafeln von Frau A. sahen zum Zeitpunkt der beschriebenen Therapiestunde wie folgt aus:

Übertragung/ Introjekt ausgehend von	*Dimension im Patientenerleben und -verhalten*	
	Übertragungsrahmen	**Introjektrahmen**
Mutter (bearbeitet)	• Ich werde als Frau nicht gemocht, weil ich nicht liebenswert bin. • Ich bin zuwenig leistungsfähig, weil mir Klugheit fehlt. • Ich bin zuwenig ordentlich, weil mir dazu Potenzen fehlen.	• Ich ziehe mich von anderen zurück, um keine Abweisungen erleben zu müssen. • Ich zerstöre meine Gesundheit bei Frustrationen. • Ich belaste mein Kind mit meinen Sorgen.
Vater (bearbeitet)	• Ich bin nicht so wichtig wie andere Menschen. • Wenn mir Männer Zuwendung geben, so kann morgen alles vorbei sein. • Frauen können weniger als Männer.	• Nur in der Arbeit kann der Mensch aufgehen. • Kinder halten im Leben nur auf, weil sie Zuwendung aufsaugen. • Ich werte andere Menschen hinter ihrem Rücken schnell ab.
	Psychodynamische Arbeitstafel	
Fokus (verhandelt)	• Ich fühle mich schnell wertlos und unwichtig, weil ich anderen Menschen ihre Zuneigung nicht glauben kann. • Ich zerstöre mich durch meine Süchte selbst, weil ich den Introjekthaß auf das innere Kind unkritisch weiter ausübe.	
Lösungswege (verhandelt)	• Umgang mit dem eigenen Sohn soll durch zu erlernendes Spielverhalten besser werden. • Positive elterliche Übertragungen sollen entwickelt werden. • Autoaggressive Handlungen sollen durch Bearbeitung der Introjekte und Gewalterfahrungen verringert werden.	

Nachdem spielerische Therapiestunden und positive Interaktionsbeispiele zwischen Frau A. und mir gelaufen waren, wollten wir uns in einer Therapiestunde mit experimenteller focusorientierter Symptombearbeitung speziell dem stagnierenden Erleben der Gewalttraumata widmen, weil Frau A. darunter litt, dass sie bestimmte Ohnmachtsszenen ihres inneren Kindes nicht mehr trotz kognitiver Verarbeitung loswerden konnte. Da ich weiß, dass Frau A. in Angstsituationen häufig dissoziiert, schlage ich vor, dass sie bei der gewünschten Exposition des traumatischen Materials einer väterlichen Züchtigung auch eine bewegungstherapeutische Handlung mit Medien mit inszeniert, damit möglichst viele Innenkräfte mit der psychotherapeutischen Arbeit verbunden sind.

Entsprechend ihrer Traumalandkarte inszenieren wir drei EMDR-Sitzungen (vgl. Hofmann, 1999) zu einer Gewalterfahrung (SUD-9, VOC-1-Protokoll nach Hofmann, ebenda) als das Mädchen vor dem despotischen Vater stundenlang gezwungen wird, einen Teller Suppe bis zum Ende auszulöffeln.

In der ersten Expositionssitzung mit EMDR ist Frau A. weinend betroffen und fast durchgängig regrediert in der kindlichen Verfassung einer Siebenjährigen und braucht dabei den empathischen Trost des Behandlers (als Mutterübertragung).

In der zweiten Sitzung startet sie etwas gefestigter (SUD-7, VOC-3 – vgl. Protokollstufen nach Hofman, 1999). Die Patientin erlebt in Bildern des Prozessierens wie dem Mädchen die eigenen Tränen in die Suppe fallen und sie diese salzig weiter auslöffelt. Als das Mädchen vom Vater geschlagen wird dissoziert es in eine zweite Figur, die der ersten Figur »schmerzfrei« in der Erscheinungsform eines größeren Schattens der körperlichen Mißhandlung zuschaut. Ich frage in einer synthetisierenden Absicht, ob der große Schatten dem kleinen Mädchen nicht helfen könne? Frau A. sagt, dass der große Schatten sage, dass die Suppe nicht gegessen werde, weil es Prügel sowieso gebe. Ich frage, was das Mädchen mit diesem Widerstand jetzt konkret tun könne, um sich dem Essen zu widersetzen? Die mit Handlungsinszenierungen vertraute Patientin nimmt spontan den blauen Schwungbeutel (vgl. Anhang 8.1) als Teller und den Teppichklopfer als Löffel und schlägt auf die »Suppe«. Wir führen die EMDR-Prozedur weiter durch und Frau A. schlägt mit ansteigender Wut auf den blauen Sack und sagt schließlich, dass die Suppe jetzt vollends übergeschwappt sei und der Teller jetzt leer wäre. Dann lacht sie plötzlich laut und meint, dass dieses »ganz cool« sei und wir beenden das EMDR (mit SUD-0 und VOC-7 – vgl. Protokollskala von Hofmann, 1999). Nach dieser Sitzung träumt Frau A. von einem noch kleineren daumlutschenden Mädchen, dass in Angstzuständen völlig apathisch weggerutscht sei. Wir stellen auch diese Szene mit Therapieobjekten nach, so dass Frau A. eine Babydecke als Kopftuch trägt, am Daumen rastlos nuckelt. Das Mädchen fühlt sich von den Eltern völlig verlassen und möchte am liebsten vor Scham von dieser Erde verschwinden.

Bevor wir mit der dritten EMDR-Sitzung (SUD-7, VOC-1) beginnen, wählt sich die »kleine Patientin« einen Schäferhund (Plüschtier) als Beschützer und ein Halteseil als durchgängige Verbindung zum Therapeuten für diese schwierige seelische Bewältigungsarbeit.

In dieser Handlungsinszenierung kann Frau A. das regressive Schmerzerleben des kleinen Mädchens ohne Dissoziation zusammenhalten und wir führen die geplanten EMDR-Prozeduren zügig durch. Danach ist die Patientin sehr erschöpft, weil sie zwischendurch eine weitere Reihe von körperlichen Sensationen mit Luftnot, Körperschwindelgefühlen und Angstzuständen erlitten hatte. Das EMDR endete zufriedenstellend (SUD-1, VOC-6) und emotional befreiend für die Patientin.

Therapeutischer Ausblick zum Fallbeispiel Bettina Arnold:
Weitere Expositionen zum traumatischen Gewalterleben mussten längere Zeit nicht mehr durchgeführt werden.

Frau A. hatte sich durch diese handlungsgestützte Bearbeitung des seelischen Belastungserlebens gut stabiliseren können. Sie fühlte sich zunehmend kompetenter bei der Bewältigung von panischen Angstzuständen zuhause, wozu sie nicht mehr so exzessiv Suchtmittel zur neurotischen Kompensation einsetzte. Das Thema der vollständigen Abstinenz von allen Ersatzstoffen war bis zum Ende der

Therapie nur phasenweise gelungen, weil hier eine Umstrukturierung des gesamten sozialen Feldes notwendig ist.

Der wichtigste Fortschritt blieb eine positive Progressions- und Selbsthilfeerfahrung des zuvor nur ohnmächtigen Kindes und einen spürbare Beziehungsverbesserung zu mir als (väterlichen) Therapeuten, die durch die experimentelle Bearbeitung der traumatisch erlebten Szene qualitativ gewachsen war.

Therapeutisches Fazit zum Fallbeispiel Bettina Arnold:
In diesem Fallbeispiel gelingt einer Patientin die Einbeziehung von Therapiemedien in eine Handlungsinszenierung während einer EMDR-Prozedur. Die zu Dissoziationen neigende Patientin kann durch die handlungsorientierte Erweiterung des Settings einen spontan vollzogenen inneren psychischen Zerfallsprozess (Dissoziation) eindämmen und zeitweise auch rückgängig machen, um eine aktive Lösungsressource zur Überwindung der belastenden Szene einzuleiten. Dadurch wird eine weitere Retraumatisierung in der kindlichen Ohnmacht und Angst vermieden und neue »Entwicklungshoffnung« gesät. Frau A. führt quasi als pubertierende Jugendliche die Suppenszene zu einem angemessenem Ende und wächst durch diese nachträgliche Konfrontation über den regredierten Zustand hinaus.

Nach diesen guten Bewältigungserlebnissen tritt in einer nächsten Stunde ein tiefes Schamerleben eines Kleinkindes an die (bewusste) Oberfläche. Hier kann die Patientin plötzlich aktiv andere innere und äußere Hilfspersonen in die traumatische Expositionsarbeit einbeziehen – und muss nicht mehr alles alleine lösen. Ich werte diese dritte Inszenierungsvariante – im konkreten obigen Kontext – auch als Ausdruck des gewachsenen Beziehungsvertrauens zum Therapeuten als guten hilfreichen Vater bzw. als guter haltgebender Mutter. Den Hund sehe ich als eigenes schützendes Übergangsobjekt zu mir – bzw. zu stärkeren Innenanteilen. Während das Seil, der Hund und die Babydecke im regressiven Erleben von Frau A. allmählich zu Übergangs-Übertragungs-Objekten für unsere Schutz und Halt gebende Beziehung werden, sind die obigen Inszenierungsobjekte blauer Sack und Ausklopfer »nur beseelte« Symbolisierungsmedien für die Handlungsabfolge der Patientin.

Frau A. kann durch die beseelte Verwendung der Objekte ganzheitlicher und intensiver ihre inneren Erlebnisse in Fluß und in relativ kurzer Zeit zur kreativen, wachstumsorientierten Lösung bringen, was ohne die praktische Handhabung womöglich mehr EMDR-Sitzungen zu den obigen Knotenpunkten gebraucht hätte.

Natürlich gibt es auch die Gefahr, dass durch zu frühe und zu häufige EMDR-Unterbrechungen die Prozessierungsarbeit gestört werden kann. Dieses kombinierte Arbeiten bedarf eines gewissen Fingerspitzengefühls in der parallelen Handlungsinszenierung.

4.1.5 Langzeitverlauf in der strukturellen Einzelpsychotherapie

In dieser Fallbeschreibung werden Therapieetappen eines Patienten skizziert, die sich über einen Gesamtzeitraum von drei Jahren erstrecken. Der Klient hat den Großteil seiner Therapie selbst finanziert und sehr eigenständig an den Strukturen seiner depressiven Neurose mit Erfolg gearbeitet. Es sind aus Gründen der Übersichtlichkeit bestimmte Therapiesettings mit Schlüsselstellungen hervorgehoben. Die im Anhang abgebildeten Therapieskulpturen sollen den Weg der Leiden, Erkenntnisse und Freuden des Patienten anschaulich illustrieren (vgl. dort unter Fallbeispiel 8.2 D. H.).

*Langzeitfallbeispiel des Patienten Detlef Heinel**:
Herr H. ist ca. 40 Jahre alt, Akademiker und verheiratet. Er kam wegen depressiver Symptomatiken mit psychosomatischen Beschwerden und hypochondrischen Ängsten in meine psychotherapeutische Behandlung nachdem er zuvor eine analytische Einzelpsychotherapie in einem anderen Bundesland mit wenig Erfolg durchlaufen hatte. Die Mutter war vor einigen Jahren an Krebs verstorben, Vater und Bruder lebten noch in fernen Städten. Herr H. war zunächst ein sehr angepaßter Klient mit schneller intellektueller Auffassungsgabe, was wohl einen Teil der Abwehr und des Widerstandes in der Vortherapie mit verursacht haben dürfte.

Zur besseren Veranschaulichung der Störungsstruktur von Herrn H. sollen hier die psychodynamischen Arbeitstafeln abgebildet werden wie sie sich nach ca. einem Jahr herauskristallisiert und modifiziert hatten:

Therapieetappe: Kontaktorientierte Inszenierungen des Patienten Detlef Heinel:

Übertragung/ Introjekt ausgehend von	***Rahmendimension im Patientenerleben***	
	Übertragungsrahmen	**Introjektrahmen**
Mutter (bearbeitet)	• Ich muß allen dienen, weil ich sonst nicht gemocht werde. • Ich bin eine unersetzliche Stütze für Frauen. • Ich kann mich auf tiefe Gefühle nicht verlassen, weil Launen alles vernichten können.	• Ich glaube an Regeln wie an Gesetze – auch wenn sie mich abtöten. • Ich erpresse mir Zuwendung durch Leidenssymptome. • Ich bin leicht kränkbar und werte andere hintenherum ab, die mich frustrieren.
Vater (bearbeitet)	• Ich bin unwichtig, weil ich zu schwach wirke. • Ich kann die Erwartungen anderer nicht erfüllen. • Ich darf mich nicht abgrenzen, weil ich sonst verstoßen werde.	• Ich halte (heimlich) andere für Versager. • Ich habe (heimlich) Größenideen. • Ich flüchte mich in körperliche Symptome um mich nicht auseinanderzusetzen.

Psychodynamische Arbeitstafel	
Fokus (verhandelt)	• Ich muß die Erwartungen von anderen erfüllen und allen dienen, weil ich sonst nicht liebenswert bin. • Ich darf keine Aggressionen zeigen, weil ich sonst verstoßen werde. • Ich werde ohne Leistungen und Rettungsaktionen nicht als Mensch gesehen.
Lösungswege (verhandelt)	• Den Körper in der Wechselwirkung mit dem seelischen Befinden wahrnehmen üben. • Kraftressourcen aufspüren im Jungen und im Mann • Aggressions- und Wutäußerungen unterstützen • Enttäuschungen, Wünsche und Bedürfnisse wahrnehmen üben. • Beziehungsklärungen trainieren • starke Über-Ich-Struktur entkräften • Kreative individuelle Entfaltungsmöglichkeiten fördern

Entsprechende Inszenierungen zur Kontaktaufnahme in der therapeutischen Beziehung fanden sowohl in den ersten 30 Therapiestunden als auch später zur Orientierung in unklaren Problemsituationen des focusorientierten Arbeitens oder auch zur Entlastung nach anstrengenden Erlebnissen in späteren Therapiezeiträumen wiederholt statt.

Der Patient bevorzugte hierbei die Kontaktstäbe, das dicke Tau, den Gymnastikball, die Riesentonne und Plüschtierdialoge.

Mit Hilfe der Kontaktstäbe konnte Herr H. unter drei verschiedenen Instruktionen (vgl. oben Fallbeispiel Ulla Heine unter 4.1.1) feststellen, dass er sich lieber anpassen will als Führung zu übernehmen. Weiterhin spürte er anfangs in den Armbewegungen spontan eine »gefährliche Wut, die die Harmonie stören würde« aufsteigen, was Herrn H. und ich entsprechend der o.g. Foci zu einer kontakt- wie ressourcenorientierten Aggressionsübung am roten Klotz in der 25. Stunde umfunktionieren und so als Handlungsinszenierung nutzen konnte. Bemerkenswert war in dieser 25. Stunde, dass Herr H. anfangs zunächst nur mit meiner Unterstützung den roten Klotz als Vatersymbol schlagen konnte – sich nach einigen Minuten aber den zweiten (meinen) Schlägerbataca geben ließ und den Klotz bereits alleine angreifen konnte bzw. sich diese offene Aggressionsäußerung – nach so kurzem gemeinsamen Training – ohne Unterstützung zutraute.

Außerdem schlossen wir in einer anderen ressourcenorientierten Übung das dicke Tau schlossen mit Karabinerhaken zu einem Ringseil zusammen und stellten uns für eine Vertrauensübung in Form einer Tauwippe hinein (vgl. oben zweites Fallbeispiel Sven Reimann unter 4.1.2). Hier zeigte sich, dass sich Herr H. mit Risikobereitschaft in die Vertrauensübung begab und zugleich immer um das Wohl des Therapeuten besorgt war und deshalb die Übung schwer für sich in den ersten Durchführungen genießen konnte.

Mit dem Gymnastikball gestalteten wir Inszenierungen wie beim Fallbeispiel Silvio Schneider (vgl. oben unter 4.1.1). Hier erlebte der Patient das Nachmachen seiner Übungsvorschläge durch den Therapeuten als ein sehr freudiges, kindliches Geschenk; der Fingerball war aber mit noch größerer Rührung verbunden. Immer wenn es später eine seelische Not des Patienten gab, konnten wir durch bloße Fingerkontaktübungen schnell wieder emotionale Beziehungsaufnahme und Stabilitätsverbesserungen erreichen. Die Riesentonne fungierte im Kontaktsetting ebenfalls als Austragungsort der beliebten Fingerkontaktaufnahmen des Patienten. An der Tonne konnte Herr H. entsprechend seines Wunsches richtig stehen (also erwachsener sein) und in bewussten Kontakt zu mir treten.

In den späteren Therapiephasen waren meistens Plüschtierdialoge die unkomplizierteste und zugleich emotional schwingungsreichste Variante zwischen uns wieder in Kontakt zu kommen oder nach neuen Zugängen für einen Therapiefocus zu suchen, der emotional reif genug für eine aktuelle Bearbeitung sein konnte. Meistens wählte Herr H. hier den kleinen neugierigen oder traurigen Tiger als Identifikationsfigur aus, um ein Selbstgespräch des kleinen Jungen oder einen orientierenden Dialog mit mir (dem Braunbären) zu führen. Das Ergebnis dieses Gespräches wurde dann zur neuen Initiative.

Therpieetappe: Ressourcenorientierte Inszenierungen des Patienten Detlef Heinel:

Ressourcenorientierte Inszenierungssettings schließen oft im Setting einer therapeutischen Arbeit an Kontaktübungen an. Bei Herrn H. ging es mir vor den anstrengenden focusorientierten Arbeiten bis ca. zur 50. Stunde darum, genau auszuloten, wo seine Stabilisierungskräfte verborgen waren, wie seine kreativen Ressourcen als Kind oder/und Erwachsener aussahen und welche Interaktionsstruktur in der Beziehung zum Therapeuten wiederholt werden würde?

Hier werden also nicht in Kontakt gebrachte Verhaltenssequenzen zur möglichen Formulierung der Behandlungsfoci weiterentwickelt, sondern kurzfristig spannungsmindernde Interventionsstrukturen ermittelt.

Die zum psychischen Kräfteaufbau nützlichen therapeutischen Hilfsmethoden waren bei Herrn H.: Batacas und Keulen zum Schlagen, die Tauwippe, Schwingen auf der Sitzschaukel und in der Hängematte, Aushängen auf dem Riesentonnenbauch und ritualisierte Plüschtierdialoge zwischen kleinem Tiger und großen Braunbär, was sich auch schon bei den Kontaktübungen bewährt hatte. Nur das hier nichts Neues erforscht, sondern nur in der Wiederholung als entlastende Ressource eingesetzt wird.

In der allgemeinen Orientierung ist Herrn H. und mir klar, dass jede ressourcenfördernde Arbeit auch eine antidepressive Wirkung hat, weil sie die positiven Selbsterlebnisse fördert und auch eine positive Übertragungsbeziehung zwischen Patient und Therapeut einrichten hilft, von der später in schwierigen Inszenierungsarbeiten gezehrt werden muss, wenn negatives Verkennen oder Agieren in diversen Settings, die Beziehungsfähigkeit belastet. Außerdem wird in diesem streßfreien Setting auch die seelische Differenzierungsfähigkeit des Patienten unauffällig mittrainiert. Als im oben geschilderten Kontaktsetting mit den Holzstäben aggressive Impulse aufstiegen, orientierte ich aufgrund der Ressourcenstruktur nicht an dieser Stelle schon auf die Ursachenbearbeitung (Focus), sondern auf ein kurzfristiges Ausleben der Bwegungsimpulse, wobei ich meine Handlungsunterstützung anbot. Das der Patient dieses supportive Angebot sehr freudig annahm, zeigte mir, dass ich (neben der vorausgegangenen Vereinbarung nochmals) mit der Ressourcenorientierung in dieser Therapieetappe sehr richtig lag. Herr H. wünschte sich in der Settingumwandlung der obigen Kontaktinszenierung, dass ich mit einem Bataca (wie er) den roten Klotz mit ihm zusammen schlagen sollte, was ich im Takt mit ihm tat, um seinen Rythmus zu fördern. Das Schlagen mit Batacas oder noch besser mit der großen Keule war fortan für den Patienten ein wichtiges Ressourcentraining, wenn er kognitive Klarheit für Rollenstatements oder andere konfrontierende Inszenierungen brauchte. Meist genügten dazu zwei Minuten dieser Einstimmung bei schwierigen Szenen und der gesundere Teil von Herrn H. konnte eine nachfolgende Gestaltung einer anstehenden Handlungsinszenierung übernehmen.

Die Tauwippe war dagegen eine stete Ressource für die Wiedererlangung von ausgewogener Ruhe für Herrn H. nach manchmal erschütternd traurigen Inszenierungen. Sie vermittelte in der Beziehung ebenfalls sehr erlebnisnah für ihn, dass ich mit meiner Kraft und meinen Gleichgewicht für ihn haltgebend zu Verfügung stand.

Schaukeln auf der Kinderschaukel oder in der Hängematte erfüllte für den Patienten im Prinzip diesselbe Funktion. Nur, dass Herr H. eben hier noch mehr Schwung aus der Übung holen konnte als durch das bloße Stillstehen. Meine Verbundenheit mit ihm zeigte ich durch ein zuvor nachgefragtes Anschubsen der Schaukel mit meinen Händen oder des In-Schwingung-Halten der Hängematte durch ein Handseil. Wichtig dabei war, dass ich als Therapeut genau in der Stärke zugearbeitet habe wie es das kleine oder größere Kind im Klienten mochte.

Das Aushängen auf der Riesentonne wurde in einer ebensolchen Arbeit als Tonnenbonding oben unter 4.1.2 im Fallbeispiel der Angelika Köhler beschrieben (vgl. dort).

Die Plüschtierdialoge erlangten bei Herrn H. eine besondere multifunktionale Bedeutung. Erstens dienten sie wie oben zur regressiven Kontaktaufnahme mit dem inneren Kind, dass in der Form des kleinen Tigers sehr schnell mitteilen konnte, was ihm fehlt, was der erwachsene Herr Heinel davor nur unscharf und rationalisiert-steif herüberbringen konnte.

Zweitens konnten gerade die Fortsetzungsdialoge zwischen kleinem Tiger und großem Bär eine sehr stimmungshebende und befreiende Beziehungsatmosphäre zwischen Patient und Therapeut einrichten. Eine zeitlang hatte ich den Eindruck: Wenn nichts mehr als Ressource funktioniert – die Beziehung zwischen Tiger und Bär ist unerschütterlich positiv. Die Bedeutung, die Herr H. dem Dialogsetting gab war meist: Wie eine liebevolle Beziehung zwischen großem und kleinem Bruder.

Drittens ergaben sich aus den lockeren und empathischen Dialogen zwischen Tiger und Bär oft wichtige Anhaltspunkte für focusorientierte Arbeiten, weil der Klient hier z.T. freier als im verbalen Setting assoziieren konnte.

Therapieetappe: Focusorientierte Inszenierungen des Patienten Detlef Heinel: In diesen therapeutischen Arbeitsteil zwischen der 50. und 100. Stunde wurden vom Klienten mit meiner Hilfe sehr genaue Problemstrukturen entsprechend der erarbeiteten schriftlichen oder verbalen Foci der o.g. psychodynamischen Arbeitstafeln oder den entsprechenden Ableitungen aus den Alltagsgesprächen mit Therapiemedien nachgestellt, um sie in einen hypothetisch angezielten Lösungsraum zu transportieren.

Dieses Vorgehen war in konkreten Vorgehen aufgrund spontan auftretender Handlungsimpulse immer wieder vermischt mit experimentellen focusorientierten Arbeiten oder ressourcenorientierten Phasen, wenn der Klient nach einer Focusbearbeitung sehr erschöpft war. Wichtige focusorientierte Handlungsinszenierungen, die aus einer Reihe gelungener Arbeiten des Patienten ausgewählt wurden, waren für Herrn H.: Das Nachstellen und In-Dialog-treten mit seiner Herkunftsfamilie in Form von Therapieobjekten, das Auseinandersetzen mit seinen Familienangehörigen in bewegungstherapeutischen Sequenzen und Rollenspielstatements, das Bearbeiten seiner frühkindlichen todesnahen Erfahrung mit dem Geburtsei u.v.a.

Wir gingen in diesen Stunden so vor, dass Herr H. zunächst das zu bearbeitende Thema vorschlug, das focussierte Problem benannte und eine mögliche Inszenierungsvariante mit seiner vorläufigen Begründung vorschlug.

Dann trat ich in die Diskussion ein, um die aktuelle Relevanz des Themas, die Prägnanz des Problems und die Settinggestaltung zu bestätigen, zu modifizieren oder manchmal auch völlig in Frage zu stellen, wenn ich aus therapeutischer Sicht einen nachteiligen Aspekt des Patientenvorschlages zu erkennen glaubte.

Das Nachstellen der Familienkonstellation hielt ich gleich beim Ansprechen der Idee durch den Klienten für gut, weil ich hier einen diagnostischen Sinn in der Veranschaulichung und einen Wechselwirkungseffekt in der auszugsweise nachgestellten Dialogatmosphäre sah. Herr H. orientierte sich kurz im Raum und nahm dann den großen roten Riesenklotz als Muttersymbol. Er sagte, dass dieses Objekt auf seine reale (im Kindesalter erlebte) Mutter zutreffe, dass sie die größte und bedeutenste Figur in seiner Kindheit gewesen sei, an der niemand vorbeigekommen sei – wie an diesem sperrigen Ding. Rot wäre außerdem die Signalfarbe der Angst für ihn. Danach ging der Patient zum großen schwarzen schlaffen Riesensack und bezeichnete ihn als ausdrucksstarkes Symbol für den Vater. Der habe seine Schlaffheit dadurch bewiesen, dass er mit dem Bruder im siebten Lebensjahr des Patienten die Familie verlassen habe und dann nur als Besucher superschlaue und fordernde Sprüche für ihn übrig gehabt habe. Außerdem hätte der Patient dem Vater nur ohnmächtig und traurig gegenübergestanden, weshalb die Nichtgreifbarkeit des Sackes und die schwarze Farbe auch wirklich zuträfen. Für den kleineren Bruder suchte Herr H. den gelben Sack aus, weil er der »Goldjunge« des Vaters gewesen sei und es immer Streit mit ihm gegeben habe, was der Kampfsack auch verbildliche. Der Patient stellte sich selbst als kleines buntes Kissen mit dem Kommentar dar, dass mit diesem Spielball jeder machen konnte, was ihm gerade beliebt habe. Der Patient hatte sich als »kleines Kissenrädchen« in einen mittleren Schnittpunkt zwischen den im Halbkreis angeordneten Figuren gelegt. Diese Darstellung sollte nach seiner Meinung ausdrücken, dass er sich um die emotionalen Belange von den anderen stets zu kümmern hatte und von jedem funktionale Aufträge erhalten habe. Für die Mutter war er als kleiner Botschafter ihres »leidvollen Lebens« auserkoren und sollte einmal ein liebes Schmusekind – ein anders Mal ein wirklich »besserer Mann – im Gegensatz zum Vater« werden. Der Vater wiederum verlangte vom Sohn die Übernahme seiner frauenverachtenden Anschauungen und eine bedingungslose schulische Unterstützung des kleinen Bruders, was später sogar bis zum Schreiben der Diplomarbeit für seinen Bruder ging. Der Bruder selbst hielt den Patienten für eine verweichlichte Memme und einen Esel, dem man Lasten aufbinden und nach dem Gutdünken des Vaters benutzen konnte. All diese Assoziationen waren für mich als therapeutischen Beobachter von großem anschaulichen Wert und viel ausdrucksstärker als der zuvor gelesene Lebenslauf des damals noch rationalisierenden Patienten. In einem beeindruckenden und für mich auch bewegenden Verbalisierungsteil stellte der Patient eine Modellgeschichte her, wie und mit welchem Ton und wie beharrlich und mit welchem Beziehungsterror die Familie intern miteinander kommuniziert hat. Aufgrund dieser konkreten Dialoge konnte ich später mit dem Klienten Anhaltspunkte dafür herausarbeiten, dass seine Mutter wahrscheinlich eine nicht behandelte Borderlinestörung in sich trug und der Vater vermutlich ein extremer narzißtischer Psychopath gewesen ist. Diese symptomatischen Indizien konnten tatsächlich nur in der realen Reinszenierung des Patienten für mich augenscheinlicher werden, da die Beschreibungen zuvor eine »alltagssprachliche Verniedlichung der Störung« der Eltern gewesen waren. Aus diesen therapeutischen Erkenntnissen erwuchsen nun in den folgenden Wochen und Monaten immer wieder focusorientierte Arbeiten zu körperbewegungs- und verbalen Auseinandersetzungen mit den Mitgliedern dieser gestörten Herkunftsfamilie.

Die körpertherapeutischen Konfrontationen waren dabei meist den verbalen Auseinandersetzungen i.S. eines Mutmachens oder Tabuüberwindens vorgelagert. So war es für den Patienten zunächst wichtig – ähnlich wie in dem Fallbeispiel der Undine Beier (vgl. oben 4.1.1.1 und 4.1.2.1) – die Objekte durch einfache Kontakthandlungen zu entmachten und sie zuerst aus der gesicherten Distanz mit aggressiven Handlungen anzugreifen. Später diente meist eine »Bearbeitung« mit der Keule oder Fußtritten dazu die negative Macht des Übergangs-Übertragungs-Objektes zu stürzen, so dass ohnmächtige kindliche Regressionen ausblieben. Mit Hilfe der ressourcenorientierten Handlungen am Objekt konnte Herr H. erstmals Zugang zu seiner latenten mörderischen Wut als Focus erschließen, die ihm bis dahin nicht rational zugänglich gewesen war. Da er mit dem Objekt bis an die Grenze seines körperlichen Affektes gehen konnte, hatte er bald das erwachsene Maß für seine Gefühlsregulation gefunden und rationalen Überblick für seine Statements. Ich vermute, dass die Statements, wären sie vor dem psychophysischen Kräftezuwachs vorgenommen worden, viel depressiver ausgefallen wären? Jetzt konnte Herr H. seinen Objekteltern in relativ klaren Worten die katastrophalen Auswirkungen deren gestörten Verhaltens spiegeln. Er beschuldigte beide in einigen aufgezählten Situationen, dass sie ihn seelisch mißbraucht und schwer unterdrückt hatten. Dem Bruder warf er besonders dessen egozentrischen Eigennutz und seine mangelnde brüderliche Solidarität vor. Wichtig war für den Patienten, dass er immer wieder in kurzen Sequenzen diese Statements ergänzen oder wiederholen konnte, weil das Gefühl von Befreiung und von Bezeugung und Bestätigung durch mich sehr wichtig war.

Eine der schwierigsten focusorientierten Arbeiten im Therapieverlauf war die symbolische Reinszenierung und Durcharbeitung seiner frühen todesnahen Erfahrung. Der Patient wusste durch den Bericht der Hebamme, dass er aufgrund minutenlangen Sauerstoffmangels äußerlich tot auf die Welt gekommen war und nur durch beherzte Heiß-Kalt-Bäder der Geburtshelferin zum Leben zurück geholt worden war. Durch Träume, Sitzungen mit Katathymen Bilderleben (vgl. Hennig, 1999) und Explorationen war schon erarbeitet worden, dass diese Todesängste des Säuglings mit den Herzstillstandsängsten des Patienten zu tun hatten. Es ging in diesem Inszenierungsversuch aber darum, einen erlebnisnahen Bearbeitungsweg zu suchen, der eine noch umfangreichere Auflösung dieser (inzwischen neurotisch-hypochondrisch überzeichneten) Ängste zu erreichen, was bis dato nicht richtig zufriedenstellend gelungen war. Da ich von gewachsenen psychischen Verarbeitungskapazitäten des Patienten überzeugt war, stimmte ich der traumatischen Expositionsarbeit im Geburtsei zu.

Zur Inszenierung nahm der Klient das Riesenei als Gebärmuttersymbol, ein kleines Tau als Nableschnur und einen Stofftierpinguin als zusätzliches Muttersymbol. Dann steig er mit dem Pinguin in das Gebärmutterei und hängte die Nabelschnur heraus und bat mich diese symbolisch als Notleine zu ihm verbunden festzuhalten. Im Ei kauerte er sich wie ein Embryo ein und fing nach kurzer Zeit der Einstimmung an, leise zu weinen. Er sah dabei das Gesicht der Mutter, was relativ apathisch wirkte sowie Gesichter der angestrengten Helfer. Er wusste im später progredierten Zustand nicht genau, ob diese Gesichter so existiert oder ob sein Erleben, dem einer Modellszene (vgl. Lichtenberg, 1999) entsprochen hatte?

In der Bearbeitungsszene wirkte es auf mich völlig authentisch und im Erleben sehr berührend.

Der Patient weinte immer stärker und lauter. Plötzlich wurde der Patient in seiner Erschütterung auch ärgerlich und warf den Pinguin und dann auch das andere Seilende aus dem Geburtsei heraus. Dann krabbelte er erschöpft und dranghaft selbst heraus und legte sich auf die grüne Riesenmatte. Ich bot dem erschütternd weinenden Patienten eine haltende Hand für sein Brustbein an, die er fest umklammerte. Er bekam einen starken Weinkrampf und rief: »Die hatten mich schon aufgegeben!« u.ä.. Dann kam er langsam zur Ruhe und sah mich dankbar an. Im kurzen Nachgespräch und der späteren Auswirkung dieser focusorientierten Handlungsinszenierung sagte Herr H., dass er mit dem Wegwerfen des Pinguins und Nabelschnur der Mutter erstmals ihre Mitschuld am Geburtstrauma vorgeworfen habe, was er früher nicht gedurft habe, sondern ihr immer noch große Dankbarkeit für sein Überleben bekunden musste.

Durch das Herauskrabbeln aus dem Ei und meine unterstützende Hand auf der Brust, habe quasi seine zweite Geburt stattgefunden, worüber er sich sehr freuen könne. Der Patient bestätigte später weiterhin, dass diese Menschengesichter in der Ohnmachtssituation wie in »Zeitlupe« erlebt worden seien, was beim Wiedererleben einer traumatischen Situation häufig geschieht. Das Ausstrecken auf der grünen Riesenmatte sei für ihn eine totale Erlösung nach der »gequetschten Enge der Gebärmutter« gewesen. Fortan galt für einige Stunden diese Matte als »die Verkörperung seines wachsenden ICH´s« und demzufolge als »Wohlfühlmatte« oder als »Spielwiese für Tiger und Bär« in den späteren Inszenierungen.

Therapieetappe: Experimentelle focusorientierte Inszenierungen des Patienten Detlef Heinel:

In experimentellen therapeutischen Handlungsinszenierungen, die beim Patienten zum Großteil ab der 100. Therapiestunde stattfanden, ist eine allgemeine selbständige eigentherapeutische Arbeitsfähigkeit des Patienten und die Wirksamkeit der therapeutischen Beziehung weitesgehend geklärt und unter

Beweis gestellt worden. Das bedeutet, dass solch ein intuitives Vorgehen mit weitem Übertragungs-, Introjekt-, Focus- und Lösungsrahmen erst im fortgeschrittenen Therapieprozess möglich ist. Einzelne experimentelle Inszenierungenseinheiten finden aber in Situationen momentaner Übertragungsfreiheit auch schon relativ früh statt, weil es diagnostische Forschungshypothesen gibt und der Patient so früh wie möglich an selbständige handlungsanalytische Arbeit herangeführt werden soll.

Ich möchte auch in diesem Therapieverlauf von Herrn H. aus Platzgründen nur drei ausgewählte experimentell focusorientierte Handlungsinszenierungen beschreiben.

Da der Patient wie oben beschrieben sehr therapiemotiviert, selbstanalyseerfahren und lernfähig war, kam es bereits nach der 30. Therapie zu ersten experimentellen Settinggestaltungen, die die Körper-Seele-Interaktion hypothetisch erhellen sollten. An einem Tag kam Herr H. mit starken Rückenstreckersymptomen zu mir. Ich forderte ihn nach kurzer Abklärung anderer Ursachen auf, diese Symptomatik einmal gleich in einer Handlungsinszenierung mit mir nachzustellen. Der Patient holte sich den mittelgroßen schlaffen Sack, und legte sich rücklings darauf. Dazu bat er mich, dass ich den Druck mit dem gelben Sack auf seiner Brust verstärken solle. Dieses Setting ging ca. zwei Minuten erfolglos vonstatten. Dann unterbrach ich diese Inszenierung, die ich zugunsten der Selbständigkeit des Patienten zunächst unterstützt hatte und sagte, dass wir eine andere Darstellungsform finden sollten.

Aus meiner bioenergetischen Ausbildung wusste ich außerdem, dass diese Art Rückenbogen eine Gefühlsblockade sein konnte. Ich schlug einfach vor, dass wir einmal die gegenteilige Konstellation probieren sollten. Er möge sich nach vorn zusammenkauern und ich würde ihm den Sack gegen den Rücken drückken. Als wir das taten, weinte der Patient sofort laut und ergreifend. Er hatte beim Zusammengedrückt-werden plötzlich ein böses Gesicht seiner Mutter gesehen. In der Nachbesprechnung gab es einige interessante Hypothesen. Zunächst konnte der Zusammenhang erhärtet werden, dass die Mutter in Form des schwarzen Sackes für den Patienten tatsächlich eine starke seelische Belastung durch ihre das Kind überfordernden Ansprüche und ihre unberechenbare Emotionalität gewesen war. Der gelbe Sack könnte nach der damaligen Hypothese der kleine Bruder gewesen sein, der dem Patienten zusätzliche Qualen bereitet hatte. Insofern war die erste Inszenierung auch ein Bild für das Ausgeliefert sein; in der zweiten Inszenierung kam dann das dynamische Bild des erlebten Konfliktes »im Fluß«. Erst ab dem Weinen und Sehen des Mutterbildes gelang dem Patienten eine bewusste Zuordnung der Handlungsinszenierung. In der Progression des Erwachsenen konnten dann systemische Zuordnungen vorgenommen werden, zu denen früher der kleine Junge nicht in der Lage war.

In späteren experimentellen Inszenierungen wollte der Patient mit der Riesentonne als Muttersymbol arbeiten. Seine Inszenierungsvorschläge waren dabei focus- wie lösungsorientiert. Zunächst bat er mich einmal, dass ich ihn mit der großen Tonne auf dem Fußboden liegend mehrmals überrollen sollte, was ich aufgrund des Vorliegens der o.g. experimentellen Settingbedingungen tat, obwohl ich es in der Gegenübertragung auch wie eine paradoxe sadistische Prüfung empfand. Nach zwei-drei Überrollern bat mich der Patient, dass ich die Riesentonne einmal auf seinem Bauch liegen lassen sollte. Er atmete unter der Last liegend in sein Gefühl hinein und weinte bald, weil er sich im Gefühl eines kleinen Jungen wiederfand. Der Patient erinnerte sich in dieser Verfassung an Szenen, wo er mit der Mutter spielen wollte und diese ihn nach anfänglichem Entgegenkommen immer mehr »überrollte« und aus dem eigentlich kindlichen Spiel ihr »Mutter-Gefallensspiel« machte, was der Patient eindrücklich als Modellszene der Mutter-Kind-Störung bezeichnete. In einer anderen Inszenierung diente diesselbe Riesentonne als Erfahrungsträger für neue Verhaltensexperimente. So hängte sich Herr H. an diesen aufrechtstehenden Körper oder er legte sich darauf wie ein Klammeräffchen. Er holte dabei als Patient eine kindliche Anhänglichkeit nach, die es für ihn nur selten oder gar nicht in seiner Wirklichkeit gegeben hatte. In einer dritten Inszenierung diente die Riesentonne als Austragungsort für kindliche Fingerspiele, wo der Patient die Bauchfläche der Tonne oder den Rand der stehenden Tonne als Begegnungsort unserer Hände nutzte. Immer wieder zeigte er sich dabei neugierig-forschend und sehr kindlich glücklich, wenn eine Begegnung zu einem befriedigenden Kontakt geführt hatte. Seine nachträgliche Selbsteinschätzung war jedes Mal, dass er sich jetzt Experimente traue, die er sich als Kind bei seiner realen Mutter »verkniffen« habe und sich jetzt über das Medium Tonne nachträglich holen könne.

Eine andere experimentelle focusorientierte Handlungsinszenierung gestaltete Herr H. mit dem blauen Schwungbeutel (vgl. Anhang 8.1). Zunächst empfand er in einer Therapiephase dieses Objekt als geeignetes Vatersymbol, dem er mal mit der Keule, mal mit den Batacas oder der bloßen Faust seine erlittenen Dehmütigungen als Aggressionen »zurückgab« und dabei eine konkrete Dialogszene nach der anderen erinnerte und dabei immer mehr zum Rechtsanwalt des kleinen Detlef wurde. Er bestrafte in diesen »Verhandlungen« den negativen Vater sofort mit Ohrfeigen etc., wenn dieser wieder zynisch oder dumme Antworten in der verteilten Rolle (die der Patient selbst spielte) von sich gab.

Nach und nach hatte der Patient sich durch das Feld der unverarbeiteten Erinnerungen und Rechtfertigungen des Kindes – einschließlich dem erlittenen Schmerz – hindurchgearbeitet. Jetzt hatte der Patient mehr Raum für seine unterdrückten Sehnsüchte. Zu Beginn einer Stunde schlug er deshalb einmal vor, dass er sich jetzt als Ausgleich gern an meinen Körper hängen wollte, was ich aber aufgrund meiner Gegenübertragung (eines zu großen Verschlungenseins mit dem Patienten) ablehnte. Stattdessen schlug ich ihm vor, doch den blauen Schwungsack kräftig zu umarmen und sich mit dem ganzen Körper daran zu hängen; ich würde dann im Fortschritt der Übung seine klammernden Hände mit meinen Händen ohne Überforderungserleben berühren können. Der Patient tat dieses und hing bald in einer kindlichen Regression am blauen Schwungsack wie an einem echten Vater. Jetzt trat ich die Nähe verbalisierend heran und legte meine geöffneten Hände über seine klammernden »Kinderhände«. Die kalten Kinderhände wurden schnell glühend heiß. Seine Augen waren von sehnsüchtigem Elend eines 10 bis 12-jährigen Jungen geprägt. Nach zwei-drei Minuten tiefer Erschütterung erholte sich der Patient wieder. Nach der Regression sagte Herr H., dass es neben der anfänglichen Enttäuschung, sich nicht direkt an mich hängen zu können, doch auch gut gewesen wäre mit wacher Beobachtungsinstanz den gesamten Handlungs- und Assoziationsprozess verfolgen zu können. Bei seiner Ehefrau stelle er auch mitunter fest, dass sich beide in Phasen zu großer Verschmelzung verloren hätten und dann nicht mehr wüßten, wie lange sie was – aus welchem Grund – erlebt hätten Nun habe er richtig gemerkt, wie zuerst eine negative Übertragung auf den Vater und dann auf mich als Therapeuten sein inneres Problem gewesen wäre. Das sei dann durch die begrenzte Begegnung mittels Handberührung wieder in eine positive Akzeptanz und Annahme gekippt (Ich gebe als Therapeut diese Passage so ausführlich wieder, weil gerade dieses die wichtigen Differenzierungsmomente in den Handlungsinszenierungen sind, die allmählich strukturbildend wirken).

Therapeutischer Ausblick zum Langzeitfallbeispiel des Patienten Detlef Heinel: Die strukturellen Veränderungen bei Herrn H. waren sehr umfangreich. Er hatte zum Therapieende keine psychosomatischen Panikattacken mehr, litt nicht mehr unter schweren depressiven Krisen und Selbstzweifeln und hatte sich äußerlich von einem dicken Pummel zu einem ansehnlichen, normalgewichtigen Mann entwickelt. Er trat erfolgreicher im Beruf auf und wurde von seinen Studenten geachtet, was vorher kaum wegen seiner damaligen Durchsetzungsschwäche der Fall gewesen war. Den Vater lud Herr H. nur noch als Besuch in eine Pension ein, was dieser zuletzt kaum akzeptieren wollte. Mit seiner Ehefrau lernte er erwachsenere Kommunikationsformen. Das Paar bekam zu Therapieende ein ersehntes Kind und zog in eine größere und schönere Wohnung. Der Freundeskreis der beiden hat sich ebenfalls zu ihren Gunsten geändert.

Die den Therapieprozess begleitenden Figuren sind im Anhang unter dem Namen des Fallbeispiels abgebildet (vgl. ebenda unter 8.2).

Therapeutisches Fazit zum Langzeitfallbeispiel des Patienten Detlef Heinel: Das Ergebnis des o.g. Langzeittherapieverlaufes ist nach meiner Ansicht sehr umfassend und positiv. Der Patient hat mit hohem Selbstengagement alle Etappen einer strukturellen, universellen Psychotherapie durchlaufen und in vielen Etappen die angebotenen Therapiemedien fruchtbar als Übergangs-Übertragungs-Objekte einsetzen können. In der therapeutischen Beziehungsarbeit konnten die verwendeten Medien – von großen Objekten bis hin zu Plüschtieren – eine sinnvolle Veranschaulichung von Strukturen seelischer Störung, Befindlichkeit oder zwischenmenschlicher Wahrnehmung fördern und die Veränderung von Beziehungsstrukturen im Sinne eines Probehandelns unterstützen. Durch den Einsatz der Therapieobjekte wurden auch neue – bisher unbewusste – Störungsthematiken »beziehungsschonend« bewusst gemacht und für den Patienten in »Zeitlupenschritten« vollzogen. Auch für den Therapeuten stellten sie eine gute Möglichkeit dar sowohl *in als auch an der Übertragung* in einem durchgängigen therapeutischen Prozess zu arbeiten.

Durch die Vertiefung der Selbsterkenntnisse durch Probehandlungen sowie parallele durchgängigere Distanzierungsprozeduren, konnte der Patient nach meiner Sicht z.T. leichter begriffliche Differenzierungsmöglichkeiten ausschöpfen als es m.E. durch die pure menschliche Konfrontation machbar gewesen wäre.

Außerdem bot die Inszenierung in konkreten Handlungsstrukturen die gute Chance, neue Problemlösungen durch Eigenexperimente zu finden.

4.2 Fallbeispiele unter Verwendung von Objekten in der Gruppentherapie

In unserem Ansatz zur strukturellen, universellen Gruppenpsychotherapie müßten eigentlich immer parallele Beispiele zum Konzept der Kursgruppe und dem Konzept einer geschlossenen Gruppe getroffen werden (vgl. oben unter 3.3.5 und 3.4). Bis auf einige vergleichende Bemerkungen will ich mich aber auf Falldarstellungen der geschlossenen Gruppen beziehen, weil hier das spezielle Vorgehen eindrücklicher für den Patienten – aber auch schwieriger für die Therapeuten zu handhaben ist. Da das Vorgehen in den Kursgruppen edukativer und heranführender für die Gruppenteilnehmer gestaltet wird, ist die Gruppenatmosphäre weniger beziehungsdynamisch für die Patienten, was für neue Klienten oder schwer traumatisierte Patienten ein nützliches Setting darstellt. Durch die stärkeren Übertragungs- und Introjektprozesse in den geschlossenen Gruppen mit Mediatorenleitung wird aber dynamisch die zu bearbeitende Störung mehr in der Tiefe der Verursachung und Breite der eigenständigen Lösungsressourcen der Klienten in neuen sozialen Gemeinschaften bearbeitbar. Die verwendeten Therapieobjekte werden entsprechend dem gruppenatmosphärischen Niveau meistens besser beseelt und in einer höheren Qualität der Anmutung genutzt als dieses in einer Einzeltherapie möglich wäre.

4.2.1 Fallbeispiele zur Kontaktaufnahme und Settingwechsel in der Therapiegruppe

Zu Beginn einer Kursgruppe als auch einer 2 1/2 Tageseinheit einer geschlossenen Gruppe müssen sich die Patienten zunächst verbal in ihrer Befindlichkeit, ihrem Anliegen und ihren Erwartungen sowie den Befürchtungen mitteilen. Hier gilt wie in jeder Gruppentherapieform, dass sich jeder Teilnehmer in einen verbalen Mindestkontakt und eine Mindesttransparenz bzgl. seiner zu bearbeitenden Störung begeben muss. Grundsätzliche Störungen – oder Fehlauffassungen zur Therapiearbeit versuchen wir als Therapeuten stets durch ein – oder mehrmalige Vorgespräche ausreichend abzuklären. Die Patienten haben demnach auch bereits in ihren Einzeltherapien eine Reihe von Therapiemedien in Kontaktaufnahmen in der Beziehung zum Therapeuten oder der Therapeutin kennengelernt, Ressourcenstärkungen durch diese Elemente erfahren und erste Schritte in der focusorientierten Störungsbearbeitung unter Einbeziehung dieser beseelbaren Objekte gemacht.

Das ist wichtig, weil im allgemeinen durch das bloße Setting einer Gruppe zunächst ein gewisser autonomer Regressionsprozess einsetzt und die Teilnehmer anfangs wieder etwas von ihrer selbständigen therapeutischen Bearbeitungskompetenz verlieren. Das Übertragungsniveau wird dabei häufig durch die Patienten auf ihre familiäre Störungsebene transportiert, was sie dadurch wieder abhängiger oder/und agierender in der Gemeinschaft auftreten lässt. Das ist natürlich auch die große Chance für eine komplexe und realitätsnähere Störungsbearbeitung wie sie oft den erlebten (familiären) Beziehungseinflüssen entspricht.

Bei Kursgruppen übernehmen wir hier als (elterliche) Therapeuten schnell die von uns erwartete Führung und schlagen der Gruppe leichte Anwärmübungen körpertherapeutischer Art in der Bewegung vor; das lockert schnell die Anspannung in der Gruppe. Wichtig dabei sind u.a. auch Ballspiele zum Namenlernen oder Aerobicübungen mit gegenseitigem Vorstellen der Teilnehmer. Hier sind also einfache Kontaktübungen im Bewegungssetting spannungsmindernd und Gruppenkohäsion stiftend.

Bei geschlossenen Gruppen ist das anders. Hier nehmen die Gruppenteilnehmer konkreter Bezug aufeinander und infolge der bisherigen Arbeitserfahrungen auch auf die Gruppentherapeuten. Es geht nach einem leichten allgemeinen

Anwärmen und dem aufgezeigten individuellen Stand der Selbsterfahrung darum, dass derzeitige Gruppenniveau auch dynamisch zu erfassen, um später eine gemeinsame förderliche Arbeitsatmosphäre herstellen zu können. Dabei gibt es nach unserer Erfahrung einige wiederkehrende Muster, die wir dann mit den Therapieobjekten ins Bewegungsbild bringen. Zum einen werden wieder alte Vertrauensfragen aufgeworfen, weil seit der letzten Therapieeinheit vor 10–12 Wochen das gemeinsame Gefühl für alle Gruppenmitglieder in Zusammenarbeit mit den Therapeuten etwas verloren ging. Neben diesem neuen Bestätigen des Gruppenhalts sind auch alte und neue Konkurrenzen dynamisch als neuer Kampf um die Gruppenstruktur zu bemerken. Wenn diese Problematiken das bestimmende Kontaktaufnahmethema sind, schlagen wir – oder die fortgeschrittene Gruppe meistens in Form von Mediatoren selbst – das große Gruppentau als bewegungstherapeutischen Settingwechsel vor. Von der Reihenfolge wird festgelegt, dass erst der aggressive und danach der harmonisierende Teil durchgeführt werden sollen. Die Regeln, dass niemand sich selbst oder jemand anderen körperlich verletzen darf, sind vorher in der verbalen Vereinbarung aufgefrischt worden. Danach sucht sich jeder Gruppenteilnehmer nach seiner erlebten Sympathie einen Platz am großen Ringtau und das jetzt wörtlich zunehmende »Gezerre« beginnt. Jeder zieht mit ganzer Kraft – oder mit seinen Koalitionspartnern in eine bzw. andere Richtung. Sind die Teilnehmer erschöpft oder erleben sie verändernde Solidaritätsgefühle, tauschen sie sukzessive ihre Stellung am Ringseil, um andere Koalitionspartner auszuprobieren. Meistens ist nach spätestens 10 Minuten die erste Kontaktangst und Rangordnungsaggression körperlich abgelaufen. Die Gruppe wirkt nach der gemeinsamen Arbeit wacher – der Einzelne gelöster. Jetzt stellen sich alle Gruppenteilnehmer im zweiten haltprüfenden Übungsteil um das Ringtau und halten es wie bei der Tauwippe (vgl. oben zweites Fallbeispiel Sven Reimann unter 4.1.2) mit beiden Händen fest, wobei sie sich mit dem Körper entsprechend ihrer Furcht schräg zurückfallen lassen. Jeder lässt sich soweit ein, dass er sich im Notfall auch immer noch selbst abfangen kann – er lässt sich aber auch soweit fallen, dass er sich bewusst in das (regressive) Gleichgewicht der Gruppe einbringt. Bei fortgeschrittenen Gruppen gibt es meist noch einen dritten Übungsteil, wo alle Teilnehmer im geschlossenen Ringseil stehen und sich noch mutiger mit den Hüften gemeinsam in das Gruppentau hineinfallen lassen. Durch die beiden Therapeuten werden alle Patienten und Patientinnen – falls erforderlich – angehalten, dem anderen Gruppenmitgliedern einmal jetzt ruhig in die Augen zu schauen und nachzuspüren, welche körperliche Resonanz bei jedem Teilnehmer bzw. jeder Teilnehmerin zu spüren ist? Danach wird die Kontaktübung im Stuhlkreis verbal ausgewertet.

Kontaktübungen können natürlich auch paarweise oder als besondere Übung zwischen einem Patienten und einem Therapeuten organisiert werden, je nachdem – ob hier entsprechende Indikationen für eine sehr individuelle Kontaktproblematik vorliegen. Genutzt werden wie in der Einzeltherapie dazu die Kontaktstäbe, Gymnastikbälle, Reifen oder das kleine Ringseil. Gruppeninitiativen sind aber solchen Einzelaktionen wegen des anzustrebenden gemeinsamen Beziehungsaufbaus meist vorzuziehen.

Therapeutisches Fazit zum Einsatz von Kontaktübungen in der Gruppe:
Je nach dynamischen Niveau werden verwendete Kontaktmedien in der Gruppe mehr oder weniger Überträger von zwischenmenschlichen Beziehungsspannungen und – bedürfnissen. Die Therapieobjekte werden dann eingesetzt, wenn die *grundsätzliche Gruppenatmosphäre verbal benannt* und von den Gruppenteilnehmern als gemeinsam zu lösen angestrebt wird.

Das Inszenierungsbeispiel eines Gruppentaus zeigt eindrücklich, dass den wahrgenommenen Spannungen körpertherapeutischer Raum gegeben wird, wobei individuelle Bedürfnisse, etwas »an-sich-zu-reißen« mit dem gleichzeitigen Bedürfnis »sich-in-einer-verläßlichen-Beziehung-zu-befinden« gut in ein- und dersselben Inszenierung ins bewusste Aktionsbild gebracht werden kann. Die Gruppenteilnehmer können sich dadurch praktisch in ihrer Kraft und Solidarität selbst und gegenseitig probeweise zeigen, was z.T. beziehungsstiftender wirkt als nur ein verbales Bekenntnis. Zugleich lässt diese gemeinsame Aktion in eine bewusste regressive Atmosphäre eintauchen, die durch jeden individuell verstärkt und durch spontane Partnerwechsel modifiziert werden kann. Mit Hilfe dieses spontanen Experimentierens und Einlassens auf das leichte Verfremden der sozialen Kontaktinteraktion werden auch gleichzeitig Bedingungen trainiert, die später für das beseelte Verwenden von Objekten und Übersetzen von inneren psychischen Konfliktkonstellationen in äußere interaktionelle Verhaltensinszenierungen nötig sind.

In einer hypothetischen Deutung ist das dicke Gruppentau als vergegenständlichter Beziehungsrahmen der Therapeuten zu sehen, weil sie besonders auf das ausgeglichene Verhältnis von Individualität und Gemeinsamkeit zu achten haben und somit die »Ringseilatmosphäre« der Gruppe organisieren helfen.

4.2.2 Fallbeispiele zur Ressourcenstärkung in der Therapieeinführungsphase

Wenn eine Gruppe ausreichend in Kontakt gekommen ist, geht es – wie auch in der Einzeltherapie – darum, kleine überschaubare Belastungsprüfungen zu kreieren, um gruppeneigene Lösungsressourcen abzurufen und im Zusammenspiel mit den Therapeuten eine gute therapeutische Arbeitsatmosphäre stufenweise herzustellen. In der Dynamik einer geschlossenen Gruppe streben wir darüber hinaus an, die Abhängigkeitswünsche der einzelnen Teilnehmer stärker auf den solidarischen Lösungsaspekt der Gruppe zu lenken und die therapeutische Führungskraft, der zu wählenden Gruppenmediatoren, durch überschaubare dynamische Abschnitte von 90 Minuten zu trainieren. Diese Wahl des Mediatorenpaares wird von uns als Therapeutenpaar dabei zunächst so klar unterstützt, dass für den jeweiligen 90-Minuten-Abschnitt immer das Patientenpaar ausgewählt wird bzw. werden sollte, welches, im Augenblick erkennbar die fortschrittlichsten Selbterfahrungsaspekte in der Gruppe vertritt. Sie sollten sowohl die eigenen Therapieanliegen focussieren können als auch genügend Breitenwahrnehmung für den ausgewogenen Gruppenprozess zeigen.

Bereits dieser Differenzierungsprozess wirkt nach unserer Ansicht ressourcenstärkend, da hier eine Fähigkeit zur Regression in dynamischer Verbindung mit der Progression wichtige Kompetenzen der einzelnen Gruppenteilnehmer fördert. Die durch das Therapeutenpaar klar hervorgehobenen Kriterien für Regressions- und Progressionsfähigkeiten helfen therapeutische Beziehungs- und Behandlungsstrukturen transparent und nachvollziehbar zu machen, was für die Auswertung von strukturellen Handlungsinszenierungen eine wichtige Voraussetzung ist. Ohne diese dynamischen Grundkenntnisse für die eigene und fremde seelische Verfassung – einschließlich der gruppendynamischen Übertragungs- und Introjektmuster – wird eine begriffliche Orientierung in der Gruppe mißlingen. Strukturelle Handlungsinszenierungen können in der Gruppe auch zum Agieren verführen, wenn sich immer nur der lauteste, aggressivste, depressivste oder rätselhafteste Teilnehmer »durchsetzt«. Strukturelle Handlungsinszenierungen können prinzipiell nicht besser gelingen als es durch das dynamische Niveau der Gruppe in Förderung der jeweiligen Mediatoren bzw. der aktiv supervidierenden Therapeuten untersetzt ist.

Wie gesagt, werden bei den Kursgruppen keine Mediatoren gewählt, wodurch mehr einzelne Auseinandersetzungen in der Beziehung mit uns als Therapeuten laufen. Die Beziehungsklärungen in der geschlossenen Gruppe führen durch die Mediatorenarbeit zu gemeinsameren Entwicklungsschritten, die meistens zu einer erneuten (kurzen) Abnabelung von Mutter und Vater oder den jeweiligen Erziehungsträgern führen. Zur Symbolisierung dieser in der Gruppe zuvor benannten Interaktionsbarierren wurden bisher immer der schwarze, schlaffe Riesensack und der rote, feste Riesenklotz (vgl. Anhang 8.1) gewählt. Die bewegungspsychotherapeutische Abfuhr der Enttäuschungen, Frustrationen, erlittenen Gewalt und autoritären Einschüchterungen findet in Einzelaktionen mit Füßen und Händen im haltgebenden Kreis der Gruppe oder als Klein- bzw. Teamgruppenaktion gemeinsam statt. Besonders bei hoher solidarischer Handlungsaktivität in der Gemeinschaft sind die emotionalen Bündnisse in der Gruppe sehr stärkend. In einer Auswertungsrunde fiel einmal die Einschätzung, dass die gemeinsame Aktion soetwas Archaisches an Kraft freisetze, als würde eine Urhorde von Jägern ein übermächtiges Mammut erlegen. Ich halte das Bild insofern für zutreffend, weil in der koordinierten Gruppenaktion auch der Einzelne in seinen Handlungen wesentlich mehr Kraftreserven freisetzt als in den Einzeltherapien zuvor.

Wenn diese oder andere auf Wechselwirkung angelegte Gruppenbewegungsaktionen genug Mut für Gefühlsäußerungen gemacht haben, so ist zugleich das gegenseitige Sicherheitserleben für den Einzelnen gewachsen, weil er spontane Handlungsäußerungen der anderen Teilnehmer in der zeitweisen Verstärkung und anschließenden Zurücknahme augenscheinlich erlebt hat.

Ressourcenorientierte Inszenierungen finden außer in der Anfangsphase der Gruppenbildung auch immer wieder – später in lockerer Form – als emotionale Erholung nach anstrengenden Selbsterfahrungsinszenierungen der Teilnehmer spontan statt, weil dann immer das Bedürfnis nach erlebter Nähe wieder stark anwächst. Solche ressourcenorientierten Inszenierungen sind in diesen Momenten auch das Bauen einer *Gruppenbude aus allen vorhandenen Objekten* im Therapieraum, das Spielen eines *Gruppentierzoos mit selbstgewählten Plüschtieren* auf dem Fußboden oder die aktionsreiche Organisation einer *Gruppengeburtstagsfeier mit diversen »Kunststückeinlagen«* aller Teilnehmer. Diese Initiativen bereiten meistens ausgelassenen Spaß und helfen damit weitere schmerzliche oder schamvolle seelische Tiefpunkte in der nächsten Runde zu bewältigen.

Therapeutisches Fazit zum Einsatz ressourcenorientierten Inszenierungen in der Gruppe:

Ressourcenstärkungen in der Gruppe sind zur Stabilisierung des Einzelnen und zum dynamischen Kennenlernen der Gruppenmitglieder untereinander wichtig. In einem Kursgruppenkonzept kann durch die Therapeuten dabei abgewogen werden, inwieweit die Patienten in der Gruppe in der Lage sind, atmosphärisch relativ enthemmt zu arbeiten und die anderen Klienten als Hilfe für die zu bearbeitenden Strukturen einzubauen. Diese Mindestqualitäten von bewusster Regressions- und Progressionsfähigkeit werden in der geschlossenen Gruppe systematischer – unter besonderer Berücksichtigung dynamischer Gesichtspunkte – aufgebaut. Hier werden in der ressourcenorientierten Phase auch zielgerichtet die Mediatoren in ihrer Handlungskompetenz ausgewählt und trainiert. Deshalb sind die Übertragungsmechanismen auf Symbolisierungsmedien auch wichtiger, um eine Gruppenkohärenz herzustellen. Das handlungsaktive, solidarische Auseinandersetzen mit den Übergangs-Übertragungs-Objekten für Mutter und Vater (oder die entsprechenden Übertragungspersonen) stärkt in der Gruppe die gemeinsame Kraftreserve, enttabuisiert die alten (Eltern) und neuen (Therapeuten) Übertragungsfiguren und hebt dadurch auch den Status der Mediatoren als Führer der Konfrontationshandlungen. Nach einer gelungenen Ressourcenstärkung ist deshalb das Niveau der focusorientierten Einzelarbeiten im therapeutischen Team qualitativ besser und die Arbeitsatmosphäre vertrauensvoller als vor dieser Entwicklungsstufe. Außerdem dienen ressourcenorientierte Arbeiten auch zur psychischen Regenerierung und zum Ausleben der Kohäsionsbedürfnisse nach anstrengenden Selbsterfahrungsprozessen.

4.2.3 Fallbeispiele zur Fokusbearbeitung mit einem therapeutischen Team in der Gruppe

Die strukturellen Handlungsinszenierungen zur Focusbearbeitung werden durch die Patienten in therapeutischen Teams vorgenommen, die die Klienten nach eigenen Vorstellungen selbst zusammenstellen bzw. deren Zusammenstellung das Ergebnis einer Inszenierungsdiskussion in der Gruppe ist.

Jeder Patient kann entsprechend seiner momentanen rationalen Klarheit, emotionalen Selbstresonanz und motivationalen Bedürfnislage ein eigenes Behandlungsthema zur Bearbeitung anmelden. Dabei soll der Klient das vermutliche Ziel der Inszenierung benennen und situativ begründen, weshalb dieses Thema für ihn bzw. sie jetzt – draußen in der Realität und in dieser Gruppensituation – Relevanz hat. Danach kann der oder die vorschlagende Person ein Inszenierungssetting – einschließlich der zur Mitarbeit ausgewählten Patienten – beschreiben und vorschlagen oder zur offenen Gruppenassoziation freigeben. Die Gruppe, die jeweiligen Mediatoren und die Therapeuten diskutieren dann auf jeden Fall das Für-und-Wider des vorgestellten oder eines zu suchenden Settings. Je nach dynamischem Niveau der Gruppe werden dabei auch frühere Erfahrungen mit dem Klienten eingebracht oder situative Bedeutungen dieses Therapierahmens in der aktuell erlebten Verhaltenssituation des Patienten mit diskutiert.

Ein Setting gilt dann als therapieförderlich kreiert, wenn sowohl der bearbeitungsinteressierte Patient eine strukturelle Handlungsinszenierung entworfen hat oder übernimmt, der die Mehrzahl der Gruppenmitglieder – einschließlich der Mediatoren und Therapeuten – zustimmen, weil sie darin einen gewissen diagnostischen Sinn oder eine lösungsorientierte Entwicklungschance erkennen können. Manchmal organisieren die nicht hinreichend wahrgenommenen destruktiven Übertragungen oder die unterschwelligen negativen Introjekte eine »dicke Wiederholungsstagnation« des ungelösten Konfliktes, eine zwanghafte Retraumatisierung des vorgeschädigten Kindes oder eine zweit- oder drittrangige Bearbeitungsthematik als Ablenkung von einem wichtigeren psychodynamischen Zusammenhang. Dazu sollen in den nachfolgenden Langzeitfallbeispielen einige konkrete Anmerkungen gemacht werden (s.u.).

Wenn nun das Setting relativ passend gewählt ist, werden wiederum durch den Einzelnen wie die Gruppe und deren Koordinatoren die mitgestaltenden Hilfspersonen bestimmt. Zu diesem therapeutischen Team im engeren Sinne gehören auch die Rollen des Unterstützers und Haltgebers im Setting. Der Unterstützer fordert ein aktives Verhalten des inszenierenden Patienten heraus. Der bzw. die Haltgeberin stützt den Klienten während – und besonders nach – der therapeutischen Inszenierung aktiv mit Worten oder körperlicher Zuwendung. Nach der Handlungsinszenierung bzw. einem Inszenierungsblock von zwei oder drei Patienten, sprechen wir in der Großgruppe wieder im Stuhlkreis darüber, was die Klienten erlebt haben und ob dieses Ergebnis mit dem vorherigen Ziel kompatibel ist. Danach diskutiert wieder die gesamte Gruppe über den Prä-Post-Vergleich des Settings sowie die zusätzlichen Beobachtungen, Auswertungsgefühle und Problemdeutungen der beteiligten und außenstehenden Teilnehmer.

Im nachfolgenden Text sollen zur besseren Strukturierung der Handlungsinszenierungen die therapeutischen Protokolltafeln abgebildet werden, damit dieser Prä-Post-Vergleich inklusive der verwendeten Therapieobjekte leichter nachvollzogen werden kann.

Fallbeispiel des Patienten Maximilian Groß in der Gruppe:*
Herr G. ist ca. 40 Jahre alt, Forschungsassistent und ledig. Er kam wegen depressiver und hypochondrischer Symptomaik in meine Behandlung nachdem zuvor eine medikamentöse und analytische Probetherapie wenig erfolgversprechend verlaufen waren. Aufgrund seiner starken kommunikativen Defizite mit Frauen entschied er sich für eine zusätzliche geschlossene Gruppentherapie. Zum Zeitpunkt der beschriebenen Arbeit war ca. die Hälfte der Gruppentherapiezeit vorbei und Herr G. ein festes Mitglied dieser Gemeinschaft.

Der stichpunkthaltige Protokollverlauf soll kurz erläutert werden: Herr G. suchte sich zu Beginn die sechs Mitpatientinnen und Patienten aus, denen er sich am nächsten verbunden fühlte und postierte sie von den Brust- bis an die Fußschlaufen (vgl. Anhang Gurtschwebe unter 8.1). Meine Frau und mich wollte er gern als Träger am Kopfende sehen. Nach dem gemeinsamen Hochheben regredierte der Patient zu einem etwa 8 – 10 jährigen Kind, war zunächst ängstlich und verspannt. Dann wurde er ruhiger, rosiger im Gesicht und berührter. Ein Weinen blieb nach meiner Beobachtung im »Kehlkopf stecken«. Beim Ablegen auf die Matte forderte ich die Gruppe auf, Herrn G. einmal mit beiden Händen am Standort wie einen fieberkranken Jungen zu berühren, was ein jeder tat. Meine Frau berührte den Nacken und die Stirn, ich das Kopfende und das Brustbein. Nun kamen die angestauten Tränen schnell geflossen. Der Mund blieb noch quälend-verkrampft.

Therapeutische Protokolltafel für: Maximilian G.			
vorgeschlagenes Thema / Focus	Patient	Ich kann mich schwer fallenlassen.	
	Diskussion	Du darfst nie krank sein und weniger Leistungsdruck haben.	
Begründung / Ziel der Arbeit	Patient	Ich bin psychophysisch völlig verkrampft und gestatte mir keine Schwäche.	
	Diskussion	Du wirkst sehr verkopft und fliehst bei Frauen in schwachen Momenten. Dein Körper darf nie krank sein und wehrt sich mit Symptomen.	
Inszenierungs-vorschlag / Objekte	Patient	Die Gruppe trägt und wiegt mich in der Gurtschwebe und legt mich auf ein Krankenbett ab.	
	Diskussion	Die Idee wird vollends unterstützt.	
Konfrontierer: entfällt		Unterstützer: alle Träger	Haltgeber: Herr X
Verlauf der Inszenierung / Kipppunkte / Wirkung		Männer und Frauen als Träger, Therapeuten am Kopfende, ängstlich – Weinen unterdrückt, rosige Haut, Blicke eines Schulkindes, beim Ablegen auf der Matte Angst, beim Handauflegen der Gruppe Weinen ohne Worte.	
Auswertung / Deutungen / Ableitungen	Patient	Fallenlassen tut mir gut; ich hatte Angst vor der verschlingenden Mutter.	
	Gruppe	Du bist uns näher gekommen; wir sollten einen Gruppentanzabend machen.	
	Therapeuten	Handkontakte sind wichtig; Herr G. sollte weniger zur Mutter fahren.	

Nach der Reorientierung hatte Herr G. eine leichte euphorische Stimmung, was sich auch auf die Gruppe übertrug.

Therapeutischer Ausblick zum Fallbeispiel des Patienten Maximilian Groß:
Herr G. trat danach extravertierter in der Gruppe auf und flirtete in seinem Rahmen etwas ausgelassener. Er verschob bei seinem Chef das Erscheinen eines wissenschaftlichen Artikels um Wochen, damit er einmal wieder einen Abenteuerurlaub unternehmen konnte. In der Beziehung zu Frauen konnte er zum Abschluss der Therapie erstmals eine partnerschaftliche Beziehung mit einer Frau mit Sexualkontakt aufbauen und besuchte die Mutter nur noch höchst selten.

Therapeutisches Fazit zum Fallbeispiel des Patienten Maximilian Groß:
Der Patient hat mit dem Therapieobjekt Gurtschwebe eine wichtige psychodynamische Bedürfnislage inszenieren können, die auf eine primäre Mutter-Kind-Kontaktstörung schließen lässt. Das Therapiemedium wurde in dem Augenblick der rosigen Wangen und Kinderaugen zum Übergangs-Übertragungs-Objekt für die mütterliche Schwingungsfähigkeit und geborgene

Annahme, die der kleine Junge so sehr gebraucht hätte. Da die traurigen Gefühle stecken zu bleiben drohten, forderte ich die Gruppe zum alters- und situationsangemessenen Berühren des (vor Sehnsucht) »fieberkranken Kindes« auf, was den emotionalen Fluß in Gang bringen konnte.

Die Verhaltensänderungen des progredierten Erwachsenen zeigen, dass sich nach einer probeweisen Lösung innerseelischer Problematiken äußere Veränderungen im Sinne eines nachgeholten Wachstums ganzheitlich ergeben. Im Zusammenhang mit den nachgeordneten rationalen Integrationsleistungen entstand die Bedürfnislage zu einer ernsthaften Partnerschaft fast von selbst.

Therapeutische Protokolltafel für: Conrad S.			
vorgeschlagenes Thema / Focus	Patient	Ich will nach vielen Entbehrungen auch einmal Mittelpunkt sein und mich frei fühlen.	
	Diskussion	Du kannst die Grenzen von anderen nicht akzeptieren.	
Begründung / Ziel der Arbeit	Patient	Ich habe etwas nachzuholen, was ich bei meinen Eltern als Kind nicht durfte, um freier zu werden.	
	Diskussion	Du zerstörst mit deiner Unersättlichkeit und deinem Trotz unsere tatsächliche Beziehungschance.	
Inszenierungs-vorschlag / Objekte	Patient	Ich stelle mich in die Mitte und will mich durch euren Körperkreis hindurchkämpfen.	
	Diskussion	Wir nehmen das Gruppentau und du stemmst dich gegen jeden einmal mit Kraft und Blickkontakt.	
Konfrontierer: Alle		Unterstützer: Therapeuten	Haltgeber: Herr Y.
Verlauf der Inszenierung / Kipppunkte / Wirkung		Patient rennt wie ein Stier blind gegen das Seil an, alle kämpfen aufopferungsvoll, durch Blickkontakt wird Kampf ruhiger, weinen und Aufgabe der Zerstörungswut.	
Auswertung / Deutungen / Ableitungen	Patient	Ich fühle mich in meinen Aggressionen nicht gemocht und muß dann alles im Voraus kaputt machen.	
	Gruppe	Du kannst deine Wut auf deine Eltern schlecht kanalisieren und vermischt sie mit berechtigten Wünschen eines Kindes chaotisch.	
	Therapeuten	Begrenzung der destrukiven Kräfte sind wichtig, möglicherweise hat ein Vaterintrojekt in Kombination mit einer negativen Mutterübertragung eine wichtige Niederlage erlitten?	

Fallbeispiel des Patienten Conrad Sperling in der Gruppe:*

Herr S. ist ca. 42 Jahre alt, Softwareentwickler in Umschulungsmaßnahme und geschieden. Er kam wegen depressiver Symptome infolge einer Identitätsproblematik und nicht vollzogenen seelischen Partnerschaftstrennungen in meine psychotherapeutische Behandlung nachdem zuvor ein familientherapeutischer Ansatz nicht zum Änderungserfolg geführt hatte. Aufgrund seiner allgemeinen Sehnsucht nach Kontakt und Orientierung in der Gemeinschaft entschied er sich für die Gruppentherapie. Zum Zeitpunkt der beschriebenen Therapiestunde waren 2/3 der Gruppentherapiezeit verstrichen. Der Patient fiel nach anfänglichen, aufgesetzten Harmoniestreben jetzt oft durch Widerstandsrunden auf, in denen er sich trotzig wie ein Kleinkind oder verweigernd wie ein Pubertierender den Therapeuten und der Gruppe bei allen möglichen Anlässen prinzipiell in den Weg stellte.

Der stichpunktartige Protokollverlauf soll nun kurz erläutert werden: Herr S. stellte sich nach seiner etwas nörgelnden Themendiskussion in den Gruppenkreis und drückte zunächst wild, aggressiv und entschlossen gegen das Tau bei einem der stärksten Männer. Dieser Patient hielt aber durch die kräftige Seilhilfe der anderen Stand und brüllte genauso eindrucksvoll zurück. Herr S. versuchte nun seine Wut noch zu steigern und rannte an einer Frauenseite des Gruppentaus gegen die Gruppe an. Insgesamt drückten bald drei Frauen ebenso entschlossen Herrn S. zurück und gaben das Seil nicht frei. Ich hatte als Therapeut etwas die Befürchtung, dass die Wut zu stark agiert werden könnte und forderte den Patienten auf, nicht in maximale (sportliche, blinde) Kraft der Inszenierung zu gehen, sondern in die optimale emotionale (therapeutische) Wahrnehmung und das wache Erleben. Herr S. begann seine Gruppenmitglieder wieder besser wahrzunehmen. Als ich ihn aufforderte, noch auf die Gesichter der anderen beim Gegenstemmen zu achten, wurde er ganz verzweifelt traurig. Als seine Kraft demzufolge langsam nachließ, schoben nun einige ihereseits »angestachelte« Gruppenmitglieder Herrn S. mit dem Seil beiseite, was meine Frau durch verbalen Eingriff unterbinden half. Die Gruppe wurde dann durch die Therapeutin aufgefordert im Kreis ruhig stehen zu bleiben und Herr S. sollte reihum jeden noch einmal ohne Kampf in die Augen sehen. Diese Blickrunde löste bei allen Betroffenheit aus. Die Gruppe ließ das Seil fallen, fasste sich bei den Händen und schließlich bei den Schultern zum engen Kreis. Herr S. fühlte sich nicht mehr bedroht – und hatte auch keine Fluchtimpulse mehr. Er sagte jetzt mit Tränen in den Augen: »Danke für eure Hilfe.« und die Szene war nach einer Gesamtdauer von knapp 10 Minuten beendet.

Therapeutischer Ausblick zum Fallbeispiel des Patienten Conrad Sperling:
Herr S. war nach dieser Gruppensequenz sehr aufgeschlossen und kooperativ im Gruppenprozess. Er hatte anschaulich die Kraft seiner dynamischen Zerstörungskräfte gespürt und auch die Kraft der Gruppe achten gelernt. In der Deutungsarbeit fielen Herrn S. immer wieder die nicht solidarischen Geschwister seiner Ursprungsfamilie ein. In anderen Arbeiten begriff Herr S. später auch, dass ein Teil seiner zerstörerischen Energie auch von väterlichen Introjekten gespeist war, die ihm damals noch nicht so vertraut in die Selbstwahrnehmung kamen.

Im äußeren Leben war Herr S. inzwischen weg von den Eltern in die Großstadt gezogen und hatte eine Saisonarbeit in einer kleinen Firma als Computerfachmann angenommen. Trotz dieser Selbsterfahrungsverbesserungen hatte Herr S. zum Ende der Gruppentherapie immer wieder »kleine Rangelein« in der Gruppe, wenn es um das Thema zu »geringe Beachtung« ging.

Therapeutisches Fazit zum Fallbeispiel des Patienten Conrad Sperling:
Der Patient hatte mit Hilfe der Gruppendiskussion eine wichtige dynamische Handlungsinszenierung mit dem Gruppentau einrichten können, die seine widersprüchliche neurotische Beziehungstendenz, im Mittelpunkt stehen und gleichzeitig für immer ausbrechen zu wollen, anschaulich ins Bild bringen konnte.

In der Tiefendeutung könnte vermutet werden, dass der Patient in den Armen der Mutter (Seil) viel zu wenig beachtet wurde und jetzt in seinem Sehnsuchtshass jegliche Formen der Zuwendung in einer Art primärer narzißtischer Wut zerstören muss. In einer familiendynamischen Deutung halte ich die Hypothese für legithim, dass die drei Geschwister im Kampf um die karge Zuwendung der Eltern, alle beziehungsfeindlichen Mittel angewendet haben, um sich soviel als möglich von den »Liebesbrotkrumen« zu sichern; solidarische Lösungsstrukturen haben sich aufgrund des Fehlens günstiger äußerer Beispiele einer Gemeinschaft für die Kinder leider nicht entwickelt.

Durch die Regie der beiden Therapeuten konnte im Verlauf der Inszenierung der agierende und blinde Druck abgeschwächt und eine realitätsbezogenere Wahrnehmung in der symbolischen Form des Zusammenhalts gefördert werden. Das Gruppentau wurde in dieser sensiblen Phase des wechselseitigen Beziehungserlebens zum Übergangs-Übertragungs-Objekt der belastbaren Verbundenheit der Gruppe als Ganzes und mit dem Einzelnen. Das kurzzeitige anschauliche – und körperlich reale-Standhalten der Gruppe gegenüber den Ansprüchen des »kleinen und großen« Herrn S. löste ein befriedigendes nachträgliches Gefühl der Annahme und Zugehörigkeit aus, dass einen dezenten Wachstumsprozess befördern konnte.

Fallbeispiel einer Patientenkleingruppe »Mutterstatements«:
Im Verlaufe einer Gruppenentwicklung gibt es über die Monate immer mehr Bearbeitungsinszenierungen, wo sich Patienten gegenseitig solidarisieren. Manchmal ist ein Patient Vorbild für andere – dann schließen sich ähnlich interessierte aber zuvor ängstliche Patienten dem Inszenierungsthema an. Oder ein Patient hat bei einer z.B. konfrontativen Inszenierung Furcht und andere Patienten gesellen sich in geschwisterlicher Unterstützung zur Bearbeitungsszene hinzu. Dieses Wir-Gefühl ist ein wichtiger Katalysator der Arbeitsfähigkeit in einer geschlossenen Gruppenatmosphäre.

Therapeutische Protokolltafel für: alle Frauen und Herr Z.		
vorgeschlagenes Thema / Focus	Patienten	Wir müssen unsere Mütter mit deren emotionalen Intriganz konfrontieren, um uns zu befreien.
	Diskussion	Thema unterstützt
Begründung / Ziel der Arbeit	Patient	Wir sind heute immer noch durch kindliche Ängste in der Konfrontation unserer nachhaltigen Mütter gebremst.
	Diskussion	Ihr solltet Euch gegenüber euren Müttern nicht mehr so ohnmächtig und verantwortlich fühlen.
Inszenierungs-vorschlag / Objekte	Patient	Wir stellen unsere Mutter in Objektform als schwarzer Riesensack, roter Riesenklotz und Tonne in die Ecke und halten unsere Statements im Halbkreis der Kleingruppe davor ab.
	Diskussion	Idee bestätigt. Da zwei Frauen aber große Angst haben sollten noch zwei dicke Taue vor diesen Figuren wie eine Gefängnismauer liegen.
Konfrontierer: Objekte	Unterstützer: alle restlichen Männer im Rücken stehend	Haltgeber: Alle restlichen Männer im Bedarfsfall
Verlauf der Inszenierung / Kipppunkte / Wirkung		Frauen und Herr Z. stehen im Halbkreis und werden in Statements immer lauter und mutiger. Zwei Frauen beginnen zu wanken. Haltgeber legen Hand auf die Schulter. Alle Haltgeber und Therapeuten legen Hände stützend auf. Drei Frauen und Herr Z. Weinen beim Statement.
Auswertung / Deutungen / Ableitungen	Patient	Die Statements haben uns gestärkt. Wir waren uns der Restängste erst voll bei der lauten Aussprache bewußt.
	Gruppe	Eure Anklagen und Angriffe waren berührend. Wir haben euch als Rechtsanwälte eurer inneren Kinder erlebt.
	Therapeuten	Die Ängste waren ganzkörperlich zu sehen. Ein Teil der Anklagen waren abgrenzend; andere noch Veränderungen von der Mutter fordernd und weiter abhängig.

Im unten skizzierten Fall – etwa zur Hälfte der gesamten Gruppentherapiezeit – entstand bei einer Reihe von weiblichen Gruppenmitgliedern Zugang zu einem regressiven Gefühl von Furcht vor ihren Müttern. Zuvor waren Mutterübertragungsthemen in anderer Form schon individuell bearbeitet worden. Jetzt trat eine kindliche (primäre) Angst zu Tage, dass die Mütter bei den Abgrenzungsversuchen der Töchter oder bei den individuellen Wünschen der »Mädchen«, plötzlich »ganz böse werden könnte«! Es fielen den Frauen reihum Szenen ein, wo sie vernichtende Gekränktheit iher Mütter und deren emotionaler – z.T. heimtückischer – Nachhaltigkeit als Kinder zu spüren bekommen hatten. Diese kindlichen Ängste, so der gemeinsame Eindruck in der vorherigen Gruppendiskussion, bremsten die erwachsenen Entwicklungen der Frauen noch immer – auch in der Jetztzeit. Deshalb wollten sie gern eine solidarische Inszenierung als Kleingruppe untereinander. Als dieser Entschluss diskutiert wurde, gesellte sich zu den Frauen noch ein Mann, der meinte, dass er genau »auf dem selben Dampfer mitfahren« müsse, weil ihm plötzlich einiges parallel zu seiner Mutter klar werde.

Der stichpunktartige Protokollverlauf soll nun kurz erläutert werden: Die Kleingruppe stellte die Objekte schwarzer Riesensack, roter Riesenklotz und Riesentonne in die Raumecke und legte ein doppeltes Seil als »Gefängnismauer« davor. Die Statements der Konfrontationsgruppe wurden wechselseitig immer lauter, direkter und schwerwiegender. Man spürte emotional, dass einige Frauen mit den Worten rangen, weil sie diese Vorwürfe so noch nie herausgebracht hatten. Die beiden ängstlicheren Teilnehmerinnen hatten noch mehr bindende Restforderungen und Veränderungserwartungen an ihre Mutter als die anderen Teilnehmerinnen. Der männliche Teilnehmer weinte schon nach drei Angriffssätzen erschüttert, andere Teilnehmerinnen waren stark betroffen, eine Patientin wollte aktiv auf die Mutter losgehen, was wir als Therapeuten unterbanden, weil wir ihr keine Keule gaben und auf das Statement zurückverwiesen.

Mit zunehmender Betroffenheit kamen die Haltgeber von hinten näher heran und legten nach unserem Vorbild die Hände an die Schultern der betroffenen Mitpatientinnen. Wir hatten als Therapeuten zuvor einer ängstlichen Frau und den weinenden Mann mit unseren Händen eine Wirbelsäulen – Schulterstütze gegeben. Zum Schluß war die ganze Gruppe in die Inszenierung involviert und betroffen.

Therapeutischer Ausblick zum Fallbeispiel der Patientenkleingruppe »Mutterstatements«:
Nach dieser Inszenierungsarbeit war ein großer Gruppenzusammenhalt zu spüren, da alle Gruppenmitglieder in diese Arbeit einbezogen und emotional berührt waren. In der Gruppendiskussion wurden zahlreiche Erinnerungen an Situationen angesprochen, wo die Patienten als Kinder atmosphärisch *Angst vor* oder *Angst um* ihre Mütter gehabt hatten. Vielen Patientinnen war erst unmittelbar beim lauten verbalen Formulieren der Vorwürfe oder der Abgrenzungsaussagen »tatsächlich« aufgefallen, wieviel Furcht vor solchen Sätzen noch in ihnen steckte. Die theoretische Klarheit davor hatte scheinbar kaum die reale innere Angst repräsentieren können?

In späteren Rückmeldungen erfuhren wir als Therapeuten von verschiedenen Transformationsversuchen auf der Realebene: Einige schrieben Briefe in einem moderaten bis forschen Ton an ihre Mütter. Andere experimentierten mit anderen geeigneten Mutterübertragungspersonen in Rollenspielen eine weitere »Vorstufe« der Beziehungsklärung. Eine Frau und der Mann fuhren nach einigen Tagen tatsächlich zu ihren Müttern und versuchten eine Aussprache mit mittelmäßigen Erfolg zu führen. Auf jeden Fall war dieses Kleingruppenstatement für alle Gruppenmitglieder eine wichtige Durchgangsstation zu den Übertragungs-Introjekt-bzw. Introjekt-Generationsrollenspielen sowie dem späteren erlebnisnahen Realitätsrollenspiel in der Einzeltherapie, um die Struktur der Mutter-Kind-Störung zu sehen und zu fühlen.

Therapeutisches Fazit zum Fallbeispiel der Patientenkleingruppe »Mutterstatements«:
In der beschriebenen Kleingruppenarbeit konnten die Medien schwarzer Riesensack, roter Riesenklotz und Riesentonne als Symbolisierungsmedien der Mutter für die regredierten kindlichen Anteile der Gruppenteilnehmer dienen. Im Moment der größten Furcht und der erlebnisnahen verbalen Angriffe und Aussagen der Patientinnen und des Patienten wurden diese Therapiemittel Übergangs-Übertragungs-Objekte für die große Angst der kindlichen Anteile vor oder um die Mütter in der damaligen Zeit, die latent bis heute andauerte. Erst dieses tiefe Gespür für die verschlossene innere Angst machte die Kleingruppe dafür sensibel, wo noch Ansatzpunkte für eine unbewusste und nicht bewältigte Furcht verborgen lagen, die im heutigen Verhalten zu »eigenartigen Widersprüchen« auf der erwachsenen reflektierten Verhaltensebene gegenüber diesen Müttern wirkten. Es konnten also rationale Abwehrstrukturen im symbolischen Verhaltensexperiment geprüft und mit der Kraft der Klein- wie Großgruppe zu einer probeweisen Lösung gebracht werden. Die Handlung auf der Symbolebene war für alle Gruppenmitglieder ein wichtiges Durchlaufsstadium für weitere Fortschritte in den erwachsenen Beziehungsklärungen auf der Realebene, wobei die Patienten unterschiedliche Wege der Integration gingen.

4.2.4 Fallbeispiele zur experimentellen Fokusbearbeitung mit einem therapeutischen Team in der Gruppe

Auch hier stammen die aufgeführten Fallbeispiele aus Therapieverläufen von geschlossenen Gruppen, da hier die erlebnisnahen strukturellen Handlungsinszenierungen meist intensiver vorbereitet und mit mehr Qualität ausgewertet werden können.

Gegenüber dem Vorgehen unter 4.2.3 (vgl. oben) sind aber in der Fokusformulierung nur vagere Hypothesen getroffen worden. Es stand immer auch eine Überprüfung des »eigentlichen Fokus« mit in der Aufgabenstellung des Patienten. Demzufolge war das Inszenierungssetting auch nicht so festgelegt, sondern für spontane Neuorientierungen in der Wechselwirkung mit dem real inszenierten Prozess offen. Es wurden lediglich gewisse Regieprinzipien benannt.

Für ein fortgeschrittenes experimentelles Arbeiten musste also ein relativ klares dynamisches Gleichgewicht in der Gruppe und eine gute Arbeitsfähigkeit des Einzelnen vorliegen, damit nicht schon im Vorfeld das Thema A ausgegeben und das eigentliche Thema B verfolgt wird, was dann auch die mehrdimensionale Ausweitung und die mögliche spätere Tiefenbedeutung der Inszenierungsarbeit erschwert, weil spätestens hier alle »übergangenen Widerstände wie Pilze aus dem Boden schießen oder wichtige Erkenntnisse als Wasserlache in der Wüste der Ahnungslosen versickern« würden.

Therapeutische Protokolltafel für: Norbert R.		
vorgeschlagenes Thema / Focus	Patient	Loslassen des Vaters, der schwerkrank ist.
	Diskussion	Verflochten mit Themen: Enttäuschungen vom Vater als Beziehungsklärung und Thema: Tod
Begründung / Ziel der Arbeit	Patient	Ich habe Angst meinen Vater zu verlieren, obwohl er wenig für mich getan hat. Diese Angst will ich erforschen.
	Diskussion	Du findest schwer Halt in dir und könntest die Gruppe als stützende Geschwister brauchen.
Inszenierungs-vorschlag / Objekte	Patient	Ich lege Tonne als kranken Vater vor mich hin und spreche mit ihm, was mir einfällt. Die Gruppe sollte im Kreis begleitend stehen.
	Diskussion	Wir stehen im Kreis und zeigen nonverbal wie wir den Jungen unterstützen.
Konfrontierer: entfällt	Unterstützer: alle	Haltgeber: Alle bzw. Herr X.
Verlauf der Inszenierung / Kipppunkte / Wirkung		Herr R. ist schnell regrediert und beweint den Vater – wie einen Toten. Die Gruppe bildet Handkreis. Herr R. wird progredierter – äußert Vorwürfe. Aus Berührungshand wird Faust. Die Gruppe noch dichter. Abschließend Wut auf Vaters Verrat und Mutters Beziehungslosigkeit.
Auswertung / Deutungen / Ableitungen	Patient	Vater hatte zwei Seiten. Ich habe neben dem Mitleid auch verdrängte Wut auf ihn und Mutter gespürt.
	Gruppe	Du hattest dich nur in die Verlustangst hineingesteigert und deine berechtigte Enttäuschung verdrängt.
	Therapeuten	Angstsymptome und verdrängte Wut auf beide Eltern hängen zusammen. Echtes Mitgefühl für den „schon früher" verlassenen Jungen fehlt noch.

Fallbeispiel des Patienten Norbert Rößler in der Gruppe:*
Herr R. ist ca. 38 Jahre alt, Softwarespezialist und ledig. Er kam wegen ängstlich-depressiver Symptomatik mit Partnerschafts- und Berufskonflikten in meine psychotherapeutische Behandlung nachdem er zuvor eine bioenergetische Therapie in einem anderen Bundesland mit mittelmäßigem Erfolg durchlaufen hatte. Sein Verhältnis zum Körper hatte sich damals verbessert – seine Fähigkeit negative Übertragungen aufzuklären war leider nicht angewachsen.

Herr R. meldete sich für die begleitende Gruppentherapie an, weil er gern im sozialen Feld Fortschritte machen wollte und ohnehin als Kind unter dem Thema des Zuviel-alleine-gelassen-seins gelitten hatte. Außerdem hoffte er hier ein Trainingsfeld für erweiterte Beziehungsklärungen zu finden.

Der stichpunktartige Protokollverlauf soll nun kurz erläutert werden: Herr R. war anfänglich nur auf seine reale (symptomatische) Verlustangst gegenüber dem wirklich kranken Vater konzentriert. Die umgestürzte Tonne wirkte wie ein imaginiertes Krankenbett. Die Hand des Patienten lag leicht zitternd auf der »Bettdecke«. Als die Gruppe die große Angst des kleinen Jungen spürte, fassten sich die Teilnehmer zur Solidarisierung an die Hände, was der Patient mit noch mehr weinen (loslassen) »beantwortete«. Nach einer kurzen Besinnung wurde der Patient dann wieder stärker und ärgerliches Gefühl stieg auf. Die Gruppe rückte wieder enger zusammen und stützte so die Aussagen und Vorwürfe des Patienten, der leise aber klar sprach. Er konnte den Vater deutlich des Verrates beschuldigen, weil dieser ihn nach der Trennung der Eltern schmählich im Stich gelassen hatte, was er »erstmals in der kleinen Öffentlichkeit« ausgesprochen hatte. Die Vorwürfe an die Mutter wirkten wie »ein Abschied hintendran«. Die Gruppe war – genauso wie der Patient – durch den großen Bogen des Gefühlskreises emotional sehr berührt.

Therapeutischer Ausblick zum Fallbeispiel des Norbert Rößler in der Gruppe:
Herr R. trat nach dieser Arbeit selbstbewusster in der Gruppe auf und wurde von der Gruppe nicht mehr als »ängstlicher Hase« verkannt. Das Thema Loslassen von den Enttäuschungen gegenüber den Eltern hat noch nachhaltig mehrere Patientenarbeiten in therapeutischen Teams beeinflusst. Herr R. widmete sich in den nächsten Arbeiten deutlich seinen verdrängten Aggressionen – auch der Mutter gegenüber, wodurch ein unübersehbarer Teil seiner depressiven Symptomatik »ins Wanken« kam. Nach diesen Arbeiten hatte er folgerichtig mehr Streit mit seinem Chef und seiner Lebenskameradin, mit welcher er momentan eine Krise mit mehr erwachsenen Klärungskompetenzen durchmacht. Allerdings hinterlassen diese Rollenveränderungen auch Spuren von unerwarteten Frustrationen, wozu bspw. seine »konjunkturbedingte Entlassung« gehört (der aber auch andere Mitarbeiter zum Opfer fielen).

Therapeutisches Fazit zum Fallbeispiel des Norbert Rößler in der Gruppe:
Der Patient hat in seiner Selbsterforschungsaufgabe eine wichtige Handlungsinszenierung in Wechselwirkung mit seiner arbeitsfähigen Gruppe gemacht. In der angezielten symbolisierten Darstellung seines Angsterlebens hat er zunächst die ihm bewusste Furcht vor dem Tod des Vaters ins Handlungsbild gebracht – ohne die ein »Weiterfühlen« zunächst nicht möglich gewesen wäre.

Die Riesentonne wurde in dem emotional traurigen Teil zunächst zum Übergangs-Übertragungs-Objekt für den schmerzvollen Abschied vom realen Vater, dessen zum Krankenbett verschmolzenes Symbol sie in diesem Augenblick war. Im Abschiedserleben haben sich offensichtlich die realen Trennungserfahrungen des Jungen zu Zeiten der damaligen Scheidung der Eltern – als auch der vorweggenommene zukünftige Tod des Vaters in einer emotionalen Ähnlichkeit miteinander verwoben. Darin eingelagert waren aber wahrscheinlich auch die unausgesprochenen Enttäuschungen des kleinen Jungen und das noch unbewusste Mitgefühl des Kindes mit sich selbst (quasi die Trauer über sein eigenes Verlassensein).

Das symbolische und reale Zusammenrücken der ganzen Gruppe gilt meines Erachtens auch allen drei Aspekten, die jedes Gruppenmitglied für sich unterschiedlich erlebt hat – einschließlich der haltgebenden Geste für den »erschütterten Bruder«.

Diese kleine Geste der besseren Befürsorgung hat meiner Ansicht nach auch dazu beigetragen, den Vater »in Form der Tonne sterben zu lassen« und den ausgeblendeten Gefühlen Raum zu geben, wie es die »geschwisterliche Gruppe« im Grunde schon zu Beginn der Inszenierung vermutet hat (vgl. Protokolltafel oben). Durch das solidarische Erleben der Gemeinschaft und das Abhandeln des sich aufdrängenden ersten Handlungsstranges war nun offensichtlich der Weg frei für den Ausdruck des nächsten bzw. zuvor noch wenig bewussten Gefühls. Die Hand wird zur ärgerlichen Faust. Aus der unerfüllten Sehnsucht des Jungen wird schließlich ein sich wandelnder Frust auf den Vater und dessen persönlichen Verrat (weil er als positiverer Vater selbst bei einer Scheidung den Sohn regelmäßig hätte besuchen oder abholen können). In dieser Entrüstung fällt auch stark Kritik auf das Versagen der Mutter (weil sie natürlich am Ehekonflikt beteiligt war und dem Jungen sowenig Vaterersatz organisieren konnte).

Diese Umwandlung der Angst- in Aggressionsgefühle und das konkrete Ausführen des Trauerexperimentes konnte in der nährenden Unterstützung der Gruppe vollzogen und in vielfältiger Form auch in das reale Beziehungserleben des Patienten transformiert werden, so dass sich ein eigenständiges Wachstum ergab. Das beziehungsmutuelle Mitregredieren der Gruppe förderte in der Schwingung den Selbsterfahrungsprozess des Patienten.

Zweites Fallbeispiel des Patienten Conrad Sperling in der Gruppe:*
Die Eckdaten zur Behandlungsaufnahme des Herrn S. können der obigen Fallbeschreibung unter 4.2.3 (vgl. dort) entnommen werden. Ich möchte in diesem Inszenierungsbeispiel beschreiben, wie es nach der für die Gesamtgruppe aufwendigen »Gruppenseilkraftprobe« für den Patienten weiterging

als er nicht mehr so blind gegen die Gemeinschaft agierte, sondern sich seinen primären Bezugspersonen zuwandte.

Therapeutische Protokolltafel für: Conrad S.		
vorgeschlagenes Thema / Focus	Patient	Ich will allen dreien schonungslos die Meinung sagen und die Tabus übergehen.
	Diskussion	Du mußt körperlich und verbal auf Differenzierungen achten, weil du schnell blind reagierst.
Begründung / Ziel der Arbeit	Patient	Ich habe bisher aus Furcht vor Beziehungsverlust meine Meinung zurückgehalten.
	Diskussion	Du hast bisher oft indirekte Aggressionsformen an verschobenen Stellen gezeigt, werde jetzt direkter.
Inszenierungs-vorschlag / Objekte	Patient	Ich wähle als Mutter die grüne Riesenmatte (stehend), als Stiefmutter den roten Riesenklotz und als Vater die weiße Wand und sage jedem nacheinander etwas.
	Diskussion	Idee ist gut, du solltest aber besser mit Brustgurten arbeiten, damit du bei deinen Affekten bis an die Grenze gehen kannst und trotzdem den Kontakt zu uns nicht verlierst.
Konfrontierer: entfällt	Unterstützer an den Zuggurten: 2 Männer, 2 Frauen	Haltgeber: Herr Y.
Verlauf der Inszenierung / Kipppunkte / Wirkung		Herr S. begann bei der weißen Wand – warf etwas dagegen – mäßig; danach mit der Keule auf den Riesenklotz-heftig, aber mit Kontrolle – verlangte Einsichten; abschließend Tobsuchtsanfall, mußte stark festgehalten werden, keine Vorwürfe, wollte nur der grünen Matte hinterher
Auswertung / Deutungen / Ableitungen	Patient	Ich bin bei meiner Mutter ausgetickt, weil ich sie plötzlich wieder gehen sah. Ich gebe sonst wohl nur Vater und besonders der Stiefmutter die Schuld, an meinen Enttäuschungen.
	Gruppe	Du siehst viele Dinge einseitig und bist noch viel mehr im Kind als im Erwachsenen.
	Therapeuten	Patient kann schwer differenziert urteilen und spaltet, Gurte als Halt waren wichtig, Patient kompensiert Trauer mit Wut, braucht Konfliktstrukturen

Herr S. war zum Zeitpunkt seiner angemeldeten Arbeit im klaren, dass er mit seiner früh weggegangenen Mutter (als er im Kindergartenalter war), seiner Stiefmutter und seinem Vater gleichermaßen aggressive Beziehungskonflikte über seine Enttäuschungen zu bearbeiten hatte. Seine erlittene körperliche Gewalt und sein jahrelanges angepaßtes Dulden und Gehorchen sollten endlich zu einer differenzierten Lösung gebracht werden, da er sich oft im Leben als Folge dieser negativen Erfahrungen einfach nur »blind verweigerte«, und dadurch Unbeteiligte mit in seinen agierten Frust hineinzog.

Der Stichpunktartige Protokollverlauf soll nun kurz erläutert werden: Herr S. war bemüht, eine Handlungsinszenierung zu finden, wo er alle Bezugspersonen »gleichwertig« in eine probeweise Beziehungsklärung einbinden wollte. Von der rein verbalen Vorausschau hätte – nach den Angaben des kontrollierten

Erwachsenen im Patienten – erwartet werden können, dass alle drei Erziehungsträger für ihr Versagen gleichermaßen mit Vorwürfen bedacht werden würden. Die Auswahl der Symbolisierungsmedien entsprach den zuvor geschilderten Charaktereigenschaften dieser Personen. Vom Vater hatte Herr S. nämlich gesagt, dass dieser als »große Macht wenig greifbar« gewesen wäre und immer wie das Opfer »alle Schuld vernebelte« (weiße Wand). Bei der Stiefmutter charakterisierte Herr S. deren steife und strenge Art und die Gewaltausstrahlung im roten Riesenklotz. Bei der Mutter sollte die aufgestellte grüne Riesenmatte die große Bedeutung für den Jungen und auch deren Unerreichbarkeit (Fläche) darstellen.

Die von der Gruppe »verordneten« Zuggurte (vgl. Anhang unter 8.1) stellten eine gute Möglichkeit der solidarisierten Mitpatienten (paritätisch-zwei Frauen und zwei Männer!) dar, dem Bruder Halt und Begrenzung bei seinen Statements zu geben und dieses »körperlich spürbar und handlungspraktisch« zu tun.

Während der Inszenierungsarbeit verblüffte alle Beobachter etwas der reale Verlauf der Affekte und deren Inhalte, die mit den Ankündigungen wenig zu tun hatten. So wurde der Vater kaum angegriffen und auch »nur« wegen seiner Abwesenheit angeklagt und nicht als »intriganter Drahtzieher« geächtet. Die Stiefmutter bekam allein die volle Wut für alles, was sie jemals getan hatte, wenig verbal differenziert aber als Handlung eindrücklich zu spüren. Die Mutter wiederum »löste« im regredierten Verhalten des sehr kindlich wirkenden Jungen nur eine starke Sehnsucht aus, wobei der Patient in dem Augenblick eine der (drei oder vier realen) Abschiedsszenen erinnerte, wie er später mitteilte. Auch ein Beruhigungsversuch des Therapeuten brachte in dieser Arbeit keine »kognitive Wende« des Patienten zustande.

Der Patient konnte abschließend zumindest über große Differenzen zwischen seinen Vorausannahmen und dem nachträglichen Erleben – als progredierter Erwachsener – einsichtig reflektieren.

Therapeutischer Ausblick zum zweiten Fallbeispiel des Conrad Sperling in der Gruppe:
Herr S. konnte nach dieser Arbeit den Unterschied von Regression und Progression praktisch besser verstehen. Er hatte seine Spaltungsabwehr szenisch erlebt und sich »gewundert«, dass zwischen seinen verborgenen Gefühlen und seinem erwachsenen Verstand solche großen Klüfte auftraten. Der Gruppe war er zu diesem Zeitpunkt durch das Sichtbarmachen seiner verschiedenen – gleichermaßen echten – Erlebenswelten näher gekommen.

Es fiel ihm noch längere Zeit schwer, die familiendynamische Mehrdeutigkeit seiner frühen Entbehrungssituationen oder seines selbst mit provozierten Gewalterlebens zu sehen. Es war aber ein Schritt gemacht, dass er die Ursache für seine emotionalen Schwankungserlebnisse in sich selbst orten lernte und mehr die Sichtweise von Gruppenmitgliedern und Therapeuten nachvollziehen und achten konnte.

Therapeutisches Fazit zum zweiten Fallbeispiel des Conrad Sperling in der Gruppe:
Der Patient hat in der strukturellen Handlungsinszenierung seine hochgradige innere Widersprüchlichkeit aktiv erleben können und einen Teil des Hintergrundes für diese Spaltungsstörung verstanden.

Zunächst hat er in drei Medien die psychisch erlebten Eigenschaften seiner Bezugsperson anschaulich und nach seiner Anmutung treffend abbilden können. Diese Therapiemittel wurden im Moment der affektiv vorgetragenen Statements »übergangsweise Übertragungsobjekte« für die gesuchten Bezugspersonen und seinem emotionalen Beziehungsfocus zu ihnen.

Während der konkreten Regressionen in den Unterszenen wurde der unterschiedliche affektive Bedeutungsgehalt dieser Eltern für die vereinfachte bzw. unverarbeitete Konfliktsicht des Kindes sichtbar. Dabeu fiel besonders auf, dass die zuvor geäußerte etwa gleichverteilte Verursachungssicht des Problems in der »heißen affektiven Verfassung der Innenregulation des Patienten« nicht oder nur wenig galt.

Das spricht meines Erachtens dafür, dass verschiedene Schichten der Persönlichkeit nicht stark miteinander verbunden sind. Das zuvor beklagte agierte Fehlverhalten des Patienten (unter dem er nach seinen erwachsenen Angaben selbst sehr leidet) hängt offenbar mit den nicht integrierten kindlichen Erlebnissen bzw. den ungelösten »Dauerambivalenzen« zusammen.

Schwierig war für das Kind natürlich, dass niemand – weder Mutter noch Vater – dem kleinen Jungen kindgemäße Begriffe für diesen Trennungsvorgang zu Verfügung stellten. Nach seinen Angaben versuchten beide Eltern, die Verantwortung für die schmerzliche Trennung wegzuschieben, zu schweigen oder oberflächlichen Ersatz anzudeuten. In dieser begrifflichen Hilflosigkeit versuchte der Junge später nur die Stiefmutter als böses Objekt zu sehen, weil sie ihm ja »schlagkräftige Beweise« geliefert hatte.

Da infolge der probeweisen Handlungsinszenierung der Patient über alle Phasen der Szenen reflektieren konnte, war ein Leugnen der Spaltungen nicht möglich bzw. nicht nötig und eine fruchtbare Bearbeitung der Erlebensdifferenzen und der verschiedenen psychischen Regulationsebenen war ohne viel Widerstand zum Nutzen des Patienten möglich.

Fallbeispiel eines gemeinsamen Einzelsettings in der Gruppe:
In Unterschied zu dem Kleingruppensetting im Fallbeispiel unter 4.2.3 (s.o.) soll hier nicht eine Inszenierung beschrieben werden, wo alle betroffenen Gruppen-

mitglieder gleichzeitig etwas gemeinsam bearbeiten, sondern wo alle Frauen und Männer einer Gruppe ein- und dasselbe Setting nacheinander abarbeiten.

Das ist wieder ein Sonderfall im Verlauf einer intensiven Gruppenarbeit, weil in diesen Momenten eine Atmosphäre entstanden ist, wo nach einer ausgereiften Diskussion einer geschlossenen Patientengruppe ein großer Konsens der Identifikation und Nachahmung entsteht, der therapieförderlich für die Entwicklung eines jeden ist. Die einzelnen Teilnehmer fühlen sich nicht abhängig (wie es etwa in einer regressiven Anfängergruppe sein könnte), sondern nehmen aktiv Anteil am Erleben des anderen und versuchen ihr eigenes Empfinden mit dem Vorschlag eines anderen Gruppenmitgliedes zu verzahnen – ohne das sich jemand vordrängen will oder beiseite gedrängt werden soll.

Therapeutische Protokolltafel für gemeinsame Gruppenarbeit		
vorgeschlagenes Thema / Focus	Gruppe	Wir zeigen uns die Eltern, stützen unsere Kinder und geben uns selbst Vorbilder für bessere Beziehungen
	Therapeuten	Ihr solltet keine Klischees aufbauen, sondern emotional nach dem individuellen Knackpunkt in den jeweiligen Situationen suchen
Begründung / Ziel der Arbeit	Gruppe	Wir haben bisher nur verbale Beurteilungen ausgetauscht und wollen jetzt in aktiveren Handlungsszenen mehr begreifen und probieren
	Therapeuten	keine Einwände
Inszenierungs-vorschlag / Objekte	Gruppe	a) Jeder spielt eine typische Alltagsszene zwischen Eltern und Kind – als Elternteil selbst. b) Jeder sucht sich als inneres Kind ein Plüschtier oder Gruppenmitglied und spricht mit diesem Wesen wie zu sich selbst. c) Jeder sucht sich von allen Anwesenden zwei Wunscheltern aus und spielt eine selbstvorzuschlagende Szene durch.
	Therapeuten	Bei a) werden zum stellvertretenden Erleben Ersatzkinder aus der Gruppe gewählt, die uns später Rückmeldungen geben
Konfrontierer: jeder selbst	Unterstützer: ggf. Therapeuten	Haltgeber: freie (nicht spielende) Gruppenmitglieder

In einer Gruppe war nun einer dieser gemeinsamen Inszenierungswünsche aufgetreten, nachdem alle Gruppenteilnehmer in ihren Selbstbetrachtungen erkannt hatten, dass sie sich noch zuwenig die Störung ihrer Eltern gegenseitig szenarisch gezeigt hatten. Dadurch konnten sie manchmal begrifflich schwer das konkrete Schicksal im Mitbetroffenen sehen und verstehen, was sie jetzt ändern wollten.

Zweitens hatten alle Gruppenmitglieder in kleinen Sequenzen erlebt, dass sie noch große Schwierigkeiten hatten, ein tiefes, emotionales Verständnis für sich selbst – quasi als inneres Kind – in der damaligen Welt und den damaligen Chancen zu sehen.

Drittens wünschten sich alle Frauen wie Männer, dass sie einmal – wenigstens minutenweise – ein kleines Beispiel – für eine gute Mutter, Vater, Geschwister usw. Kind Situation erleben möchten, um eventuell einen minimalen Trost – aber noch mehr ein kleines Beispiel für eine bessere Beziehungsvariante zu erhalten. Einige Patienten hatten ja schon selbst Kinder usw. und konnten von den früheren »Verhaltensvorbildern« so wenig gebrauchen.

Die Gruppe war in guter Arbeitsbereitschaft und so wollte jeder seine individuelle Idee nacheinander umsetzen.

(Da die Auswertungen in der Gruppe gebündelt erfolgten, sollen sie nicht vorweg in Tabellenform, sondern in den nachfolgenden Erläuterungen geschildert werden.)

Der stichpunkthaltige Protokollverlauf soll nun kurz erklärt werden:

Der erste Patient stellte eine eifrig manipulierende Mutter vor, die dem Sohn erhebliche Lippenbekenntnisse abverlangte. In der Selbstannahme gab der Patient seinen identifizierten Plüschlöwen einen schwachen und hilflosen Trost. Ebenso hilflos gerät die Wahl eines männlichen Mitpatienten als Mutter, weil dieser genauso ratlos dasteht.

Die zweite Patientin inszenierte ihre kühle und gewalttätige Mutter mit einer kleinen Kinderkeule als Schlaginstrument. Für die Selbstannahme wählt sie die Variante, dass sie selbst stellvertretend eine andere Mitpatientin als Kind tröstet, was steif wirkt. Als bessere Mutter wird dann die Therapeutin in die Inszenierungsrolle gebeten. Hier kann die Patientin als Kind Fürsorge an sich zulassen, wobei sie wie im Kindergartenalter sehnsüchtig wirkt.

Der dritte Patient stellt einen schlimmen Elternstreit in verteilten Rollen dar. Die Selbstannahme gelingt mit Abstrichen dadurch, dass er eine betroffene Mitpatientin an seiner Stelle tröstet. Als besseren Vater wählt er einen Mitpatienten aus, der die Aufgabe etwas locker trägt.

Der vierte Patient stellt seinen abwertenden Vater in wechselseitigen Rollenspiel dar. Auch er tröstet zur Übung der Selbstannahme stellvertretend einen Mitpatienten. Abschließend fordert er den Therapeuten auf, in die Rolle des besseren Vaters zu schlüpfen, was plötzlich lustig wird, so dass beide trommeln.

Die fünfte Patientin demonstriert das aggressive und selbstherrliche Verhalten des Vaters in einer Inszenierung vom umgestürzten Klotz herab. Der Versuch ihrer Selbstannahme am Plüschtier mißlingt in Formalitäten. Die Inszenierung mit der Therapeutin als besserer Mutter und dem Puppenbaby als »gedoppeltes Selbst« ist dagegen für alle berührend.

Die sechste Patientin stellt eine Schimpfeskapade der Mutter gegenüber einer Mitpatientin als stellvertretendes Kind dar. Die Selbstannahme gelingt dadurch, dass sie selbst die gecoachten Zuwendungssätze einer Mitpatientin an ein Bärchen weitergibt. Als bessere Mutter wählt sie dann eine Mitpatientin und lässt sich von ihr – gemeinsam mit dem Bärchen als ICH-Symbol liebe Dinge sehr berührt sagen.

Verlauf der Inszenierung / Kipppunkte / Wirkung	Patient 1	a) Übergriffige Mutter mit Sohn b) Selbstannahme schwer am Plüschlöwen c) Mitpatient als bessere Mutter gewählt – schwierig
	Patientin 2	a) Mutter sehr ignorant und sadistisch mit kleiner Keule b) Selbstannahme schwierig an Mitpatientin c) Nimmt Therapeutin als bessere Mutter – gut
	Patient 3	a) schlimmer Elternstreit in verteilten Rollen b) Selbstannahme an Mitpatientin möglich c) Mitpatient als Vater etwas lockerer – gut
	Patient 4	a) Vater wertet vernichtend ab b) Selbstannahme am Mitpatienten möglich c) Nimmt Therapeuten als besseren Vater und trommelt – gut
	Patientin 5	a) Vater agiert sadistisch und selbstherrlich vom Klotz von oben herab seinen Status aus b) Selbstannahme mißlingt etwas als Selbstdialog c) Therapeutin als bessere Mutter und Babypuppe – gut
	Patientin 6	a) Mutter wertet Kind rücksichtslos ab – Mitpatientin als Kind muß ins Gesicht schauen b) Selbstannahme mit Coaching einer Mitpatientin am Bärchen möglich c) bessere Mutter durch Mitpatientin und Plüschbärchen – gut
	Patientin 7	a) Schimpfende Mutter vor Mitpatientin im Bett b) Selbstannahme mit Coaching einer Mitpatientin am Häschen c) bessere Mutter durch Therapeutin – gut
	Patient 8	a) autoritärer, cholerischer Vater gegen Mitpatienten b) Selbstannahme mit Coaching eines Mitpatienten im Selbstdialog mit Igel c) besserer Vater durch Therapeut – gut
	Patientin 9	a) Belehrung und Standpunkte gegenüber Mitpatientin auf Prangerklotz b) Selbstannahme durch Coaching einer Mitpatientin am Delphin – gut c) bessere Mutter durch Therapeutin und Delphin – sehr gut

Die siebente Patientin stellt selbst ihre vorm Kinderbettchen schimpfente Mutter vor einer Mitpatientin als Kindstellvertreterin beeindruckend verletzend dar. Die Selbstannahme gelingt durch eine Übernahme von gecoachten Sätzen einer Mitpatientin. Als positive Variante lässt sie eine Schaukelszene mit der Therapeutin als Mutter zu, was bei der Patientin dankbare Freude auslöst.

Der achte Patient zeigt seinen autoritären und gewalttätigen Vater (mit verbaler Gewalt) gegenüber einem Mitpatienten als Stellvertreterkind. In der Selbstannahmeszene gibt er die einfühlsamen Sätze eines Mitpatienten an seinen Plüschigel weiter. Der Therapeut spielt abschließend als besserer Vater mit dem Patientenkind Ball, was rundherum Spaß hervorruft.

Die neunte Patientin setzt eine Mitpatientin als Stellvertreterin des Kindes auf einen Prangerklotz und beschimpft sie wie einst die Mutter es mit ihr machte. Die Selbstannahme wird auch hier in der Form der ICH-Doppelung vorgenommen, welche eine Patientin coacht. Die Therapeutin spendet der Patientin in der Kinderrolle mit Delphin Trost, der sie weinen lässt.

Die zehnte Patientin gestaltet eine Szene als verwirrende Mutter gegenüber einer Kindesstellvertreterin und einem passiven Vater (als Plüschbär). Die Selbstannahme wird in der ICH-Dopplung an der Plüschtierraupe mit Hilfe einer Mitpatientin vollzogen. Die Szene mit der Therapeutin als besserer Mutter ist wieder sehr bewegend – auch weil die Patientin ein Puppenbaby auf dem Schoß hält und dieses sehr liebevoll streichelt.

Der elfte Patient zeigt eine Szene, wo seine Mutter das Stellvertreterkind (Mitpatient) ständig beim Spielen stört. Die Selbstannahme gelingt relativ gut in der ICH-Dopplung mit einem Plüschelch. Als bessere Mutter wählt er die Therapeutin, die mit ihm auf dem Fußboden mit einem anderen Plüschtier eine Spaßszene spielt.

Die zwölfte Patientin wählt eine Mehrpersoneninszenierung, wo sie als Mutter, Vater und Großvater gegen eine Kindesstellvertreterin (Mitpatientin) in herzlosen und verwirrenden Aussagen wettert. Die Selbstannahme gestaltet sie in Form einer ICH-Dopplung an einem Plüschbären mit Hilfe eines Mitpatienten. Als bessere Familie wählt sie eine Abendbrotszene mit der Therapeutin als Mutter, dem Therapeuten als Vater und einem Mitpatienten als Großvater, was allen großen Spaß macht im Improvisieren eines stimmungsvollen Familienlebens.

Therapeutischer Ausblick des gemeinsamen Einzelsettings in der Gruppe:
Die Gruppe war durch diese kollektiven Inszenierungen noch mehr zusammengewachsen. Jeder spielte mit Ernst und Gefühl die ihm zugewiesenen Rollen; die Auswertungen waren meist wohlwollend und selbstkritisch. Man profitierte zunehmend auch vom Erleben, den Einfällen und Lösungen der anderen Mitpatienten – wie bei sich selbst, was in einer dynamischen Gruppenatmosphäre keineswegs immer so läuft. Die Patienten hatten danach noch einige Bewegungseinheiten, die sie meistens im Gruppenkreis gestalteten, weil ein größeres Nähebedürfnis vorhanden war. Im äußeren Leben traf man sich neben den Mediatoren geleiteten Gruppenrunden auch zunehmend zu privaten Initiativen wie zum Kulturerleben, als Umzugshelfer, als Renovierer usw.

In der Abgrenzung zu den Elternhäusern, der Selbstidentität und Konfliktfähigkeit hatten alle Gruppenmitglieder Fortschritte gemacht. Ca. 1 1/2 Jahre nach dieser »Zeit der großen Solidarität und des Wachstums« setzte der Abschiedsprozess der Gruppe ein, wo die eigene Partnerschaftswelt und die beruflichen Entwicklungsfragen individuell im Vordergrund standen.

Therapeutisches Fazit des gemeinsamen Einzelsettings in der Gruppe:
Die gesamte Gruppe hat in dieser kollektiven Inszenierung mit einem experimentellen Stehgreifsetting gearbeitet. Da die gruppendynamische Entwicklung gut vorangeschritten war, entstand eine qualitativ verdichtete Form der Selbsterfahrung für alle Teilnehmer. Die Struktur der Einzelinszenierungen war so gewählt, dass man sich zunächst einmal sehr anschaulich das als prägend erlebte frühere Beeinflussungsmilieu in den Elternhäusern zeigte und dadurch einen »besseren Begriff« vom Störungsvorgang im jeweiligen Kind bekam. Der zweite Schritt der Selbstannahme war ebenfalls eine gute diagnostische Bilanz der Nachreifung in der augenblicklichen Therapie für die einzelnen Gruppenmitglieder. Erst wenn dieser Schritt zur distanzierten Betrachtung und emotionalen Selbsteinfühlung vollzogen ist, kann nach meiner Ansicht emotionales Wachstum ganzheitlich vonstatten gehen. Die Kreativität für diesen Entwicklungsprozess konnte man im dritten Schritt des Gruppensettings erleben, da hier jeder Teilnehmer seine derzeitigen Wachstumsressourcen aufzeigte und sich selbst – und auch anderen – die menschlichen Katalysatoren freizügig bereitstellen konnte, mit denen er seinen Entwicklungssprung vollziehen kann oder würde. Die gemeinsame beziehungsmutuelle Gruppenregression war nach meiner Ansicht Voraussetzung für die gute Therapieatmosphäre der Gruppe, wo jeder etwas unter dem Erlebten des anderen litt und sich jeder über die kleinen Selbstannahmen und Veränderungserfolge des anderen freute.

Hierbei gab es natürlich auch individuelle Fehlentscheidungen wie das erste Fallbeispiel beweist. Insgesamt lernte aber jeder von jedem, so dass sich das Setting bis zur zwölften Durchführung immer mehr in der optimalen Ausführungsvariante herauskristallisierte. Sie bestand darin, zunächst selbst die negative Rolle der schädigenden Person gegenüber einem solidarischen Bruder oder einer Schwester zu spielen, die sich echt in das Kind – wie zur symbolischen Bestätigung des Schmerzes durch Zeugen – hineinversetzte. Danach gelang – gemäß dem Stand der Gruppe – die Selbstannahme, wenn ein Coach (Solidarpartner) dem trostspendenden »äußeren Selbst« (erwachsenerer Teil der Klienten) Mut und Trostsätze zusprach, die dieser ICH-Anteil dann dem »inneren Selbst« (kindlicher Teil der Klienten) in Form des identifizierten Plüschtieres weiter gab. Durch diese vergegenständlichte ICH-Dopplung wurden die Plüschtiere oft zu Übergangs-Übertragungs-Objekten für die liebevolle Beziehung zwischen Erwachsenen und Kind. In dieser Brückenfunktion konnten Gefühle »zerlegt« und besser nach innen transportiert werden, wozu sogar die choachende Stimme der Unterstützer vom schwingungsfähigen ICH fast mühelos integriert werden konnte.

Das Durchspielen einer »guten Szene« hat nach meiner Ansicht die Bedeutung von abschließendem äußerem Trost und Hilfe zur Genesung. Eine kleine symbolische – aber praktisch erlebte – Probe von ehrlicher Zuneigung und kleinen Schritten des Entgegenkommens genügten emotional als Wohlbefinden. Dadurch gelang es in der regressiven Verfassung der Klienten, Kraft für die Progression zu schöpfen, wobei das mögliche reale Einbeziehen der Therapeuten in die Inszenierungsrollen von besseren Eltern eine Schlüsselstellung inne hatte. Auch in anderen strukturellen Handlungsinszenierungen haben wir es als Therapeuten oft erlebt, dass gerade die mögliche beziehungsmutuelle Regression der Therapeuten auf das emotionale Regulationsniveau der Klienten zeitweise eine unersetzbare Bedeutung für die seelische Öffnung der Patienten hat und eine vorübergehende Voraussetzung für deren tiefe Selbstempathie darstellt, die dann wiederum eine spätere Voraussetzung für autonome Wachstumsprozesse der Klienten zu sein scheint.

4.2.5 Langzeitgruppenverlauf in der strukturellen Gruppenpsychotherapie

Die hier beschriebene geschlossene Gruppe arbeitete über zwei Jahre lang zusammen. Sie war nach dem oben unter 3.3.5 (vgl. dort) beschriebenen Konzept strukturiert und traf sich zu acht Therapieveranstaltungen – einmal im Quartal. Alle Teilnehmer hatten neben der Gruppentherapie auch Einzeltherapiestunden bei meiner Frau oder mir.

Es soll entsprechend der im Buch aufgezeigten Struktur der universellen Gruppenpsychotherapie zwischen Handlungsinszenierungen unterschieden werden, die zur Kontaktherstellung, Ressourcenstärkung sowie zur normalen wie experimentellen focusorientierten Arbeit gehören. Es werden hier – ähnlich den Langzeitverlauf unter 4.1.5 (vgl. dort) – die konkret wirksamen oder von den jeweiligen Teilnehmern bewusst eingesetzten Inszenierungskonzepte überblicksartig als Gesamtfalldarstellung nachgezeichnet und begründet. Wenn möglich oder nötig versuche ich auch die jeweils zur Inszenierungsindikation notwendige therapeutische Einschätzung der gruppendynamischen Situation zu umreißen, damit die Regieprinzipien der Mediatoren oder unsere Haltung als Therapeuten durchsichtig werden können.

Die Kontaktinszenierungen der Langzeitgruppe Zwölf:*
In fünf der insgesamt acht Therapieveranstaltungen der geschlossenen Gruppe Zwölf wurde in der Kontaktphase der Patientenbegegnung das Gruppenseil

sowohl zur Ausdrucksinszenierung von divergierenden Gruppenspannungen als auch zur Symbolisierung des Gruppenhaltes genutzt. Tendenziell war im Verlaufe dieser fünf Verwendungen ein Übergang von dem zuvor mehr kraftbetonten Zwei- und Untergruppenkampf zum gemeinsamen kompromißhaft erlebten Schwingen zu bemerken (Das Setting des Gruppentaus ist im Abschnitt 4.2.1 – vgl. oben – erläutert). Es wurden im Prozess der Therapieinszenierungen von den Patienten stets viele Platz- und Orientierungswechsel am Gruppenseil vorgenommen, um immer wieder einmal die Solidarität eines anderen Gruppenmitgliedes zu spüren oder auch einmal andere Gruppenteilnehmer als kämpfendes Gegenüber zu erleben. Das bedeutet somit aber auch, dass die Beziehungsstrukturen experimentell zunehmend mehr gelockert wurden und sich weniger starre Koalitionsverbindungen entwickelten.

Nach dem Gruppenseil spielten nonverbale Begrüßungsrituale und Gruppenanwärmübungen der einzelnen Teilnehmer in der Kontaktphase eine große Rolle. Meistens stand oder bewegte sich die Gruppe im Kreis und jedes Mitglied hatte die Aufgabe – in freier Reihenfolge – eine Bewegungs- oder Ausdrucksübung der Gruppe vorzustellen, die dann alle nachmachten.

Hoch im Kurs der meist Spaß erzeugenden Einfälle standen dabei der »Gruppentierzoo« und »die originelle Sportstunde«. Die Patienten regredierten hierbei oft auf Schulkind– oder Kinder-gartenniveau und lockerten ihre sozialen Kontakthemmungen. Durch die körperlichen Bewegungen kam es fast nebenbei zu spontanen Körperberührungen und einer humorvollen Verfremdung der Kommunikationsrituale. Dieses spannungslösende Beziehungsverhalten stand den meist sehr dynamischen Beziehungsklärungsinteraktionen gegenüber, die es zu Beginn jeder Gruppentherapietage in den »Stuhlrunden« gab. Hier mussten sich die Teilnehmer wieder ihre Therapieanliegen glaubhaft erläutern und über die Auswirkungen der letzten vor der Gruppe angekündigten Veränderungen in der äußeren Realität berichten. In diesen Bilanzen waren immer eine Reihe von Widersprüchen versteckt und vorwurfsvoll nur auf äußere Verursacher gelenkt worden. Gleichfalls hatte die autonome Arbeit der Mediatoren in den zwischenzeitlichen Klein- und Großgruppen immer wieder verwirrende Beziehungsspuren hinterlassen, die dann durch uns als Haupttherapeuten untersucht werden mussten.

All das bedeutet, wieder mit dem emotionalen Resonanzrahmen der eigenen Störung in Kontakt zu kommen und sich auf das atmosphärisch labilisierende Milieu der Widerstandöffnung zugunsten von neuen Wachstumsanforderungen und Entwicklungschancen einzulassen.

Besonders in dieser Kontaktphase wurden »die Preise gemacht«, auf welche sich später die ernsthafte Kontextanalyse in der Störungsbearbeitung die einzelnen Mitglieder aufbauten und darüber entschieden, wie kooperativ die nächste Arbeit verlaufen würde.

Wir erlebten die Gruppe als Therapeuten dabei relativ ausgewogen im Kräfteverhältnis der einzelnen Mitglieder zur Gruppe sowie der Geschlechter zueinander.

In der dynamischen Phase der Herstellung der Arbeitsbereitschaft musste die Gruppe auch immer wieder aufs Neue anfangs die Reste der »alten elterlichen Autoritätskonflikte« klären und nochmals erleben, dass in einer »kooperativen Großfamilie« mehr Regressions- und Progressionsräume entstehen als sie jeder einzeln einrichten kann. Aus diesem Grund haben wir in dieser Phase vorzeitiges focusorientiertes Arbeiten unterbunden (was wir im Gegensatz dazu jedoch früh in den weit weniger dynamischen Kursgruppen fördern), weil wir in der Gruppe mehr begriffliche Ähnlichkeit in der Wahrnehmung und therapeutischen Ergebnisbeurteilung als Grundlage der bevorstehenden seelischen Belastungen im guten wie im schwierigen Sinne brauchen, um eine gute Bearbeitungsqualität zu sichern.

Therapeutisches Fazit der Kontaktinszenierungen der Langzeitgruppe Zwölf:
Die Patientengruppe hat in den Kontaktinszenierungen viel kreative Beziehungsfähigkeit geprüft und gefestigt. Zunächst wurden Symbolisierungen eingerichtet, wo anhand von Medien die dynamischen Ambivalenzkonflikte des Wunsches nach individueller Beachtung und gleichzeitigem zuverlässigem Gehaltenwerden mit dem Gruppenseil inszeniert werden konnten. Im emotionalen Höhepunkt von individuellem oder koalitionsgesteuertem Kampf versus von Sehnsucht nach vertrauensvoller Übergabe und Übernahme von Haltefunktionen wurde dieses geschlossene Seil zum Übergangs-Übertragungs-Objekt der gemeinsamen und widersprüchlichen Anliegen. Das Gruppentau stand aber auch für den verbindenden Rahmen, den wir als strukturfördernde Therapeuten einbrachten. Gerade unsere dynamischen Beiträge als Haupttherapeuten (und spätere aktive Supervisoren) brachte klärende Orientierungen im emotionalen Gruppenmilieu von ernster wie spielerischer Beziehungsaufnahme. Das hatte den Zweck, eine gemeinsame Begrifflichkeit in den Handlungsstrukturen mit dem Ziel zu fördern, dass neue Erprobungsfelder für spätere äußere Realitätsveränderungen im Verhalten des Einzelnen eröffnet werden können.

Ressourcenorientierte Inszenierungen der Langzeitgruppe Zwölf:*
Bewegungs- und Gesprächsinitiativen in der Phase der Stärkung der emotionalen Reserven und kreativen Potenzen der Einzelnen hängen wie auch im Langzeitfallbeispiel von Detlef Heinel beschrieben (vgl. oben unter 4.1.5) oft untrennbar mit den Kontaktinszenierungen zusammen. Nur das hier bereits der emotional negativ-dynamische Aspekt der Therapieidentität des bzw. der Patienten bereits insofern abgeklungen ist, dass sich der oder die Patienten

bereits auf dem Weg der Herausbildung ihrer Arbeitsfähigkeit befinden und die Grundbegriffe der therapeutischen Reflexions- und Beurteilungsfähigkeit in wichtigen Punkten bereits geschaffen sind.

Ressourcenorientierte Inszenierungen in der Gruppe fördern also noch einmal bewusst den verläßlichen Rahmen der Patienten-Therapeuten-Beziehungen und prüfen die Regressions- und Progressionskapazität des Einzelnen ohne das bereits schwierige individuelle Foci einer Störung verfolgt oder von den jeweiligen Leitern (Mediatoren oder/und Haupttherapeuten) zugelassen werden, womit auch unbedachte Retraumatisierungsgefahren wegen ungeprüfter Gruppenbeziehungen besser umgangen werden können.

Meistens wurden dazu nach dem emotionalen verbalen Kipppunkt in der Gruppenauseinandersetzung der große schwarze, schlaffe Riesensack und ggf. auch der rote Riesenklotz zur ressourcenorientierten Spannungsabfuhr in der Gruppe verwendet.

In sieben von acht Gruppentreffen war es so, dass zumindest einmal in den Anfangsstunden der Gruppentherapieveranstaltung diese großen Symbolisierungsmedien aggressionsabführend und beziehungsbelebend eingebaut wurden. Es war im Grunde von mal zu mal den Gruppenmitgliedern klar, dass es hier nicht mehr um die alleinige Wut auf die Entbehrungen, Enttäuschungen und erlittene Gewalt etc. gehen konnte, sondern, dass ein wichtiges Ziel der Inszenierung, das Teilhaben und Teilhaben lassen in starken Emotionen der Gemeinschaft war. Jeder zeigte wie weit er oder sie sich auf starke Affekte einlassen und diese auch wieder in Sekundenschnelle kontrollieren kann.

Dieses »körperbezeugende« Training von Regressionen einerseits und progressiven Beobachtungs- und Steuerungsinstanzen andererseits ist eine verbal nicht zu ersetzende Verhaltensbeweisführung im Gruppenprozess. Im Verlaufe der meist aggressiven Darstellung von »Veränderungsenergien« gab es oft eine spontane Bildung von Kleingruppen, die im Takt oder in geordneter expressiver Gleichzeitigkeit auf die Symbolisierungsobjekte einwirkten. Ab ca. der vierten Gruppenveranstaltung gab es dann ein nahezu festes Gruppenritual, dass abschließend der schwarze Riesensack durch die ganze Gruppe hochgestemmt und mit Rabbatz auf die Erde gedonnert wurde. An obiger Stelle habe ich auch schon einmal (vgl. unter 4.1.2 und 4.1.5) den Begriff »Mammuttöten einer Urhorde« als archaischen Vergleich genannt. Die hier vorangehenden Gruppenmitglieder sind meist auch die momentan führenden im Prozess der Bildung einer belastbaren Gemeinschaft.

Neben diesen Standards nutzte die Gruppe Zwölf alle möglichen Bewegungsinszenierungen, die im sich wiederholenden Charakter des Gruppenverlaufes auch zu Stärkungsritualen werden bzw. wurden. Diese Gruppe hatte besonders Freude an lauten Tönen, am kräftigen Trampeln und an

Handkreisübungen mit Vorwärts- und Zurücklaufen gehabt. Diese bewährten Ressourcenübungen wurden auch in ganz traurigen Stimmungen der Gruppe zur Reorientierung der progressiven Kräfte eingesetzt.

Im Laufe der Gruppendurchgänge wurden auch freundliche Inszenierungen von Feiertagen der Einzelnen oder das bewusste Darstellen von lobenswerten Eigenschaften der Gruppenmitglieder sowie ein gezieltes Ausdrücken der Selbstwertschätzung als Vorzeigehandlungen als ressourcenorientierte Inszenierungen im Gruppenprozess genutzt.

Therapeutisches Fazit der Ressourceninszenierungen der Langzeitgruppe Zwölf:
Die Patientengruppe hat nach einem oft dynamischen Auftakt eine meist bewegungstherapeutische Form gefunden, eigene Ressourcen ihrer Mitglieder sowie der Gemeinschaft als Ganzes zu fördern. Dabei haben oft gemeinsame Aktionen in der Identifikation gegen äußere Bedrohungen oder gemeinsam diagnostizierte eigene Introjekte (im fortgeschrittenen Gruppenprozess) diese ressourcenstiftenden Interventionen ausgelöst.

Das gemeinsame Handeln und Finden von berechenbaren Kommunikationsritualen ist offenbar für viele Gruppenmitglieder kraftspendend. Identitätsstiftend wirkt sich auch das gegenseitig bezeugende Erleben von Regressions- und Progressionspotenzen aus. Hier erlebt man Modellhandlungen wie bei größeren Geschwistern, Bestätigung wie bei guten Eltern oder Nachahmung wie bei neugierigen Kindern. Alles das hilft eine zuverlässige Wahrnehmungs- und begriffliche Bewertungsatmosphäre aufzubauen, die gemeinsame Handlungen der »ersten seelischen Hilfe« für alle Gruppenmitglieder erlebbar trainiert.

Die focusorientierten Inszenierungen der Langzeitgruppe Zwölf:
Die Arbeit in therapeutischen Teams ist die Hauptinszenierungsmethode der Langzeitgruppen. Hierbei stellt jedes Gruppenmitglied – wie zuvor unter 4.1.3 und 4.1.4 (vgl. oben) beschrieben zunächst ein Bearbeitungsthema der gesamten Gruppe vor, welches dann diskutiert und dadurch weiter auf die Therapierelevanz geprüft und im Sinne eines für den Einzelnen herausfordernden Kompromisses modifiziert bzw. unterstützt wird. Am Ende dieser Diskussion bildet sich das konfrontierende, unterstützende oder/und haltgebende Team für jeden Klienten, wozu prinzipiell auch die beiden Gruppentherapeuten gehören können.

Die angemeldeten Foci der einzelnen Gruppenteilnehmer sind dabei ein Wechselwirkungsprodukt der individuellen themenbezogenen Vorbereitung des Einzelnen und der gruppendynamischen Stimulation des Themas im aktuellen Erleben des Klienten. Durch diesen Zusammenhang ist es allgemein verstehbar, dass die vorgeschlagenen Bearbeitungsfoci der ersten Therapierunden zunächst mit Nähe- und Distanzregulationen der Einzelnen, ihren grundsätzlichen Abgrenzungs- und Autoritätsproblemen mit den Eltern sowie den Konflikten in der Geschwisterreihe zu tun hatten. Hier hatten Settings zum Familienstellen in Skulpturen (Objekte wie Plüschtiere) und zum Ausdrücken und Bearbeiten von Übertragungen wie dem schwarzen Riesensack und roten Riesenklotz Hochkonjunktur. Neben diesen klarifizierenden und spannungsabführenden Inszenierungen gab es ab Ende der zweiten Gruppenveranstaltung einen leichten Übergang von den beseelbaren Objekten hin zu Übungen mit den realen Therapeuten in vielfältigen positiven und auch negativen Übertragungsformen. Beispielsweise war es für die Mehrzahl der Gruppenpatienten wichtig, dass man uns persönlich im kombinierten Setting mit den Objekten auch affektiv schwerste negative Übertragungen »vor die Füße werfen« (z.B. schwarzen Sack treten) oder »um die Ohren hauen« (z.B. mit der Keule den Klotz oder Sack schlagen) konnte, um dadurch nicht nur über angestaute Wut gegenüber den Erziehungsträgern zu klagen (vgl. auch dazu oben die Statementrolleninszenierungen unter 4.2.3). Das gewachsene Vertrauen zu uns als Haupttherapeuten machte den Weg frei für echte Näheinszenierungen mit uns, wobei kleine Spielsequenzen mit und ohne Objekt (Fußballimitation, Plüschtierdialoge, Tauwippen etc.) besonders häufig zur Bearbeitung genutzt wurden.

Bei Treffen in der mittleren Therapiephase entstand in der Gruppe der einheitliche Wunsch, uns als besseren Eltern einmal das wahre Herkunftsmilieu zu zeigen und mit uns nach neuen Entwicklungswegen zu suchen. Jeder Klient stellte in Übernahme einer negativen elterlichen Rollenfigur eine familiäre Szene selbst dar (vgl. oben unter 4.2.4), wobei Therapieobjekte zum Einsatz kamen. Dann wurde ein Versuch unternommen, sich in der Selbstannahme trostspendend selbst zu stützen, was den meisten Klienten nur anhand eines Plüschtieres mit soufflierendem Coach gelang. Abschließend wurde eine Inszenierung mit besseren Eltern gestaltet, wozu wir oft mit spontanen Aufforderungen eingeladen bzw. aufgefordert wurden. Für einige Klienten war diese Inszenierung geplant – für andere experimentell – focusorientiert spontan in der Durchführung.

Fast genau zur Hälfte der Therapiezeit hatten die meisten Patienten frühe und schamvoll verdrängte Bearbeitungsthemen im Focus der Gruppenbehandlung. Bei vier Klientinnen gab es mehrmalige sexuelle Mißbrauchssituationen. Bei vier weiteren Patienten und einer mehrfach traumatisierten Frau waren familiäre Themen von erheblicher körperlicher Gewalt aufzuarbeiten. Drei Klientinnen hatten außerdem i.S. einer Mehrfachdiagnose ebenfalls eine dissoziative Störung mit gut umgrenztem oder mittlerem Ausmaß. Die zugrundeliegenden sehr zentralen negativen Kindheitserfahrungen wurden focusorientiert fast nur mit Übergangs-Übertragungs-Objekten als Gruppensetting nacheinander in Teams abgearbeitet und diskutiert, weil sich niemand in die Rolle von Tätern dieses

Ausmaßes begeben wollte oder konnte. Das Bearbeiten in Gesprächsrunden war integrierend immer wieder unerläßlich – die starken Ängste oder Affekte mussten aber auch in Inszenierungshandlungen abgeführt werden. Nachgestellt wurden dabei nicht die Mißbrauchs- oder Gewaltsituationen selbst. Diese waren zuvor in der Einzeltherapie mit Screen- oder EMDR-Setting bearbeitet worden. Wichtig in den Gruppenrunden war die individuelle und gemeinsame Ächtung der Täter, damit die Patienten sich in der Gemeinschaft wieder bzw. erstmals rehabilitiert fühlen konnten. Im späten Teil der focusorientierten Gruppenarbeiten wurden zunehmend Rollenspiele über Introjekt-Übertragungs- sowie Introjekt-Generationsstrukturen inhaltliche Foci der Teamarbeiten, wobei es weniger um diagnostische – als vielmehr um lösungsorientierte Fragestellungen ging. Viele der focusorientierten Thematiken wurden aber während der konkreten Inszenierungsdurchführung »von selbst experimentell«, da das Wachwerden der kreativen Ressourcen »vor keiner Settingvereinbarung« im Rahmen einer wohlwollenden Gruppendynamik mehr Halt machen konnte.

Therapeutisches Fazit der focusorientierten Inszenierungen der Langzeitgruppe Zwölf:
Die beschriebene Patientengruppe hat im Verlauf ihrer Therapie mit themenzentrierten Handlungsinszenierungen wichtige Selbsterfahrungsstrukturen in Teams erschaffen. Hervorzuheben ist, dass die Gruppe dynamisch enger zusammengewachsen ist und viele solidarische Aspekte die Voraussetzung für das Aufsteigen schwieriger und schwierigster Behandlungsfoci waren, die unter den Umständen bei einer kühleren Beziehungsatmosphäre gar nicht in die Gruppenbearbeitung gelangt wären. Der Einsatz von beseelbaren Übertragungsobjekten konnte dabei hilfreich die Präsenz von verabscheuungswürdigen Tätern symbolisieren helfen, die in dieser Objektform zur Auseinandersetzung – und damit zur schrittweisen Befreiung und Abgrenzung genutzt werden konnten. Durch das Training von beseelbaren Strukturen wird gleichermaßen die Retraumatisierungsgefahr gemindert, weil die Klienten hier psychodynamisch die eigene Affektregulation im gewünschten Abstand trainieren konnten und so auch in der äußeren Realität sicherer gegenüber potentiellen Tätern wurden.

In der Atmosphäre von gegenseitiger Beachtung und solidarischer Kooperation werden die veranschlagten Foci einer therapeutischen Inszenierung immer variabler und experimenteller, was in dem Stadium schon vorhandener Strukturen den therapeutischen Gruppenprozess wie von selbst laufen lässt.

Experimentelle focusorientierte Inszenierungen der Langzeitgruppe Zwölf:
Im Grunde sind durch den oben beschriebenen Therapieverlauf der Patientengruppe bereits alle Bälle der experimentellen Arbeitsausrichtung angespielt worden.

Experimentelles Vorgehen kann es von Beginn der Therapie bis zum Ende der therapeutischen Bearbeitung geben. Das kommt ganz auf das zwischenmenschliche Niveau der Gruppe, die Beziehung zu den Therapeuten und die Fortschritte in der strukturellen Aufnahmekapazität der Klienten an. Darin ist neben der zeitigen manchmal minutenweisen experimentellen Chance – auch das unberechenbare dynamische Chaos oder die Strukturlosigkeit der Klienten als therapeutische Gefahr zu sehen.

Die o.g. Patientengruppe hat durch ein bewusstes Durcharbeiten der dynamischen Beziehungsprozesse und das Training von dazugehörigen Strukturen in den Mediatorenrollen als auch durch die Einzelarbeiten in kleinen Teams in der Gruppe, die Voraussetzungen für eine qualitativ gute – experimentell reife – Arbeitsatmosphäre geschaffen. Natürlich gab es dabei die üblichen Schwankungen der einzelnen Mitglieder sowie den typischen »3-Tages-Verlauf« der Gruppe als bekannte Widerstandsprozedur unterschiedlichen Ausmaßes. Während im ersten Gruppendurchgang noch das individuelle Musizieren mit Orffschen Instrumenten der mögliche positive Höhepunkt des experimentellen focusorientierten Arbeitens im Sinne einer eignen Resonanzsuche war, bekam bereits im dritten Therapiedurchgang durch das Bauen einer gemeinsamen Gruppenbude das Thema einer gemeinsamen, arbeitsverteilten Beziehungsstruktur Raum. Nach positiven Experimenten in der Gemeinschaft wurde in der Gruppe auch mehr der Einzelne in experimentelle Inszenierungsarbeiten eines selbstgewählten Teams gewürdigt und beachtet.

Primat hatten allerdings davor die offene Settingerforschung mit den Therapeuten – zumindest in Form von kontakt- und ressourcenorientierten Handlungsinszenierungen. Höhepunkt des ersten Gruppenbehandlungsteils war dann, dass eine Reihe von Klienten, die Therapeuten als positiven Elternersatz in Rollenspielszenarien ohne Strukturvorgabe der Handlung einbauen konnten. Diese Klienten wollten einfach uns als Ersatzeltern – teils im modellierten Spiel – teils auch in Realrollen erleben, wie wir die Bedürfnisse der »noch nicht vollständigen erwachsenen Kinder« befriedigen können. Das Annehmen von spontaner Zuwendung in der Gestaltung von liebevollen Kleinkindszenen vor den (schutzgebenden) Augen der Gruppe war dabei ein experimenteller und lösungsorientierter Probeerfahrungsteil, der neue Strukturen ausbilden half.

Außerdem wurden tendenziell zunehmend auch mehr Mitpatienten in die Inszenierungen einbezogen als am Anfang. Zweck war einfach, dass auch »neue Geschwister zu besseren familiären Lebenserfahrungen« beitragen sollen und man der Mehrzahl der Gruppenmitglieder gewachsener weise vertrauen konnte.

Nachdem es mit den Therapeuten im ersten Drittel der Therapie Näheübungen gegeben hatte, entwickelten eine Reihe der Klienten von Gruppe Zwölf im letzten Drittel der Behandlung das Bedürfnis mit ihren »Ersatzeltern« einmal zu rangeln oder sie hautnah zu berühren. Das hieß z.B. Kräftemessen mit Seilen, Säcken oder Klötzen oder im kindlichen Kontakt mit Plüschtieren zu kappeln. Andere Gruppenteilnehmer trauten sich nach dem langen Anlauf auch intensive körperliche Berührungen vor der Gruppe zu. So wollten einige in der Hängematte von uns gut versorgt, mit den Händen berührt und mit klarem Blick nah angeschaut werden.

Andere bevorzugten die Gurtschwebe für die Experimente mit Getragenwerden und Schwingen, die sie bis dahin nicht gemacht hatten. Nach dem Absetzen hielten wir meistens die Klienten in ihren regressiven Rollen der kleinen Kinder an Kopf und Nacken behutsam fest.

Die Bestätigung als pubertierende Jugendliche und Erwachsene suchten die Patienten der Gruppe Zwölf in realitätsbezogenen Anfragen an uns als Mitbürger oder Ehepaar während der Gruppendiskussionen.

Der abschließende Stand der Gruppe war i.S. des experiementellen Focussierens, dass wir viel Zeit und Mühe auf die Bearbeitung von agierenden Introjekten gelegt haben, denen wir als Erwachsene möglicherweise mehr als den kindlichen Übertragungen ausgesetzt sind. Hier blieb der Therapiestand der Gruppe aber unvollendet. Wichtige Fragen der individuellen, partnerschaftlichen und sozialen Identität und als bekennende, politisch-denkende Bürger eines Landes konnten gleichfalls in der Kürze der Therapiezeit nur angerissen werden.

Therapeutisches Fazit zu experimentellen Inszenierungen der Langzeitgruppe Zwölf:
Die Patientengruppe Zwölf ging im Laufe ihrer Therapiezeit langsam von fest strukturierten – zum experimentell umrissenen – focusorientierten Arbeiten über.

Voraussetzung für dieses qualitative Einbeziehen von Intuitionen größeren Maßstabes sind individuelle emotionale Wahrnehmungs- und Bewertungsstrukturen bei den Gruppenteilnehmern sowie die gemeinschaftliche Vertiefung einer für die Mehrzahl durchschaubaren, progressiven Gruppendynamik, die durch die einzelnen Teilnehmer mit reguliert werden muss.

Im experimentellen Rahmen ist besonders neben diagnostischen Analysen von unklaren Störungskontexten – die Suche von neuen Lösungsstrukturen für bislang wenig oder unbekannte Beziehungsschemata eine große Chance.

Dieses Arbeiten fordert zum einen Entwicklungsressourcen heraus, die die autonome Selbstheilungskompetenz ansprechen. Zum anderen organisieren Klienten auch experimentelle Settings, wenn sie bereit sind, von anderen intensiv zu lernen oder deren Verhalten als orientierendes Modell zu prüfen.

Im Abschluss einer experimentellen Beziehungsgestaltung werden die Beziehungen zwischen Patient und Therapeut immer realitätsbezogener und authentischer im Vergleich der erwachsenen Lebensumwelten eines jeden.

Klienten brauchen auch hier strukturelle Inszenierungsplattformen für erwachsenene Begegnungsräume, wo dann jegliche Symbolisierungsmittel überflüssig sind oder nur ablenkend wären, weil jetzt die realen Lebensmodelle der Therapeuten von den Patienten angefragt werden. Aber auch die Therapeuten sind angehalten letzte Schonhaltungen gegenüber den Patienten abzulegen, um sie durch ebenso direkte Kritik ihrer erwachsenen Schwächen und Widersprüche gleichwertig werden zu lassen und ihnen die Chance zu kürzeren Erfahrungssammlungen zu geben.

In diesem Sinne wird zum Abschluss einer experimentellen psychotherapeutischen Beziehungsarbeit der motivierte Langzeitpatient auch dort in seinen Fragen »herauskommen«, wo der Therapeut gerade sein kann. Ziel ist es aber nicht, dass sich die Abbilder von beiden angleichen, sondern dass jeder lernt, wie er seine individuellen Lösungen findet und vor seiner Lebensqualität und Moral vertritt.

In dieser Gesamtauswertung war nüchtern festzustellen, dass einerseits bei jedem Gruppenmitglied von Langzeitgruppe Zwölf wichtige Entwicklungsschritte in Gang gekommen sind, dass aber anderseits das Niveau der individuellen Lebensqualität und der erwachsenen Moral der Teilnehmer dieser Selbsterfahrungsgruppe nach unserer Sicht (als ältere Partner dieser Gemeinschaft) sehr unterschiedlich akzentuiert ist und die Bearbeitung von elterlichen Introjekten z.T. noch mehr Zeit gebraucht hätte.

4.3 Fallbeispiele in Rollenspielsettings struktureller Psychotherapie

Die Fallbeispiele hier schließen an die theoretischen Ausführungen der Abschnitte 3.3.2 bis 3.3.3.3 an (vgl. oben). Der Kern der Rollenspielsettings ist der Versuch die innerpsychischen Strukturen der Wechselwirkungen von Introjekten und Übertragungen im Menschen anschaulich in eine Darstellung zu bringen, wo sie für die Klienten diagnostisch sichtbarer und therapeutisch schrittweise behandelbarer werden. Bei den Introjekt-Generationsrollenspielen geht es darum, die negativen neurotischen Scripte der Herkunftsfamilie der Eltern oder anderen wichtigen Bezugspersonen bewusst zu machen, um die Störung der Eltern besser verstehen können und sich von ihnen abgrenzen zu lernen.

4.3.1 Fallbeispiel zu einem diagnostischen Introjekt-Übertragungs-Rollenspiel

Die hier beschriebene Fallgeschichte gehört zur Einzelfalldarstellung von Franka Schulze* - wie sie oben unter 4.1.3.1 im Setting mit Übergangs-Übertragungs-Objekten im Therapieverlauf von Patienten mit traumatischen Symptomatiken zu skizzieren begonnen wurde.

*Diagnostisches Introjekt-Übertragungs-Rollenspiel von Franka Schulze**:
Da Traumapatienten oft Strukturdefizite haben oder/und von strukturierter Psychotherapie besonders schnell profitieren, halte ich als Therapeut die Arbeit im »innerpsychischen« Rollenspielsetting für indiziert. Frau S. hatte bereits wichtige Fortschritte in den symbolisierten Therapiestunden gemacht und wollte eigenmotiviert auch mehr über das Wechselspiel ihrer inneren Verhaltensstrebungen wissen. Sie hatte nämlich festgestellt, dass sie in gewissen Phasen sehr veränderte regressive Verhaltensweisen produzierte, deren rationalen Zusammenhang sie nicht verstehen konnte. Die Kenntnis der Introjekt-Übertragungstafel (vgl. oben, ebenda) brachte nur bedingt Fortschritte, weil sie in dieser Tafel noch nichts über die gegenseitige Beeinflussung der Persönlichkeitsanteile in der konkreten inneren Verhaltensregulation erfuhr.

Ich forderte Frau S. in einer Therapiestunde deshalb auf, mit dem Introjekt-Übertragungs-Schema in der Rollenspielstruktur zu arbeiten, um diese Wechselwirkungen in Behandlung zu bringen.

Zunächst ließ ich die Patientin zwei geeignete Symbolisierungsobjekte für ihre Eltern aussuchen. Sie wählte für den Vater den gelben Sack und für die Mutter den blauen Schwungbeutel aus. Als Begründung für die Objekte gab sie an, dass Vaters äußerer Eindruck auf sie der eines etwas schnoddrigen, etwas zwanghaft strukturierten, latent daueraggressiven Mannes sei, weshalb sie diesen gelben Kampfsack genommen habe.

Bei der Mutter wäre die äußere Erscheinung widersprüchlicher. Sie schwanke zwischen Liebe und Verachtung. Das passe zur blauen »Schaukelbirne«, weil man sich an diese dranhängen oder von ihr eine verpaßt bekommen könne. Vor diese Elternsymbole stellte Frau S. je einen Stuhl als Introjektrollenplatz, der verinnerlichten Haltungen dieser prägenden Menschen in der Innenregulation.

Gegenüber diesen Introjektrollenstühlen wurden die Plätze der Übertragungsanteile eingerichtet. Auf dem Stuhl der erlebten Vaterübertragung stellte Frau S. eine kleine Plüschtierschildkröte und einen kleinen Fuchs. In der Erklärung meinte die Patientin, dass in Auswirkung des Vaters bei ihr zwei Anteile entstanden seien. Eine Übertragung kennzeichne ein Kind, dass gelernt hat sich schnell zurückzuziehen vor äußeren aggressiven Attacken – wie diese Schildkröte. Der andere Übertragungsteil wäre ein listiger Fuchs, weil sie als Mädchen auch die Marotten des Vaters bald durchschaut hatte und sich dadurch gewisse Anerkennung des Vaters sichern konnte. Hintenherum habe sie sich in der Familie auch lustig über den Vater gemacht, was sie ihn aber damals nicht merken ließ. Nur bei Alkoholgenuß wäre der Vater der Überlegene in der Familie gewesen. Der wiederholte sexuelle Mißbrauch wäre durch den Vater auch nur nachts unter starker Alkoholeinwirkung passiert. Danach hätten alle wieder ihre Rollen eingenommen als wäre nichts passiert.

Auf dem Stuhl der Mutter setzte die Klientin einen kleinen Igel. Dieses Symbol stand nach Aussagen von Frau S. für die Tendenz sich bei Kränkungen der Mutter zurückzuziehen (einzurollen) sowie gegen weitere Angriffe eine kleine Gegenwehr zu haben (die Stachel). Die Patientin berichtete, dass diese Verhaltensweise darin bestanden habe, sich bei Verletzungen durch die Mutter trotzig zu verweigern, so dass die Mutter auch nicht mehr an das Kind herangekommen sei.

Als nächste Figur wurde ein Plüschtier für das gesunde Mädchen Franka gesucht. Frau S. fand es in einem lustigen Vogel, den sie als frechen Papagei bezeichnete. Dieser Anteil sei der Umwelt gegenüber sehr aufgeschlossen, denke nicht viel über Eltern nach und könne vom schweren Boden fliegend abheben. Das letzte Tier, dass Frau S. laut Instruktion zu suchen hatte, war eine große Löwin für den erwachsenen Anteil von Frau Schulze. Kennzeichen dieser Persönlichkeitsdimension war eine zupackende Art bei Problembewältigungen, die Fähigkeit für sich selbst zu sorgen und eine gewisse dominante Stellung in einer Gemeinschaft – wie z.B. im Studium oder in der Gruppentherapie. Diese Selbsteinschätzungen gingen Frau S. zunächst sicher von der Hand, was einen guten Therapiestand untermauern konnte.

Das vollständige Arbeitsbild für das Introjekt-Übertragungsrollenspiel soll hier skizziert werden:

Introjekt-Übertragungs-Rollenschema der Patientin Franka Schulze

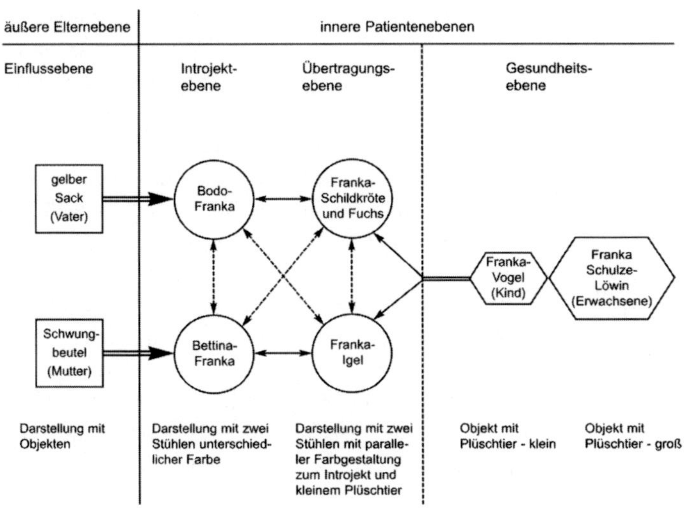

Mit dem vollständigen Erstellen des Rollenschemas war der erste Teil der Diagnostik beendet. Jetzt folgt der Rollenidentifikationsteil. Dazu war die Patientin angehalten, sich auf alle der skizzierten Plätze einmal kurz zu setzen und sich in die funktionale Rolle der untergliederten Struktur hineinzufühlen. Da das Aufstellen aller Objekte schon gewisse Zeit, die ich als fruchtbare Diagnostik erlebte, gekostet hatte, fand dieser zweite Teil in einer späteren Therapiestunde statt. Frau S. setzte sich, initiiert durch die eigene Anziehung, die ich zuvor erfragt hatte, zuerst auf den Übertragungsstuhl der Franka – Schildkröte/Füchslein. Hier erlebte sich die Patientin 5 bis 6 Jahre alt. Sie hatte gleich das Bedürfnis den Kopf etwas einzuziehen und schaute zuerst auf das Vatersymbol und dann auf das Muttersymbol. Die Klientin sagte in kindlicher Stimme, dass sie sich gar nicht wohlfühle, weil sie nie wisse, wann sie aus dem Hornpanzer herauskommen könne. Nach einigen weiteren ängstlichen Sätzen frage ich von außen, ob denn das Füchslein heute auch da sei? Sofort veränderte sich das Gesicht der Patientin und sie grinste verschmitzt über das ganze Gesicht. Das »Füchslein« sagte in jungenhafter Stimme: »Die sind doch beide doof«. Ich fragte nach, wann es denn diese Erkenntnis gemacht habe und wo es sich hauptsächlich am Tag über als Füchslein aufhalte? Hierauf erzählt das Füchslein fast aufgeregt, wie blöde sich die Eltern im Alltag zuweilen in Haushalt und Betrieb anstellten, was nur keiner mitkriegen würde usw. Im Allgemeinen ziehe sich das Füchslein lieber zurück und komme nur in Tagträumen raus, weil sonst auf es geschossen werden könnte. Ein paar Fragen weiter, erkundige ich mich nach dem nächsten Anziehungspunkt. Frau S. entscheidet, dass sie jetzt bei dem Igelkind sitzen wolle. In dieser Position fühlte sich die Patientin gleich wieder schlechter. Sie erlebte Angst und guckte mißtrauisch-traurig auf die »Eltern« herüber. Ich fragte sie weiter, was sie am meisten befürchte und wie alt sie sei? Die Patientin antwortet, dass sie 3 bis 4 Jahre alt wäre und ein starkes affektives Aufbrausen von beiden Eltern fürchte. Da die Mutter aber mehr Macht habe, wäre die Angst vor ihr größer. Ich erkundigte mich nach dem momentanen Wunsch des Igelkindes. Das Gesicht lockerte sich kaum und Frau S. sagte in der kindlichen Übertragungsrolle, dass Kinder eigentlich viel geschaukelt werden müßten. Dann wollte sie von dem Platz weg und wechselte zum Vogel. Das gesündere Mädchen holte erst einmal tief Luft – als ob eine schwere Last abfiele. Dann lächelte die Patientin und begann von sich aus zu sprechen: »Die da drüben (zeigt auf die Eltern) müßte man abschaffen. Was wissen die denn, was Kinder brauchen. Die müßten doch mal ihren Frust untereinander austragen und sich vielleicht scheiden lassen...«. Ich bestätigte die spontane Sicht des Kindes und fragte, weshalb es sich so selten zeige und wie alt es sei.

Die Beantwortung geschah jetzt zögerlich. Die Patientin zuckte mit den Schultern und erlebte sich als 11/12-jährige Tochter. Ich bat sie danach doch einmal zur Erwachsenen, der Löwin, zu gehen. In dieser Position fragte ich Frau

S. wieder nach ihrer Sicht auf die Dinge. Die Klientin wirkte nüchtern und entschlossen als sie sagte, dass die beiden Eltern dringend therapiebedürftig wären. Der Vater wäre ein workoholic und Alkoholmißbräuchler, der mit Gefühlen überhaupt nicht klarkomme. Kinder könne er nicht als eigene Wesen verstehen. Die Mutter wäre eine dicke, frigide Hysterikerin, die die ganze Welt vereinnahme mit ihren wechselhaften Wünschen. Sie spreche auch dem Alkohol zu und fresse Frust als Nahrung auf. In der ambivalenten Ehe sei Haßliebe auf der Tagesordnung usw. Nach diesen erwachsenen Worten bat ich Frau S. zu den Elternplätzen zu gehen und einmal kurz aus deren Sicht zu sprechen. Von der Position des Vaters sagte Frau S. in etwas ignorantem Ton, dass er gar nicht wisse, was die Kinder so alles wichtig nähmen würden. Dann wurde die Patientin aber traurig und konnte die Rolle nicht aufrechterhalten. In der nächsten Position der Mutter reagierte Frau S. redseliger. Sie schnatterte einfach ohne konkreten Inhalt drauflos, so dass ich den Inhalt wegen der Redundanz kaum wiedergeben kann. Nach diesen Rollen hatte Frau S. Schwierigkeiten auf die Introjektstühle zu gehen. Auf dem Stuhl von Bodo-Franka saß sie aber dann zuerst. Ich sprach die Person nach einem Augenblick der Einstimmung als Bodo-Franka an und wollte wissen, was »dieses Introjekt« so empfinde? Diese Figur konnte sich nur schwer konzentrieren. Als das »Introjekt« das »Übertragungskind« Schildkröte/Füchslein wahrnahm, hatte es plötzlich ein warmes Gefühl und wollte die beiden Tiere streicheln. Ich ließ Frau S. den Platz zu diesem Übertragungsteil wechseln und fragte »das Mischkind« nach dem Erleben dieser Offerte. Schildkröte/Füchslein sagte sofort nein, dass sie die schmierigen Hände des Introjektes nicht wolle usw. Darauf ließ ich Frau S. abschließend auf dem Stuhl von Bettina-Franka Platz nehmen und das Empfinden mitteilen. Diese Introjektfigur bedauerte sich selbst kräftig und hasste das gegenübersitzende Kind für seine unschuldige Ausstrahlung. Auch hier erkundigte ich mich über Frau S. kindliche Igelposition danach, wie es Bettina-Franka erlebe? Der kleine Igel war schwer gekränkt und sagte, dass er der Introjektfigur niemals verzeihen könnte... .

Nach diesen letzten Dialogsequenzen war die Therapiestunde wieder zu Ende und Frau Schulze in ihrem emotionalen Erleben sehr betroffen.

Über die Rollenausfüllung sagte sie abschließend noch, dass sie besonders bei den Introjekten ein ratloses Gefühl gehabt habe, weil sie nicht gewusst hätte, was eigentlich nur zu den Eltern gehöre und was wirklich schon ihr inneres Introjekt wäre?

Therapeutischer Ausblick zum diagnostischen Introjekt-Übertragungs-Rollenspiel von Franka Schulze:
Frau S. war nach diesen strukturierten Rolleninszenierungen sehr motiviert in der Nachbereitung ihrer Therapie. Sie suchte auch in ihren Alltagsbeobachtungen

nach diesen Persönlichkeitsanteilen im inneren Selbstgespräch. Dabei erhärtete sich die Hypothese, dass Frau S. bisher wenig so konkret die Wirkung der eigenen Introjekte verstanden hatte, was sie jetzt nachzuholen begann. In ihrer Alltagskompetenz gab sie nach ihrer Einschätzung ab sofort dem gesunden Kind, dem kleinen frechen Vogel, mehr Raum; in den erwachsenen Strukturen kehrte sie auch mehr Löwinnenseiten heraus. Nach den diagnostischen Rolleninszenierungen folgte bald die lösungsorientierte Rollenspielvariante (s.u.).

Therapeutisches Fazit zum diagnostischen Introjekt-Übertragungs-Rollenspiel von Franka Schulze:
Die Patientin hat in dieser strukturierten Rolleninszenierung ihren fortgeschrittenen reflexiven wie handlungsaktiven Therapiestand unter Beweis stellen können. Wichtige Persönlichkeitsanteile konnten in den Rollen differenziert und in ihrem Erleben treffend charakterisiert werden.

Diagnostisch fand ich als Therapeut jede einzelne Aussage der Rollenfiguren interessant, weil sie mir einen gewissen – zumindest aktuell in dieser Situation bedeutsamen – Einblick in die verinnerlichten Wechselwirkungen dieser innendynamischen Regulation gaben, was ich durch die statische Introjekt-Übertragungstafel (vgl. oben unter 4.1.3.1) so nicht erfahren und zwangsläufig bisher nicht ableiten konnte. Während die frühere Introjekt-Übertragungstafel als Ergebnis einer Störungsentwicklung interessant war, so konnte ich jetzt den genaueren Prozess einer aktuell störungserhaltenden Wechselwirkung mitverfolgen.

Diese zusätzliche Erkenntnisse und Hypothesen beschreibe ich wie folgt: Der Vater war offensichtlich die emotional mehr gesuchte Person. Die Patientin hat jedes Mal zuerst die Vaterableitungen der drei Rollenvertikalen im Strukturbild als Übertragungs-, Introjekt- und Realebene im Vergleich zu den Mutterfiguren besetzt. Die Mutteranteile waren emotional dagegen meist bewegender – d.h. offensichtlich prägender für das Mädchen (und die heutige Frau?).

Weiterhin fand ich beeindruckend, dass die Gesundheitsebenen bei Frau S. ziemlich intakt und souverän wirkten. Hier gibt es also schon gute Ressourcen von denen die Patientin eventuell noch zu wenig Gebrauch macht? Das Hineinversetzen in die elterlichen Rollen war sehr schwierig, was bei den erlebten Traumatisierungen verständlich und im Grunde nur noch soweit gefördert werden müßte, dass Frau S. eines Tages noch souveräner mit den Eltern über ihre Sicht auf das Störungsgeschehen der Familie und ihre genauen Abgrenzungsvorstellungen reden müßte, um sich als Erwachsener frei zu machen.

Größere Schwierigkeiten hatte nach meiner Beobachtung Frau S. bei dem Differenzieren zwischen den äußeren Eltern und den bis heute verinnerlichten Elternintrojekten als unbewusst ausgeweitete Anteile. Hier braucht die Patientin noch mehr Übungsfelder, um Introjekte besser wahrnehmen und in ihrer

Eigenverantwortung zur schrittweisen (hinreichenden) Auflösung zu bringen; jedenfalls wenn es sich um negative Elternintrojekte handelt (vgl. nachfolgendes Fallbeispiel). Letztlich ist die Wechselwirkung zwischen systemeignen Introjekten und Übertragungen als Verhinderung von weiteren Wachstum bis dato nicht in der Selbstregulation aufgeklärt worden.

4.3.2 Fallbeispiel zu einem lösungsorientierten Introjekt-Übertragungs-Rollenspiel

Der Anschaulichkeit und Nachvollziehbarkeit halber werde ich in diesem Unterpunkt gleich das oben begonnene Fallbeispiel der Franka Schulze in der Nachfolgeinszenierungsstruktur zu Ende führen.

Wichtig ist eventuell vorher darauf hinzuweisen, das diese lösungsorientierte Therapiestruktur eine deutlich andere Regie verlangt als das im obigen Beispiel der Fall war. Während diagnostisch zunächst nur »staunend wahrgenommen« werden soll, was eigentlich wie im inneren Zusammenhang funktioniert, so soll danach später konkret auf die verhärteten Persönlichkeitsregulationsanteile eingegangen werden, damit diese Seiten wieder den normalen Lern- und Wachstumsprozess der menschlichen Psyche zulassen. Das Blockierende kann hierbei prinzipiell von jeder Strukturebene im einzelnen Punkt oder in der Wechselwirkung ausgehen. Hier gilt es zunächst einen gewissen funktionalen Grund für die Stagnation zu ermitteln und dann dezente Interventionen so zu setzen, dass möglichst der blockierende Rollenstrukturanteil »selbst« seinen Veränderungswiderstand aufgibt – oder/und dass ein beeinträchtigter Persönlichkeitsanteil eine andere dynamische Kraft erfährt und auf den verhärteten Regulationsteil Einfluss nimmt. Zur Illustration soll jetzt das unten angeführte Beispiel als eine (vorläufige) Auflösungsinitiative dienen.

Lösungsorientiertes Introjekt-Übertragungs-Rollenspiel von Franka Schulze:* Nachdem wir einige Gesprächsstunden die Resultate der Rollenspieldiagnostik des oben angeführten Inszenierungsbeispiels ausgewertet hatten, entstand bei Frau S. der natürliche Wunsch im Rahmen dieses Ansatzes auch Veränderungsinterventionen zu prüfen, die besonders die verhärtete Struktur der tonangebenden Introjekte schmälern sollte oder/und die Kraft der gesunden Anteile stärken könnte.

Frau S. baute zu Beginn der zu beschreibenden Inszenierungsstunde die bekannte Rollenverteilung mit Therapieobjekten, Plüschtieren und Stühlen wieder auf. Gemäß unserem Vorgespräch übernahm ich als Therapeut die regieführende Stimme eines gesünderen Selbstanteils der Patientin und führte eine lösungsorientierte Innenbefragung durch.

Zunächst ließ ich die Patientin auf dem Introjektstuhl des Vaters Platz nehmen und bat sie doch einmal genau zu vergleichen, was der Vater Bodo »da draußen« so alles denken möge – im Vergleich zu dem, was der Introjektteil hier drinnen so wolle oder empfinde, obwohl er auch klar von Bodo geprägt wäre? Das Bodo-Franka-Introjekt sagte, dass es einen Teil der Leistungszwänge von Bodo mitverkörpere und öfter für Schwächen von anderen Menschen nichts übrig habe. Allerdings wäre es als Introjekt nicht so verächtlich abwertend zum Schildkröten/Füchslein. Ich würdigte diese Differenz und fragte Bodo-Franka, ob es wohl wüßte, weshalb es früher einmal entstanden sei? Die Patientin schaute mich auf dem Introjektstuhl verwundert an. Ich wiederholte die Frage mit dem Verweis, dass Teile von Eltern sowohl aus Liebe wie auch aus Angst unbewusst verinnerlicht werden können. Bodo-Franka erwiderte nach einigem Nachdenken, dass er dem Schildkröten/Füchslein vielleicht etwas »Dampf gemacht« habe, damit der Bodo da draußen die Schildkröte hier drinnen in Ruhe lasse; außerdem wollte das Füchslein für seine Schläue auch geliebt werden. Ich betonte, dass ich diese Hilfsinstanz für damals akzeptieren könne, dass es jetzt aber auch Zeit für eine Veränderung des alten Musters wäre. Als die Patientin darauf leicht nickte, fragte ich ruhig, was Bodo-Franka zur Erlösung von Schildkröten/Füchslein einmal sagen könnte? Es müßte zur guten Unterscheidung von Introjekt und äußerem Vater aber etwas sein, was der Vater Bodo wohl niemals über die Lippen bekäme.

Die Patientin grübelte auf dem Introjektstuhl lange bis sie schließlich mit bedrückter Stimme aussprach: »Es tut mir leid, dass ich dich öfter so sehr gestrietzt habe!« Bodo-Franka war beim Sprechen rot angelaufen und gerührt. Nach einem Augenblick der Annahme forderte ich die Patientin auf, auf dem Schildkröten/Füchslein-Stuhl platz zu nehmen. Von dieser Stelle fragte ich das Kind mit der Vaterübertragung, ob ihr diese Entschuldigung etwas bedeute. Die Klientin nickte und sagte, dass sie das aber noch öfter hören müsse. Nach einem kurzen Nachklingen bat ich die Patientin auf den Bettina-Franka-Stuhl. Hier wurde ihr Gesicht gleich wieder frostig. Ich begann wieder mit der Unterscheidungsfrage zwischen äußerer Mutter und innerem Mutterintrojekt. Hier gab es weniger aufschlussreiche Differenzierungskriterien. Bettina-Franka stellte wiederum fest, dass sie vieles ähnlich gegenüber dem Igelkind mache, so wie sie es von Bettina gelernt hätte. Auf meine beharrliche Nachfrage nach kleinsten Differenzen meinte Bettina-Franka, dass sie den kleinen Igel wohl lieber hätte als die äußere Bettina. Dann bedauerte Bettina-Franka sich aber wieder selber so stark, dass ich sie bremsen musste, weil die Patientin Gefahr lief, ihre Rolle zu überzeichnen bzw. in die totale Identifikation mit Bettina wieder zurück zu kippen. Nach etwas hin und her spürte das mütterliche Introjekt wieder eine »Bauchverbindung« zum »Igel-Übertragungskind« und entschuldigte sich für manche Lieblosigkeiten. Auf dem nachgeordneten Stuhl des kleinen Igelmädchens wirkte das für das Kind aber nicht glaubhaft. Entgegen des vorherigen Kompromisses i.S. eines Öfter-Hören-Wollens gab es hier keine vermittelnde Geste. Das Mutterübertragungskind Igel lehnte dieses Aufeinanderzugehen schlichtweg ab. Der einzige Deal zwischen beiden Seiten fand sich schließlich darin, dass man sich glaubhaft abnehmen konnte, wie empfindsam man sei und das man sich jetzt besser selbst beobachten werde, ob man beim anderen oder bei sich eine leichte Gefühlsöffnung füreinander wieder bemerken könne. Nach diesem Teilergebnis wendete ich mich durch die Rollenwechsel von Frau S. der gesünderen kindlichen und erwachsenen Position zu und befragte diese nach deren Eindrücken. Beide waren davon überzeugt, dass Bodo-Franka zuerst nachgeben müsse, bevor sich beim Igel etwas tuen könne. Auf meine Frage, ob jemand denn dem Igel helfen könne, fiel dem Vogel ein, dass man einfach mal zusammen spielen könnte, ihm fiele als lustiger Vogel ständig etwas ein, wovon der Igel profitieren könne. Dem Igel gefiel dieser Vorschlag – nach dem Stuhl- und Rollenwechsel der Patientin – gut.

Dann war auch diese Therapiestunde zu Ende. Die Patientin und ich waren von diesem hoch konzentrierten und z.T. emotional sehr bewegenden Dialogen sehr erschöpft. Frau S. sagte aber, dass sie spüre, ein gutes Stück vorangekommen zu sein.

Therapeutischer Ausblick zum lösungsorintierten Introjekt-Übertragungs-Rollenspiel von Franka Schulze:
Frau S. war nach dieser schweren Rollenspielarbeit sehr von Tatendrang gekennzeichnet. Sie kaufte sich einen Plüschtiervogel als Symbol des gesunden Kindes zu hause und übte sich im Spielen mit befreundeten Gruppenmitgliedern (z.B. auch auf einem Spielplatz). In der Vorbereitung zu einer Studienprüfung arbeitete sie nicht mehr so verbissen und zwanghaft am Toperfolg. Nach ein paar Stunden tiefenpsychologisch-analytischer Art vertiefte sie noch einmal das Vertsändnis für den enttäuschten Igel und entschloß sich für eine EMDR-Arbeit zu dem weggeschobenen Mißbrauchsthema, weil sie verstand, dass das »Igelmädchen« auch der Mutter – und das hieß auch dem Mutterintrojekt – nicht verzeihen konnte, einfach durch »Ignoranz den Handlungen des Vaters zugesehen zu haben«. Zweitens glaubte sie, dass das Introjekt eventuell deshalb so stark wäre, weil die Mutter ja auch nicht wolle, dass in der Therapie alles aufgedeckt werde.

Therapeutisches Fazit zum lösungsorientierten Introjekt-Übertragungs-Rollenspiel von Franka Schulze:
Die lösungsorientierte Rollenspielstruktur hat bei der Patientin ein wichtiges Teilergebnis erbracht, dass über den Stand der diagnostischen Rolleninszenierung

spürbar hinausgeht. Voraussetzung dafür war, dass es eine Vertrauensbeziehung zum Therapeuten gab, infolge derer eine Regievereinbarung dahingehend erweitert werden konnte, dass er den Auftrag des inneren (gesünderen) Befragers übernehmen durfte, um zwischen den sich widersprechenden Instanzen zu vermitteln.

Bei den konkreten Wechselwirkungen zwischen Introjekten und Übertragungsfiguren lässt sich auf der Vaterseite der Struktur ein gewisses Aufeinanderzugehen der beiden Regulationsebenen erreichen. Bei der mütterlichen Strukturlinie gibt es weniger Kompromißbereitschaft. Es zeigt sich aber in dieser Konstellation, dass das Rollenkonzept geeignet ist, wichtige Widerstandsseiten der inneren Psychodynamik abzubilden. Hier könnte später weiter daran gearbeitet werden herauszufinden, warum ein Introjekt so massiv im inneren wirkt oder weshalb eine Übertragung so stark fixiert ist? Dazu wären wieder andere Sonderinszenierungen nützliche Hilfe – wie bspw. eine ausgelagerte Introjektbefragung, eine Tiefenexploration zum traumatischem Erleben oder Forschungsinszenierungen zur systemischen Befragung korrespondierender Anteile in der Regulationssteuerung.

Der Therapeut hat soweit als möglich versucht, zwischen den Anteilen der Selbstwahrnehmung zu vermitteln und auch die Ressourcen der gesünderen Innenstrukturen einzubinden. Das Anspringen dieser Selbstheilungskompetenzen ist gerade ein wichtiges Ziel der Zerlegung der Regulationsinstanzen in dieser Rollenspielstruktur. Die Klientin konnte hier eindrucksvoll unter Beweis stellen, dass sie sehr wohl die Kraft und Kreativität des gesünderen Kindes besitzt und auch im erwachsenen Anteil zur nüchternen und problemadäquaten Sicht in der Lage ist. Ihre Schwierigkeit ist »lediglich«, dass sie selbst zeitweise unter dem punktuellen oder gebahnten Einfluss der Introjekte und Übertragungsmechanismen nicht dauerhaft und stabil über dieses Wissen verfügen kann. Die spontanen, äußeren Verhaltensänderungen zeigen jedoch recht zuversichtlich, dass die gesünderen Aspekte wahrscheinlich nur einen »Anschubser in der Befragung brauchten«, um stärkeres Gewicht in der Verhaltensregulation von Frau S. zu erlangen oder/ und brachliegende Wachstumsressourcen anzukurbeln.

4.3.3 Fallbeispiel zu einem diagnostischen Introjekt-Generations-Rollenspiel

Die Introjekt-Generations-Rolleninszenierungen sind eine Möglichkeit, die in den vorherigen Strukturen herausgearbeiteten komplizierten negativen, entwicklungshemmenden Introjekte näher zu analysieren und in ihrer unbewussten Kraft zu schwächen. Sie können in diagnostischen Ansatz dem Patienten und

Therapeuten wichtige anschauliche Aufschlüsse über die Struktur und Genese eines Introjekts geben. Auch hier zeigt sich nach meiner beruflichen Erfahrung ein gewisser Unterschied zu den im Vorfeld explorierten Hypothesen über die in der Herkunftsfamilie »verinnerlichten Objekte«, d. h. bspw. deren gewachsene Haltungen und individuellen Entwicklungswiderstände. Erst im Prozess des aktuell geäußerten und im Statement oder Dialog geäußerten Gefühls wird die Komplexität und Bedeutung eines »erlittenen Introjektes« wirklich spürbar und bleibt nicht als Rationalisierung stecken. Die diagnostischen Rollenspiele sollen also den »konstruktiven Leidensdruck« des Klienten zielgerichtet erhöhen helfen, damit er anschließend – in eine Veränderungsmotivation mündet – und ebenso spürbar in der Struktur abgebaut werden kann.

Ähnlich dem obigen Rollenspielkontext will ich auch hier die Fallgeschichte eines schon vorbehandelten Patienten mit diesen strukturellen Inszenierungen weiterführen, damit die veränderten Problemstellungen auch in einer Langzeitbearbeitung erkennbar werden können.

Diagnostisches Introjekt-Generationsrollenspiel des Patienten Martin Ellert:* Die psychodynamische Arbeitstafel von Herrn E. befindet sich im Abschnitt 4.1.3.1 (vgl. oben). Dort und im folgenden Abschnitt 4.1.4 (vgl. oben) wird über einfache und experimentelle focusorientierte Handlungsinszenierungen berichtet, in denen Herr E. die übertragenen depressiven Beziehungsthemen im Zusammenhang mit seiner Mutter und seinem Vater bearbeitet. Jetzt ging es in der Therapiefortsetzung darum, einmal zu fragen, woher eigentlich die Eltern ihre Störungsseiten mitbringen, die dann beim eigenen Sohn zur Ausbildung dieser Reaktionsweisen führten? Im Vorfeld dieser Rolleninszenierungsstruktur sind die Patienten oft gezwungen, nocheinmal mit den Eltern ein interessiertes Gespräch über deren Lebensentwicklung und deren Familienstruktur zu führen. Allein dieses Unterfangen hat oft schon eine beachtliche therapeutische Wirkung, weil es zeigt, wieweit die Klienten bereit sind, in einer reiferen Sichtweise, Interesse für »alle Ursachenäste« zu entwickeln. Nicht selten zeigt das aber auch »die wahre Störungsbreite der Eltern«, weil diese wieder keine Auskunft über diese Zusammenhänge geben können; emotional dadurch labilisiert werden oder strikt die Aussage aus Furcht vor neurotischem Statusverlust verweigern etc. Wenn die Eltern nicht mehr leben, müssen andere Quellen – wie nahe Verwandte, befreundete Arbeitskollegen u.ä. - herangezogen werden. Diese Generationsentwicklungsforschung bewährt sich, wenn sie in der Therapie nicht zu früh begonnen wurde, weil zunächst die grundsätzlichen Übertragungen abzuarbeiten sind. Sonst haben die Klienten kein echtes Motiv zur Introjektforschung oder sie fühlen sich vom Therapeuten dazu gezwungen oder sie bauen eine paranoide Haltung zum Behandler auf, weil sie glauben, dass der »die Eltern nur schützen wolle, weil er deren Geschichte verstehen möchte«. Die Folge ist dann, dass die Recherche zu schlecht erledigt wird oder mit dem »Holzhammer der übertragungsgepeinigten Patientenjournalisten« mehr Beziehungsschaden als Entwicklungsnutzen produziert wird.

Herr E. war aber reif für diesen Untersuchungsschritt und hat die noch lebenden Eltern deswegen aufgesucht, mit ihnen einzeln gesprochen und schwierige Rückmeldungen später per Telefon nachträglich eingeholt.

Schon das er die Störungsverhältnisse der Eltern erforschte, machte ihn gelassener gegenüber affektiven Impulsen. Er hatte den Auftrag, seine Fragestruktur durchzubringen, dazu nutzen können, mehr in Distanz zu gehen. Er stand mehr neben sich in komplexer Struktur als Reporter, Besucher, Betroffener und Kind. Dabei hörte er mehr familiäre Zusammenhänge über die Eltern in ihren – z.T. hilflosen, traumatisierten – Kinderrollen als vernachlässigte oder gewalterfahrende Nachkriegsgeneration. Der Extrakt dieser Recherche soll jetzt im Rollenspielverfahren nachbeschrieben werden, damit der Prozess der Strukturbildung im Patienten plastisch werden kann.

Zuerst baute Herr E. die Stühle für die mütterliche Linie auf:

Introjekt-Generationsschema der Mutter

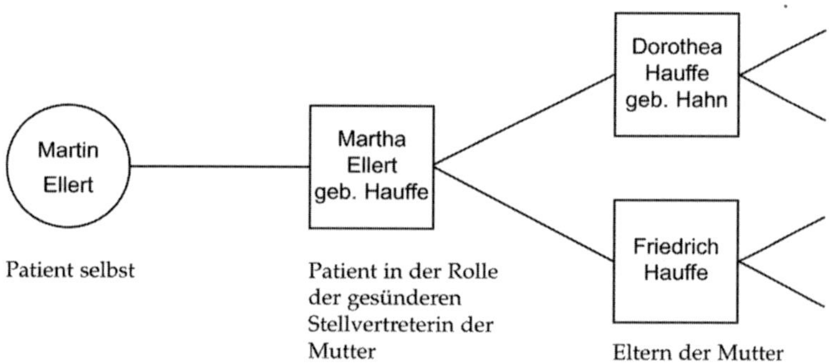

Es ist vereinbart, dass ich als therapeutischer Interviewer Fragen zur Einfühlung und Reflexion zu den ersten zwei Stuhlpositionen stelle und Herr E. bemüht ist besonders später in der Rolle »des gesündesten Anteils von Martha Ellert« stellvertretend seine Empfindungen mitzuteilen. Wir begannen zunächst auf der Realposition von Martin Ellert. Ich fragte den Patienten, ob er gut bei sich sei und wisse, wodurch ihm die Mutter viele Jahre seiner Kindheit am meisten seelisch geschadet habe? Der Patient nennt darauf schnell die bekannten Angstsymptome der Mutter, wodurch er viel induzierte Ängste erlebt hatte, die geeignet waren, dass er sich fortan um das Fortleben der Mama sorgen musste. Ich erkundige mich weiter, was dadurch u.a. aus ihm in der Kindheit und Jugend geworden sei. Herr E. antwortet, dass er als ängstlicher Junge bald in der Klasse verlacht worden sei und von den Jungs gehänselt, sowie von den Mädchen übersehen wurde. Ich fragte abschließend für diese Position, weshalb er damit als erwachsener Mann jetzt nicht aufhören könne und noch weitere Therapie bräuchte? Herr E. zögert jetzt, schmunzelt, überlegt – den Kopf wiegend – und sagt, dass alles so tief eingefressen wäre und er noch bei anderen Personen heute Retter spiele, was einerseits wohl mit dem Wunsch, dafür geliebt zu werden – anderseits damit zu tun hätte, dass er nicht glaube, dass es ohne ihn ginge. Ich bedanke mich für seine Offenheit und bitte ihn die Rolle zu verlassen. Jetzt stimme ich ihn kurz auf die nächste Position ein und frage, ob er innerlich bereit sei, kurz – in einem definierten Zeitrahmen – einmal die Stellvertreterrolle des gesündesten Anteils von Martha Ellert zu übernehmen, um ihre Gefühlswelt sichtbar werden zu lassen. Da der Patient dieses bestätigt kann die Inszenierung weitergehen. Ich spreche ihn vereinbart als Kürzel »Stellvertreterin-Martha« oder im Fortgang einfach als »Sie« an und frage »ob sie als Mutter eben gehört habe, wie es ihrem Sohn seelisch bei ihr ergangen sei«. Die Stellvertreterin-Martha nickt traurig. Ich frage weiter »ob sie irgendeine Erklärung für diese negative Einflussnahme habe«? »Sie« sagt darauf, dass sie selbst viel unter 1000 Ängsten in der Familie gelitten habe. Die Mutter Dorothea wäre ganz ähnlich gewesen. Ich fordere »Stellvertreterin Martha« nun einmal genau auf Dorothea zu gucken, was sie dabei empfinde oder erinnere? »Sie« blinzelt etwas und erzählte von großen Ängsten um die Mama und ihre tiefe Einsamkeit in dieser Zeit. Martha hatte der Mama auch Krankheiten aus Rücksicht verschwiegen, obwohl die dabei selbst unsicher war und z.T. innerlich hypochondrisch reagierte. Vorm Vati, sagte »Sie« weiter, hatte sie aber auch Angst. Der wäre ein überzeugter und gewaltausstrahlender Nazi gewesen. Sie habe nie verkraftet, dass der liebe Vati plötzlich so schlimm aufbrausen konnte (Szenenschilderung usw.) Ich frage nach dieser erregt vorgetragenen Sequenz, was »Sie« als »Stellvertreterin Martha« jetzt erlebe? »Sie« ist jetzt zu Tränen gerührt, traurig-wütend. Ich bitte »Sie« jetzt einmal auf die Position von Martin zu schauen. Dann setze ich leise nach, was empfinden »Sie« jetzt? Die »Stellvertreterin-Martha« ist mit hochrotem Gesicht ziemlich aufgelöst und sagt, dass es ihr leid tue, was sie ihm angetan habe mit ihrer großen Unsicherheit (Tränen kullern). In der Position von Martin zurückgekehrt kann Herr E. dieses miterlebte Gefühl »der Mutter« abnehmen und schweigt sonst auf seinem Platz. Danach ist diese Therapiestunde beendet und Herr E. zieht sich nachdenklich eine Woche zurück. Als er zur nächsten Stunde kommt, möchte er wie in der vorherigen Struktur gleich mit der väterlichen Linie weiterarbeiten. Ich stimme zu und Herr E. baut das Stuhlschema so auf:

Introjekt-Generationsschema des Vaters

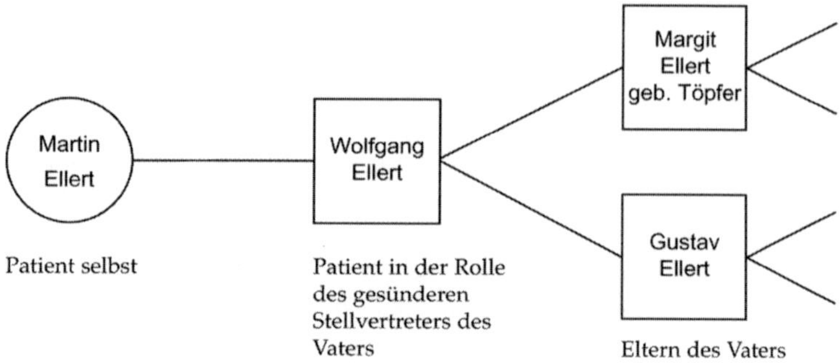

Da die Fragen nach demselben Konzept mit spontanen Vertiefungsschleifen ablaufen, möchte ich aus Platzgründen nur die markanten Gefühle des Rollenspielers und seine wichtigsten Erkenntnisse oder überraschende Erinnerungen aufzählen.

Der Junge Martin hat am meisten unter den abwertenden Dehmütigungen des Vaters gelitten und Angst vor dessen Gefühlsausbrüchen gehabt. Der Stellvertreter-Wolfgang empfindet nicht viel Mitgefühl mit dem Jungen. Auf seine Eltern orientiert, beklagt sich Wolfgang aber sehr über den cholerischen Stil von Gustav. Er schildert als Stellvertreter-Wolfgang auch eine mysteriöse Kriegsgeschichte des Vaters Gustav, die ihn möglicherweise als traumatisierten Selbstverletzer in Kriegshandlungen erscheinen lässt. Tränen gibt es Martin gegenüber nicht, aber doch immerhin eine Entschuldigung über die unreflektierte Härte gegenüber dem Jungen. Der Stellvertreter-Wolfgang lässt zumindest durchblicken, dass diese Gespanntheit aus seiner eigenen unbewältigten Vergangenheit kommt und nicht dem Sohn an sich gelte. Man hätte die Härte an die männlichen Nachfolger stets weitergegeben.

Therapeutischer Ausblick des diagnostischen Introjekt-Generationsrollenspiels von Martin Ellert:
Herr E. war nach diesen Therapiestunden deutlich ruhiger und reflexiver als sonst. Er fuhr nicht zum ausstehenden Geburtstag des Vaters, schrieb aber einen liebenswerten und kritischen Brief aus der Distanz, den er vorher in der Therapiestunde besprochen hatte. Überhaupt redete er danach mehr über seine eigenen Pläne als noch weiter über familiengeschichtliche Dinge.

Mit mir wollte er in körperorientierten Therapiesitzungen einen Plüschtierdialog mit einem kranken Bärchen spielen als auch von mir in der Hängematte geschaukelt werden, weil er seine tiefe innere Einsamkeit als kleiner Junge in Auswirkung dieser Rollenspieldiagnostik wieder aufsteigen fühlte.

Therapeutisches Fazit zum diagnostischen Introjekt-Generationsrollenspiel von Martin Ellert:
Der Patient hat mit der Struktur des diagnostischen Introjekt-Generationsrollenspieles wichtige schädigend-neurotische Beziehungs- und Wechselwirkungsketten seiner familiären Erziehungslinie sichtbar machen können. Für ihn – wie für den Behandler – waren die aktiv gestalteten Szenen mit »lautem Fühlen und Denken« sehr eindrucksvoll.

Der Patient hat in der Doppelrolle als Außenstehender und Betroffener zugleich zentrale Punkte seines Störungshintergrundes bearbeitet, was vorher nur in rationalen Abrissen vonstatten gegangen war. Die verständnisvollen Aussagen der Eltern in der mittleren Position wirkten quasi als heilsame Selbstwertschätzungen für den Jungen Martin – zu denen die realen Eltern bis dato noch gar nicht fähig gewesen waren. Damit wird also bereits eine tiefere Unabhängigkeit vom erlittenen Schicksal möglich, als wenn der junge Mann weiter auf die späte Einsicht seiner Erziehungsträger gewartet hätte.

4.3.4 Fallbeispiel zu einem lösungsorientierten Introjekt-Generations-Rollenspiel

Auch hier will ich wie im Fallbeispiel 4.3.1 zu 4.3.2 beim selben Patiententhema bleiben, weil sich die lösungsorientierten Settings dieser Struktur in der Regel aus den diagnostischen Rollenerkenntnissen ergeben. So will ich auch hier die Fortsetzung des obigen Rollenspiels schildern. Nachdem einige Zeit vergangen war und Herr Ellert die oben genannten Erlebens- und Verhaltensfortschritte gezeigt hatte, gab es erneut Provokationen vom Elternhaus in dem Sinne, dass der Vater doch gekränkter auf das Ausbleiben des Sohnes reagierte, weil »angeblich die Mutter darunter so leide...«. Die Mutter selbst hatte nach dem Gespräch mit dem Sohn wieder emotional sehr den – zuvor verdrängten – Tod ihrer Schwester erinnert und litt unter schlaflosen Nächten, wofür sie in indirekten Vorwürfen, den Sohn verantwortlich machte.

Herr E. schwankte etwas ob dieser Angriffe. Einerseits war ihm sofort der neurotische Kontext dieser Wiederholungsoffensive von Vorwürfen gegen ihn als Sohn klar; anderseits war er eben auch regressiv aufgewühlt und erwachsenerseits ärgerlich über das Agieren der Eltern. Als er schon drauf und dran war, zu ihnen zu fahren, um sie – wieder einmal – mit klugen Ratschlägen zur Problemanalyse und gegenseitigen Koexistenz zu belehren, entschieden wir uns für ein lösungsorientiertes Introjekt-Generationsrollenspiel, um diesen Antrieb abzufangen. Herr E. hatte nämlich schon solche missionarischen Klärungsfahrten gemacht und war immer resigniert zurückgekommen, da die Eltern in ihrem Widerstand hartnäckiger waren als es seine »gesunde Ausdauer ertragen« konnte.

Die Stuhlpositionen folgten der ersten Generationsstruktur (s.o.) - die Frageschemata waren aber anders gewichtet. Die Strukturen sollen dazu beitragen, dass Klienten statt eines nicht endenwollenden Mitleids mit den Eltern hierdurch eine altersadäquate und reifere Lösung als die Eltern selbst vornehmen können. Das geschieht, indem sie die durch ihre Eltern nicht vollzogenen Beziehungsklärungen mit ihren Eltern (also den Großeltern des Patienten) im Rollenspiel vornehmen. Diese Handlungsinszenierung bewirkt, dass sie – in der latenten Kindrolle – den Eltern einen Weg aus der Misere zeigen, was sie quasi unbewusst als treue Kinder auch immer (zum Selbsterhalt) irgendwie wollten. Zweitens grenzen sich Klienten dadurch von ihren Eltern ab, indem sie etwas modellhaft machen, was diese selbst bisher nicht getan haben und möglicherweise niemals tun werden.

Während also diagnostische Rollenspiele im Konzept dazu angetan sind, ein gewisses Verständnis für die Störung der Eltern zu erreichen und sich dadurch besser als überfordertes Kind verstehen, sind die lösungsorientierten Strukturen mehr ausgerichtet, ein falsches Verständnis für die Störung dieser Erziehungsträger abzulegen und sich dadurch als entwicklungsfähigere Erwachsene zu erleben.

Doch jetzt zur Illustration zuerst wieder zur Rollenspielinszenierung der Mutterlinie. Ich fragte hier nicht nach den größten Schädigungen des früheren Kindes, sondern nach der wichtigsten Botschaft des Martin Ellert an seine »gesündere Stellvertreterin der Martha Ellert«. Herr E. sagte, dass sie sich nicht dummquatschen lassen möge. In der Rolle der »Stellvertreter-Martha« sollte diese Rollenperson nicht zu den anderen Gegenüberpersonen hinüberfühlen, sondern »allen Mut und Ehrlichkeit zusammennehmen und hier in der geschützten Atmosphäre einmal ohne besondere Rücksicht und Angst vor Konsequenzen« den Eltern Dorothea und Friedrich die Meinung sagen. Stellvertreter-Martha schimpfte daraufhin gegen Dorothea, dass diese sie schwer abhängig gemacht habe und sie nicht gegen die Gewalttätigkeit des Vaters Friedrich in Schutz genommen habe. Außerdem sei es eine völlig gestörte Herzlosigkeit, dass über den Tod der Schwester nicht gesprochen werden konnte u.v.a.m. Dem Vater rief Stellvertreter-Martha lauthals entgegen, dass er ein altes Nazischwein gewesen wäre, für das sich die ganze Familie schäme. Leider habe niemand obigen Faschistenkult zu seinen Lebzeiten angeprangert oder ihn in seiner blöden Arroganz einmal bloßgestellt! Diese und andere aggressive Vorwürfe und Abgrenzungen machte Herr E. in der Stellvertreterrolle fast ohne Luft zu holen. Es wurde deutlich wie lange die Sätze schon parrat lagen. In der Abschlussphase des Rollenspiels entschuldigte sich »Martha bei Martin« für die späte Verantwortungsübernahme. »Martin seinerseits« war das erste Mal »richtig stolz auf seine Mutter« und beendete die Inszenierung mit Genugtuung.

Die Rollenspielstruktur der Vaterlinie zwei Therapiestunden später war emotional ebenso heftig.

»Martin gab Wolfgang« mit auf den Weg, dass er seine Aggressionen bei den Großeltern abladen solle, sonst werde er ihn gar nicht mehr besuchen. »Stellvertreter-Wolfgang« fiel besonders über Gustav als Kindern angstmachenden Choleriker her und stauchte ihn nach Strich und Faden zusammen, was er sich wohl auf seine Brüllerei und Schläge so eingebildet habe usw.?! Er habe ihn als Vater Gustav auch feige und ängstlich erlebt, wenn er der Mutter manches klarmachen wollte. Außerdem hätte er nie über seine Kriegserlebnisse gesprochen, so dass man viel Geheimniskrämerei erlebt habe und er dadurch als nebulöser Held gemieden worden sei. Anderseits hätte er für seine Ängste eigentlich eine gute Psychotherapie gebraucht, was er aber nie in Eigenverantwortung probiert habe und sich stattdessen ständig über die Schwächen von anderen erhoben hätte. Er brauche so einen Vater nicht, der zwielichtig wäre und viel Alkohol saufe, um zu vergessen. Er solle sich einmal richtig schämen, weshalb er seinen Sohn so geschlagen habe, so dass auch dieser wieder aggressiv und jetzt wiederum den Sohn seelisch mißhandeln musste. Das ist die wahre Schande der kinderschlagenden feigen Großfresse u.v.a.m.

Im letzten Drittel der Inszenierung bekam dann auch die Margit ihr Fett ab. Sie wäre als stille Dulderin wie eine dumme Hausmagd gewesen, vor der man keine Achtung gegenüber Eltern hätte lernen können. Vielleicht wäre sie auch nur mit Nazi-Gebärideologie untersetzt gewesen, so dass sie gar keine Persönlichkeit gehabt hätte und nur das größte Kind der Familie dargestellt habe usw.

Am Schluß dieser Beziehungsklärung sagte »Martha zu Martin«, dass sie gar nicht verstünde, weshalb sie mit den Rückmeldungen solange gewartet habe. Martin urteilte über Martha, dass sie gerade mal 30 % von dem gesagt habe, was sie hätte loswerden müssen und das das noch zu komplettieren dran sei.

Therapeutischer Ausblick des lösungsorientierten Introjekt-Generationsrollenspiels von Martin Ellert:

Herr E. war nach diesen Inszenierungsstrukturen sehr selbstbewusst. Er sprach mit mir fast im tieferen Ton – so wie nach einem zweiten Stimmbruch. Die Elternkonflikte waren nach diesen Arbeiten für Wochen wie weggeblasen, dass ich einmal gezielt nachfragte, ob er etwas darüber verschweige? Es war in der Realität tatsächlich entschärft. Herr E. orientierte sich wieder auf seine

Partnerschaftswünsche und die Arbeitsstruktur, wo er Veränderungen zu seinem Nutzen und Vorteil der Studenten durchführte. Mit der Freundin scheint er jetzt aufgrund seiner männlicheren Ausstrahlung Glück zu haben. Andere Wünsche bleiben noch offen.

Therapeutisches Fazit zum lösungsorientierten Introjekt-Generations-Rollenspiel von Martin Ellert:
Der Patient hat mit dieser Handlungsinszenierung eine progressive Erweiterung seiner diagnostischen Rollenspielergebnisse erreichen können. Für ihn war es wichtig, in diesen Probehandlungen quasi den Eltern modellhaft zeigen zu können, was ein wichtiger Entwicklungsschritt in deren damaligen oder heutigen erwachsenen Leben gewesen wäre. Damit konnte auch das innere Kind des Patienten seine »offene Gestalt« in dieser Sehnsucht nach Lösung der elterlichen Konflikte schließen. Das Kind bzw. der Jugendliche hat möglicherweise die ganzen unterlassenen Szenen für die Eltern »mitgedacht oder mitgefühlt«, so dass er auch deren Unfähigkeit zur Selbsterlösung mit übernahm und aus »möglicher Treue« und Loyalität zu den Eltern abhängig bleiben musste. Mit dieser Handlungsstruktur – eingebettet in alle anderen therapeutischen Maßnahmen – hat sich Herr E. das legithime Recht herausgenommen, sein Lösungstempo selbst zu bestimmen.

4.4 Zusammenfassung der Fallbeispiele

In den Fallbeispielen dieses Kapitels sind vielfältige Formen von strukturellen Handlungsinszenierungen dargestellt worden, in denen beseelbare Therapieobjekte zur Anwendung kamen. Natürlich gab es im Rahmen der universellen Psychotherapie auch Inszenierungsstrukturen wo keinerlei Symbolisierungsmedien verwendet wurden oder dynamische Auseinandersetzungen in der Patient-Therapeut-Beziehung ohne Objektinszenierung wie in anderen Therapieansätzen auch. Es sollte aber gerade durch diese konkreten Fallbeschreibungen aufgezeigt werden, dass die Einbeziehung von solchen einfachen bis atmosphärisch stimulierenden Hilfsmitteln die Arbeit für Patient und Therapeut erleichtern und z.T. nach meiner Ansicht auch effektiver gestalten können, indem Übergangsräume für das anschauliche zwischenmenschliche Erleben und Begreifen von komplexen Gefühlseindrücken entstehen. Jedes Problem wird in einer bestimmten emotionalen Art und Weise subjektiv kategorisiert und mit handlungsregulierenden Begriffen verknüpft. In der Therapie von psychischen Störungen – d.h. von handlungsregulativen Dysfunktionen – wurde deshalb großer Wert auf diese Bewegungs- und Inszenierungsdiagnostik gelegt, um sie danach mit den systemeigenen, intuitiven oder bewussten Kompetenzen zu lösen. In Kontakt- und ressourcenorientierten Therapiesettings wurden zunächst die aktuellen Beziehungsfoci überprüft und mit bisherigen oder psychagogisch angebotenen Bewältigungserfahrungen verknüpft. Gerade bei psychotraumatischen Symptomatiken ist dieses beziehungsmutuelle Vorgehen nicht nur günstig, sondern unerläßlich wie die Behandlungsbeispiele zeigen können. In den vorstrukturierten oder experimentellen Fokusbearbeitungen führten die beschriebenen Fallanalysen vor Augen, dass die verwendeten Therapieobjekte in entscheidenden emotionalen Erlebens- und Erkenntnisphasen beseelt werden und so den psychotherapeutischen Einsichts- und Wandlungsprozess gut unterstützen. Durch die Therapieobjekte können wichtige negative zwischenmenschliche Beziehungsenergien gebunden und in eine für beide Seiten zumutbare Bewegung gebracht werden. Gerade experimentelle Rahmeninszenierungen bringen durch den konkreten Interaktionsverlauf Informationen zu Tage, die in bloßen verbalen Explorationen bisher nicht eruierbar – d.h. auch nicht nachhaltig bearbeitbar – gewesen waren. In den angeführten Fallbeispielen zur Gruppenpsychotherapie wird nach meiner Ansicht eindrucksvoll belegt, wie dynamische Gruppenverläufe durch den Gebrauch von Therapiemedien unterstützt und kreativ gelöst werden können. Im Arbeitssetting mit therapeutischen Teams konnten sowohl die Inszenierungsformen mit Symbolisierungsmedien als auch Rollenspielstrukturen erlebnisnah genutzt werden. Regressive wie progressive Prozesse liefen unter Verwendung der Therapieobjekte effektiver. Die speziellen Introjekt-Übertragungs- und Introjekt-Generationsrollenspiele, die in der Einzel- wie in der Gruppentherapiestruktur zur Anwendung kommen, waren eine differenzierte therapeutische Initiative zur Aufdeckung und Veränderung von Teilen der innerpsychischen Selbstregulation bzw. übernommenen Regulationsscripten der Herkunftsfamilie.

Auch diese Inszenierungsstrukturen können, wenn sie zum richtigen Zeitpunkt mit vorstrukturierten Selbst- und Fremdbeobachtungsbegriffen angeregt werden, eine mitunter sehr schnell wirksame Handlungsinitiative in der äußeren Welt des Patienten auslösen. Alle Veränderungen von Verhalten sind aber nach meiner Erfahrung nur dann sinnvoll und beständig, wenn die störungsspezifischen Zusammenhänge der Patienten strukturell gut eingeordnet waren und sowohl in das anschaulich gestaltete Behandlungssetting einflossen als auch mit psychotherapeutischen Gesprächen in die konkrete Außenwelt gemeinsam transformiert wurden. Mit dieser Einschätzung möchte ich nochmals unterstreichen, dass gerade die Vermittlung von – für den Patienten – durchsichtigen Strukturen in der Behandlung und die indizierte Selbsteinbringung des Therapeuten in verbaler und handlungsorientierter Hinsicht eine wichtige Grundlage für die gemeinsame (beiderseitige) Entwicklung der therapeutischen Beziehung ist, in welcher dann mit gewachsenem Wissen ausgewählte, beseelbare Therapiemedien und gemeinsam begründete Handlungsinszenierungen den therapeutischen Erkenntnis- und Veränderungsprozess aktiv katalysieren können.

5. Bisherige Ergebnisse und Effektforschung im Rahmen der strukturellen Psychotherapiepraxis

5.1 Darstellung und Beschreibung der Ergebnisse in Einzel- und Gruppentherapie anhand statistischer Berechnungen und kategorialer Bewertungen

a) Zur Struktur der untersuchten Stichprobe

Diese statistischen Berechnungen sind ein erster Versuch, metrische Rückkopplungen zu den beobachteten therapeutischen Veränderungen zu erhalten. Einbezogen wurden darin der unter 3.5 geschilderte Fragebogen BSI von Franke (2000) und der durch mich selbst entwickelte Zufriedenheitsfragebogen, der sich noch in der Erprobung befindet. Demzufolge sind die Mehrzahl der statistischen Berechnungen deskriptiv. Die Stichprobe der in unser Gemeinschaftspraxis einbezogenen Patienten aus den letzten drei bis fünf Jahren ist relativ klein, da in den Zufriedenheitsfragebögen nur Patienten einbezogen werden konnten, die mindestens 100 Stunden einer universellen Psychotherapie bei meiner Frau und mir durchlaufen hatten. Der größte Teil dieser Patienten sind auch Teilnehmer der unter 3.3.5 geschilderten selbstfinanzierten Gruppenpsychotherapie. Rund ein Viertel der Gruppentherapiepatienten litten unter einem Psychotrauma, was ihnen zu Beginn der Psychotherapie hälftig bekannt und hälftig bis dato nicht bewusst gewesen war. Der traumatische Zusammenhang kam bei letzteren erst im Laufe der fortgeschrittenen therapeutischen Arbeiten ins Bewusstsein, wo er dann szenarisch für diese Patienten evident wurde.

Das diagnostische Spektrum der gewichteten Hauptdiagnosen der behandelten Stichprobe sah wie folgt aus:

Einbezogene Stichprobe in die Zufriedenheitsanalyse

		Anzahl	*Prozent*
A	depressive Angstneurosen	19	38,00%
B	depressiv zwanghafte Neurosen	11	22,00%
C	narzißtische Neurosen	8	16,00%
D	strukturelle Störungen	7	14,00%
E	diverse Persönlichkeitsstörungen	5	10,00%

N = 50 Ø Alter = 32,2 Jahre Geschlechterverteilung: 52% Frauen und 48% Männer

Im Rahmen der Therapie arbeiteten die Patienten in folgenden Therapiesettings:

		Anzahl	Prozent
A	Geschlossene Therapiegruppe in Kombination mit Einzeltherapie	36	72,00%
B	Nur offene Kursgruppen in Kombination mit Einzelpsychotherapie	8	16,00%
C	Nur Einzelpsychotherapiebehandlungen	6	12,00%
Z aus A, B, C	Spezielle Psychotraumatherapie in Kombination mit Einzel- und/oder Gruppenpsychotherapie	18	36,00%

Das bedeutet, dass die Psychotraumapatienten überschneidende Behandlungsangebote kennengelernt haben. Wir berücksichtigen diese Aufstellung für Spezialfragen dennoch, weil wir tendenzielle Unterschiede der Behandlungsergebnisse in Bezug zu Settingkombinationen untersuchen wollten.

b) Zur Auswertung des BSI

In die Auswertung kamen BSI–Bögen von insgesamt 131 Probanden, wozu erstens Interessenten zählen, die den Fragebogen zwar ausgefüllt – sich in der Wartezeit aber abgemeldet (Prä-1-Variante) hatten. Zweitens bekamen wir Fragebögen von Patienten, die sich derzeit noch in der Warteschleife befinden (Prä-1-Variante). Drittens erhielten wir die Fragebögen von den Therapiebeginnern (Prä-2-Variante mit 6-monatigem Vortest). Viertens ließen wir die Therapieabsolventen den BSI nach der 100. Stunde ausfüllen (Post-1-Variante).

Diese Prüfung der Symptomcheckliste ergab folgende Ergebnisse:

1. Wartegruppe versus Behandlungsgruppe

	N	M	SD
BSI nur Prä-1-Variante	50	2,35	0,77
BSI nur Post-1-Variante	51	2,04	0,60

Prüfstatistik: $T_{99} = 2{,}49$; $p < 0{,}05$ signifikant für Behandlungsgruppenvergleich (T – Test für unabhängige Stichproben bzgl. des BSI-Summenwertes)

2. Wartegruppe bei Anmeldung versus Wartegruppe bei Therapiebeginn

	N	M	SD
BSI Prä-1-Variante und	30	2,11	0,6
BSI Prä-2-Variante	30	2,06	0,55

Prüfstatistik: $T_{29} = 0{,}71$; $p = 0{,}48$ nicht signifikant für Kontrollgruppenvergleich (T – Test für abhängige Stichproben bzgl. des BSI-Summenwertes)

Diese Ergebnisse zeigen die Tendenz, dass nicht behandelte Patienten ein signifikant schlechteres Resultat im BSI aufweisen als behandelte Patienten, wodurch eine Symptomlinderung vermutet werden kann. Da es sich in der oberen Tabelle aber leider nicht um abhängige Stichproben handelt, sind diese Beurteilungen nur begrenzt interpretierbar. Die Ergebnisse für ein und diesselben Patienten im Prä-Post-Vergleich werden in ein bis zwei Jahren vorliegen.

Wenn man aber den Kontrollgruppenvergleich allerdings mit heranzieht, so wird die Vermutung der positiven Behandlungsbeeinflussung auch wieder gestützt, da die Wartegruppe zwischen Prä-1- und Prä-2-Variante keine signifikanten Befindlichkeitsänderungen aufweist.

c) Auswertung des Zufriedenheitsfragebogens - Rubrik: Krankheitstage-Arztbesuche

1. Anzahl der Krankentage pro Jahr vor und nach der Therapie:

N = 50

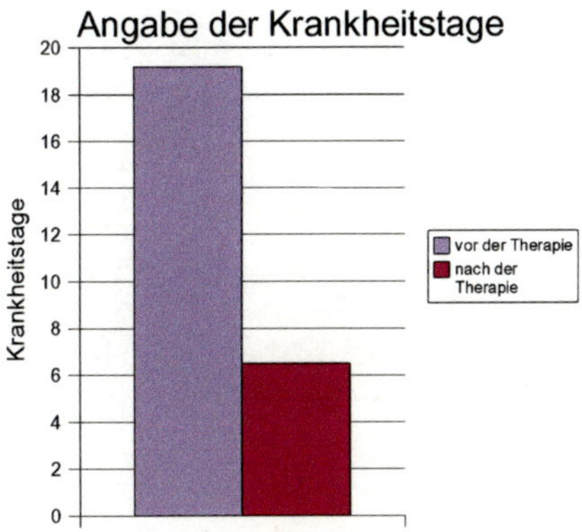

$T_{49}=2{,}57$;

$p<0{,}05$ (sign.)

Angabe der Krankheitstage:

- vor der Therapie: 19,20 (SD 31,90)
- nach der Therapie: 6,54 (SD 18,63)

Das bedeutet, dass die Patienten nach ihren Angaben zum Ende der Therapie um ca. 2/3 weniger krank geschrieben sind als vor der Therapie. Noch günstiger für die Objektivität wäre es allerdings, wenn diese Erhebung getrennt vor der Therapieaufnahme und nach Therapieende eruiert worden wäre. Dennoch ist der Trend mit Sicherheit klar positiv, was durch unsere empirischen Eindrücke nachhaltig gestützt wird.

2. Nennung der Arztgruppen und Arztbesuche pro Jahr:

N = 50

Arztgruppen (Kategorien)	*Anzahl der aufgesuchten Arztgruppen vor der Therapie*			*Anzahl der aufgesuchten Arztgruppen nach der Therapie*		
	erste Nennung	zweite Nennung	dritte Nennung	erste Nennung	zweite Nennung	dritte Nennung
kein Arztbesuch	8 (16%)	19	32	21 (42%)	36	46
Hausarzt	27 (54%)	6	3	17 (34%)	0	2
Neurologe	4 (8%)	6	3	3 (6%)	2	0
Orthopäde	3 (6%)	6	1	0	1	0
Gynäkologe oder Urologe	3 (6%)	6	3	3 (6%)	4 (8%)	0
Internist und Kardiologe	2 (4%)	2	5 (10%)	3 (6%)	0	1
Pulmologe	1 (2%)	0	0	1 (2%)	0	1
Zahnarzt	0	1	3 (6%)	1 (2%)	3 (6%)	0
Augenarzt	0	0	0	1 (2%)	2 (4%)	1
HNO-Arzt	0	0	0	0	2 (4%)	0
Hautarzt	1 (2%)	3	1	0	0	0
Radiologe	1 (2%)	1	0	0	0	0
Gesamt	50	50	50	50	50	50

Diese Darstellung besagt, dass vor der Therapie 16 % der Patienten keinen Arzt aufgesucht haben, wohingegen 54 % den Hausarzt konsultierten. Diese Quote verändert sich zum Zeitpunkt nach der Therapie auf 42 % der Patienten, die keinen Arzt aufsuchen und 34 % die besonders den Hausarzt weiterhin konsultieren.

Zur Illustration sind zwei statistische Vergleiche sinnvoll:

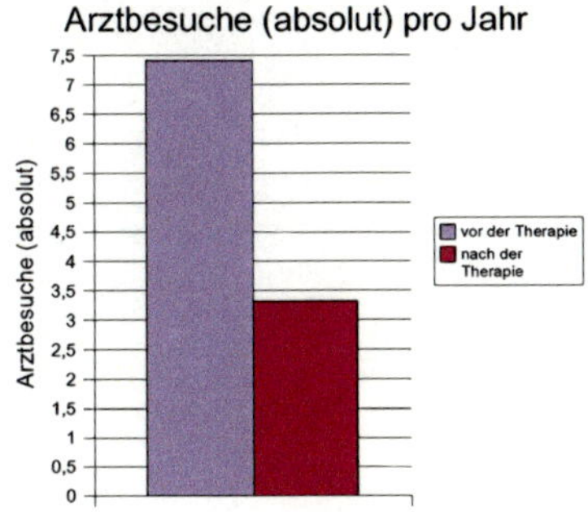

T_{49}=4,01; N=50

p<0,001 (sign.)

Arztbesuche pro Jahr:

- vor der Therapie: 7,42
- nach der Therapie: 3,23

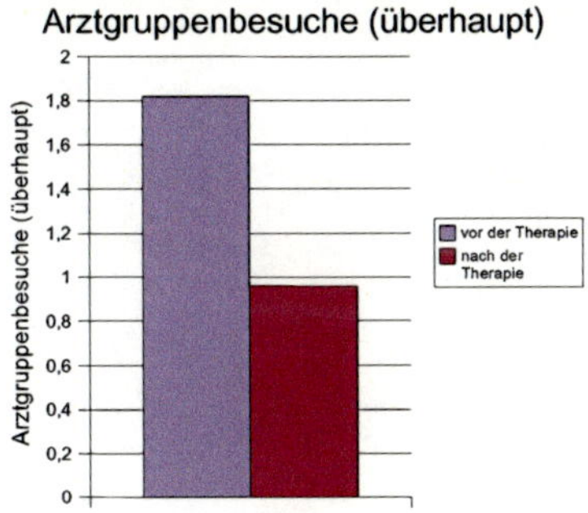

T_{49}=6,47; N=50

p<0,001 (sign.)

durchschnittlich besuchte Anzahl von Arztgruppen:

- vor der Therapie: 1,82
- nach der Therapie: 0,94

Das heißt, dass sowohl die absolute Zahl der Arztbesuche im Jahr als auch die Arztgruppenbesuche um ca. die Hälfte sinken.

3. Häufigkeit der anderen Facharztkonsultationen:

Was die Frage der Mehrfachkonsultationen angeht, ergibt sich ein ähnliches Bild:

N = 50

Zeitpunkt	*keinen Arzt*	*einen Facharzt*	*zwei Fachärzte*	*drei Fachärzte*
vor der Therapie	16 %	22 %	26 %	36 %
nach der Therapie	42 %	28 %	22 %	8 %

Das bedeutet, dass nicht nur die absolute Anzahl der Arztbesuche abgenommen hat, sondern auch die Quote der mehrfachen Facharztbesuche positiv gesunken ist.

Bei dem Vergleich der Veränderung der Krankenhausaufenthaltstage ergab sich leider keine wesentliche Änderung, was aber bei den wenigen Krankenhausaufenthalten unserer Psychotherapiepatienten wenig aussagekräftig ins Gewicht fiel.

Positiv bei den Mehrfacharztbesuchen ist noch zu erwähnen, dass bei den signifikant verminderten Arztbesuchen der Hausarzt immer mehr zur zentralen Konsultationsstelle wurde.

Insgesamt bedeuten diese Forschungsergebnisse, dass eine Langzeitpsychotherapie von mindestens 100 Stunden in einer Form der strukturellen, universellen Psychotherapie zu einer deutlichen Verbesserung der Arbeitsfähigkeit – d.h. der psychophysischen Leistungsfähigkeit geführt haben dürfte.

Die Verringerung der Anzahl der Arztbesuche sowie der Konsultationen von anderen Fachärzten belegt, dass die gesünderen Patienten spürbar zur Entlastung ihrer Krankenkassenbehandlungskosten beitragen.

d) Auswertung der Zufriedenheitsfragebogens: Rubrik – Unterfragen in Prozent

In diese Analyse wurden die Selbsteinschätzungen zu den Unterskalen der Fragen 1 bis 7 (vgl. Fragebogen in 8.4) einbezogen, welche aus Übersichtlichkeitsgründen im Zufriedenheitswert zusammenfassend kategorisiert wurden. Aus der deskriptiven Beschreibung der Zufriedenheitsreflexionen der Patienten ergeben sich zunächst allgemein positive Zusammenhänge für die absolvierte strukturelle, universelle Einzel- und Gruppenpsychotherapie.

N = 50

	Zufriedenheitskategorien in Prozent					
Frage	***A) nicht zufrieden***	***B) zum Teil zufrieden***	***Teilsumme aus A und B***	***C) zufrieden***	***D) sehr zufrieden***	***Teilsumme aus C und D***
	0 – 30 %	***40 – 60 %***		***70 – 80 %***	***90 – 100 %***	
1a) generell zufrieden	2 %	20 %	22 %	56 %	22 %	78 %
1b) mit Therapieform	0 %	18 %	18 %	38 %	44 %	82 %
1c) mit Therapeuten	0 %	10 %	10 %	42 %	48 %	90 %
1d) mit Übungschancen	2 %	16 %	18 %	46 %	36 %	82 %
1e) mit sich selbst	10 %	50 %	60 %	36 %	4 %	40 %
2) Veränderung persönliches Wertesystem	8 %	36 %	44 %	40 %	16 %	56 %
3) Veränderung gesundheitl. Verhalten	16 %	38 %	52 %	38 %	10 %	48 %
4a) Arbeit	20 %	36 %	56 %	34 %	10 %	44 %
4b) soziales Feld	6 %	36 %	42 %	44 %	12 %	58 %
4c) Familie	28 %	38 %	66 %	30 %	10 %	40 %
4d) Partnerschaft	28 %	32 %	60 %	30 %	10 %	40 %

Frage	*A) nicht zufrieden*	*B) zum Teil zufrieden*	*Teilsumme aus A und B*	*C) zufrieden*	*D) sehr zufrieden*	*Teilsumme aus C und D*
5a) Veränderung Arbeit	30 %	22 %	52 %	38 %	10 %	48 %
5b) Veränderung soziales Feld	20 %	30 %	50 %	34 %	16 %	50 %
5c) Veränderung Familie	14 %	34 %	48 %	46 %	16 %	62 %
6a) Ihrer Kollegen	18 %	42 %	60 %	30 %	10 %	40 %
6b) Ihrer Freunde	24 %	26 %	50 %	32 %	18 %	56 %
6c) Ihrer Familie	42 %	34 %	76 %	16 %	8 %	24 %
6d) Ihrer Partner	24 %	36 %	60 %	34 %	6 %	40 %
7a) vorher Arbeit	26 %	48 %	74 %	20 %	6 %	36 %
7b) vorher soziales Feld	22 %	44 %	66 %	30 %	4 %	34 %
7c) vorher Familie	22 %	42 %	64 %	24 %	12 %	36 %
7d) vorher Partner	36 %	46 %	82 %	10 %	8 %	18 %

Hier können wir feststellen, dass laut ihren Selbsteinschätzungen über 3/4 der Patienten mit dem Therapieerfolg allgemein, mit der Therapieform, den Therapeuten sowie ihren Übungschancen in Modellsituationen der Therapie zufrieden sind. Mit dem eigenen Engagement waren die Patienten nur begrenzt zufrieden. Grund dafür war meist – nach unserer Recherche – die vertanen Therapiechancen der Klienten zu Beginn der Therapie oder in anderen Widerstandsrunden.

Das persönliche Wertsystem und das gesundheitsbewusste Verhalten hat sich immerhin nach der Selbsteinschätzung der Patienten ca. zur Hälfte verändert.

Etwas überrascht waren wir zunächst als Therapeuten als wir ermittelten, dass die *jetzige Zufriedenheit der Klienten* mit den Arbeitskollegen, sozialen Beziehungen, der Familie und Partnerschaft nur verhaltensmäßig durchschnittlich zufrieden eingeschätzt wurden. Als Grund dafür eruierten wir durch Nachbefragungen, dass das Umfeld der Patienten deren (therapiebedingte) Verhaltensänderungen nicht uneingeschränkt begrüßte, weil dadurch gewohnte Bewertungsmuster und Wechselwirkungsstrukturen in den Beziehungen aufgegeben werden mussten. In der Lebensumwelt reagierte man auf das veränderte Verhalten der Klienten gemischt positiv. Wenn man einmal die Resultate der Frage 5 und 6 in der Beantwortungsstruktur gegenüberstellt, so lässt sich herausfiltern, dass tendenziell die Patienten mehr mit ihren Verhaltensänderungen zufrieden sind als ihre Umwelt und ihre Angehörigen mit ihnen. Besonders im Unterpunkt Partnerschaft erscheint der Kontrast gravierend. Hier erleben die Patienten wichtige Beziehungsveränderungen – aber zugleich, dass offenbar die betreffenden Partner oder Partnerinnen viel weniger mit den jetzt erlebten Verhaltensmodifikationen zufrieden sein dürften oder sein wollen. Zum Teil deckt sich das aber mit unseren fachlichen Eindrücken, dass die Partnerschaft von Psychotherapiepatienten systemisch in die gestörten Verhaltensmuster eingebunden ist und bspw. gesündere Abgrenzungen oder autonome Entwicklungen der Partner oder Partnerinnen des öfteren mit »klammernder Sorge« oder mit Frust über den »neurotischen Machtverlust« begleitet werden. Hier braucht der gemeinsame Veränderungsprozess offensichtlich mehr Zeit.

Wenn man aber andererseits versucht, die Zufriedenheit der Umwelt des Patienten in der Reflexion des Patienten *vor der Therapie* mit der Einschätzung *nach der Therapie* in Relation zu setzen, so zeigt sich gerade bei den Partnerschaften, dass hier relativ gesehen *vor der Therapie* tendenziell noch mehr Unzufriedenheit anzutreffen war, weshalb dieser allgemeine Veränderungstrend trotzdem noch als in der Ausrichtung positiv anzusehen sein dürfte. Hier waren ca. 2/3 der betroffenen Bezugspersonen im Arbeits-, sozialen, familiären und partnerschaftlichen Feld zuvor mit den Patienten unzufriedener als nach der Therapie.

Insgesamt meine ich, dass zunächst der Einschätzung der Patienten selbst zu ihrem therapeutischen Veränderungsprozess (vgl. Frage 1, 2 und 5) die größere Beachtung und Wertschätzung bzgl. des allgemeinen Therapieerfolg geschenkt werden sollte. In weiteren Untersuchungen wären aber auch weitere Außenkriterien zur ganzheitlichen Betrachtung des Therapieerfolges wünschenswert.

e) Auswertung Zufriedenheitsfragebogen: Rubrik – verwendete Therapiemittel

1. Verwendete Therapiemittel über alle Nennungen:

N = 50

Kategorie	*Therapieobjekte*	*1. Nennung*		*2. Nennung*		*3. Nennung*		*4. Nennung*		*5. Nennung*	
		Anzahl	%	Anzahl	%	Anzahl	%	Anzahl	%	Anzahl	%
A	schwarzer Riesensack	20	43,5(1)	6	14,0(2)	5	13,2(2)	0	0	0	0
	roter Riesenklotz	1	2,2	3	7,0	3	7,9	3	13,6(2)	1	5,9
	Keulen	2	4,3	3	7,0	1	2,6	1	4,5	0	0
	Zuggurte	2	4,3	3	7,0	1	2,6	0	0	1	5,9
	gelber Sack	1	2,2	1	2,3	2	5,3	0	0	0	0
	Summe	*26*	*56,5*	*16*	*37,3*	*12*	*31,6*	*4*	*18,1*	*2*	*11,8*
B	Riesentonne	2	4,3	1	2,3	2	5,3	1	4,5	1	5,9
	Riesenei	1	2,2	0	0	2	5,3	0	0	1	5,9
	Matte	4	8,7(3)	3	7,0	2	5,3	2	9,1	6	35,3(1)
	Summe	*7*	*16,2*	*4*	*9,3*	*6*	*15,9*	*3*	*13,6*	*8*	*47,1*
C	Kuscheltiere	9	19,1(2)	10	23,3(1)	9	23,7(1)	3	13,6(2)	2	11,8(2)
	Seile	2	4,3	2	4,7	1	2,6	2	9,1	0	0
	Stäbe	1	2,2	2	4,7	1	2,6	6	27,3(1)	2	11,8(2)
	Bälle	0	0	0	0	0	0	2	9,1	0	0
	Summe	*12*	*25,6*	*14*	*32,7*	*11*	*28,9*	*13*	*59,1*	*4*	*23,6*
D	Hängematte	1	2,2	5	11,4(3)	5	13,2(2)	0	0	1	5,9
	Schaukel	0	0	2	4,7	1	2,6	0	0	1	5,9
	Summe	*1*	*2,2*	*7*	*16,3*	*6*	*15,8*	*0*	*0*	*2*	*11,8*
Gesamt		*46*	*100*	*43*	*100*	*38*	*100*	*22*	*100*	*17*	*100*

[gelb markiert] Anteil einer Nennung >10%

(1)(2)(3) Platzierung innerhalb einer Nennung

Kategorie A: vorrangig Aggressionsmedien
Kategorie B: vorrangig spezielle Medien
Kategorie C: vorrangig dialogische Kontaktmedien
Kategorie D: vorrangig Stabilisierungsmedien

Aus dieser Übersicht geht hervor, dass besonders den Medien für negative Übertragungen und zum aggressiven Affektausdruck die größte Bedeutung zukommt.

56 % der Patienten mit über 100 Therapiestunden Selbsterfahrung finden Elemente der Kategorie A in der ersten Nennung der Frage 12 als sehr wichtig. In der zweiten Nennung sind es immerhin noch zwei Drittel, die die hohe Bedeutung aufrechterhalten. Gleich an zweiter Stelle und im Trend bis zur

dritten Nennung anwachsend gelten dialogische Kontaktmedien als gewinnbringend. Sie bleiben bedeutsam über den gesamten Therapieverlauf.

Ab der dritten Nennung werden Schwingungsmedien und spezielle Medien als wichtig eingestuft. Natürlich kann man entgegenhalten, dass das konkrete Angebot in den Symbolisierungsmedien auch akzentuiert so ausgerichtet ist und die Häufigkeitsverteilung im Gebrauch so nahegelegt werden könnte. Aber anderseits wäre es ja auch möglich, dass Patienten gerade eine andere subjektive Einschätzung hätten finden können. Es wurde bewusst gefragt, welche Elemente die Patienten in welcher Reihenfolge als hilfreich erleben. Somit entspricht letztlich die empirisch angenommene und bereitgestellte Auswahl in der Akzentuierung auch tendenziell den emotionalen Bedürfnissen der Patienten.

Wenden wir uns noch einmal kurz den einzelnen Kategorien zu. Bei den Aggressionsmedien scheint der schwarze Riesensack die größte Bedeutung zu haben, gefolgt vom roten Riesenklotz. Wenn man die verbalen Begründungen der Patienten durchliest, so stellt man fest, dass tatsächlich der unbegrenzte Ausdruck von Aggressionen das wichtigste Wertungsmotiv ist. Es wird beschrieben, dass durch das Handeln am Sack eine Wut abgeführt oder eine Berührungsangst überwunden werden konnte, die mit einer nahen Bezugsperson in Verbindung stand.

Bei den speziellen Symbolisierungsmedien ist zu erkennen, dass diese erst später an Bedeutung gewinnen. Die Einzelbegründungen der Patienten sind focusorientiert, meist konkret auf eine eigene Konfliktbearbeitung bezogen. Wir finden außerdem gerade Mehrfachnennungen bei Patienten die sehr häufig mit komplexen Handlungsinszenierungen gearbeitet haben. In der Kategorie der dialogischen Kontaktmedien stechen besonders die verwendeten Kuscheltiere in ihrer durchgängig großen Bedeutung hervor. Kuscheltierdialoge, -spiele und -handlungsexplorationen haben den Patienten laut ihren eigenen Bemerkungen im Fragebogen geholfen, sich emotional besser auszudrücken, Beziehungsprobleme und -wünsche mit dem Therapeuten direkter in der Übertragung zu verbalisieren und kreative Lösungen für festgefahrene Verhaltensmuster zu finden. Kuscheltiere werden dabei als Medien gelobt, mit denen sich die Klienten kindgemäß mitteilen und einen Teil ihrer familiären Welt – d.h. auch die Störungsatmosphäre in früherer Zeit – wiederfinden. Andererseits kann durch diese Modelldialoge spielerisch etwas nachgeholt werden, was unter der Einflussnahme von schwierigen Eltern meist nicht möglich war: Ein schwingungsfähiger empathischer Dialog mit Aussagen, die man jederzeit zurücknehmen darf, die man ausprobieren kann oder mit Wünschen darf, welche sonst ein erwachsener Mensch nicht mehr direkt äußert. Spiel ist somit für mich eine der urtypischen menschlichen Formen von Entwicklungserprobung und deshalb auch *fundierte Psychotherapie*. In der Kategorie der besonderen Stabilisierungsmedien ist zu erkennen, dass diese Therapieobjekte ca. an dritter

Stelle in der erlebten Bedeutung genannt werden. In den schriftlichen Begründungen wurden sie u.a. als unverzichtbare Mittel für die Gefühle von Geborgenheit in der Beziehung oder erholsamen Spaß bezeichnet.

2. Verwendete Therapiemittel bei den Settinggruppen

In diesen Zusammenstellungen soll untersucht werden, ob die verschiedenen Settings – d.h. natürlich die Patienten, die diese entsprechenden Settings nutzten – verschiedene Tendenzen in der Verwendung der Therapiemedien aufweisen.

Aus Platzgründen werden in den Kreisdiagrammen nur die drei meistgenannten Objekte der Gruppen in der ersten Nennung berücksichtigt.

Objektbedeutung bei den Gruppen

Gruppe A
a) geschlossenes Gruppensetting neben dem Einzeltherapiesetting

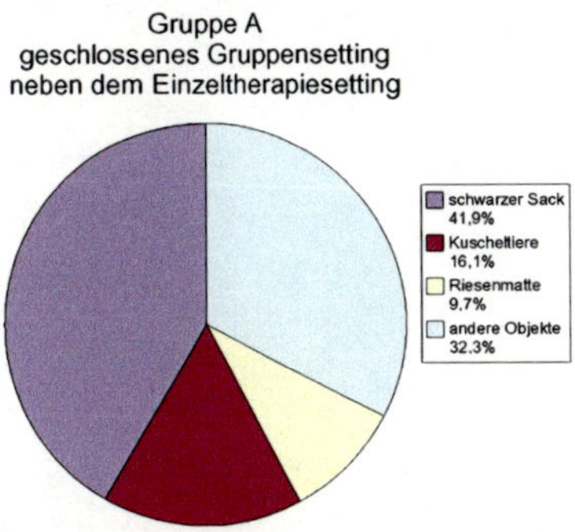

N=36

Gruppe B
b) offenes Kursgruppensetting neben dem Einzeltherapiesetting

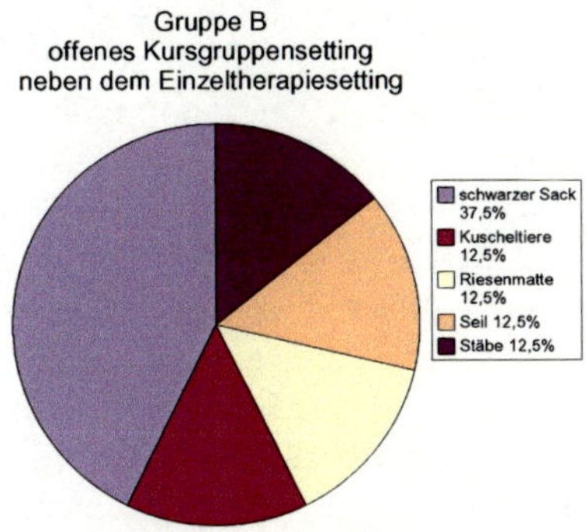

N=8

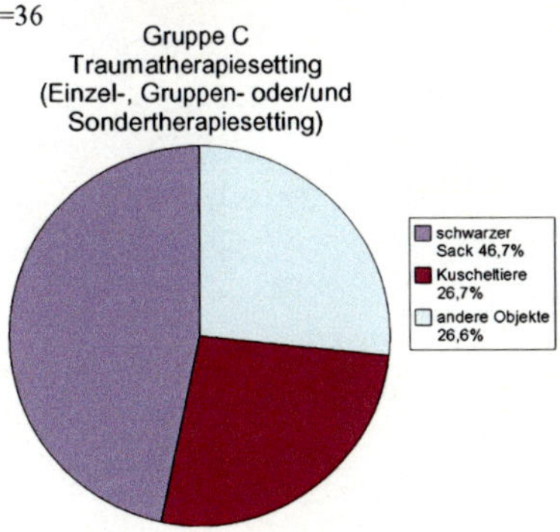

N=18

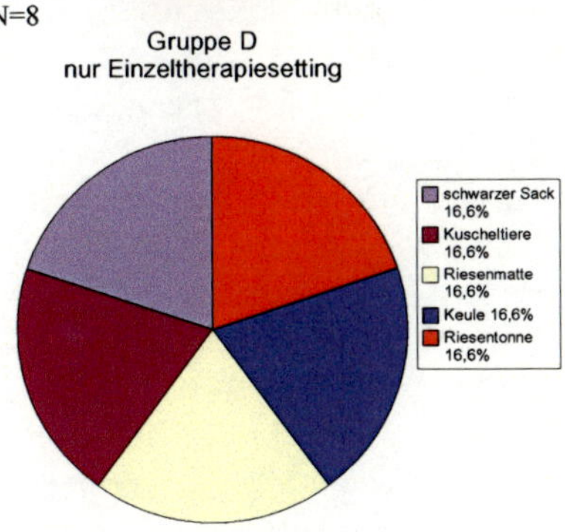

N=6

P.S.: Abbildung entgegen dem Uhrzeigersinn

Diese Kreisdiagramme zeigen, dass besonders für Patienten mit umfangreichen strukturellen Handlungsinszenierungen (Gruppen A und C) die hilfreiche Bedeutung von schwarzem Riesensack und Kuscheltieren groß ist. Es scheint tendenziell so zu sein, dass gerade bei Patienten mit Traumatherapiesetting das Wechselspiel zwischen Angstüberwindung und Wutausdruck versus empathischen Kuscheltierdialogen sehr nützlich ist, wie auch die verbalen Begründungen der Patienten nahelegen.

Die Verwendung der Therapieobjekte in den Gruppen B und D ist weniger akzentuiert auszumachen. Wenn man von der Einschränkung absieht, dass die Gruppen sehr klein sind, könnte man hypothetisch vermuten, dass bei weniger gruppen- oder einzeldynamischen Settings ein eher gleichverteilter Gebrauch von Therapieobjekten zu beobachten wäre.

3. Verwendete Therapiemittel unter Berücksichtigung des Zufriedenheitserlebens und des Therapiesettings

Da Settinggruppen von offener Kursgruppe (Gruppe B oben) und ausschließlicher Einzeltherapiegruppe sehr klein waren und in der Bewertungsstruktur der Therapiemittelverwendung Ähnlichkeiten aufwiesen, legte ich sie zum Zwecke der Ermittlung von deskriptiven Beschreibungs- und Forschungshypothesen zusammen (Gruppe B plus D ergibt somit N = 14 Personen).

In einer ersten Fragestellung wurde statistisch geprüft, ob die Settinggruppen Unterschiede in der erlebten Therapiezufriedenheit kennzeichnen. Das war nicht so. Nur tendenziell waren Patienten der Gruppe A und C zufriedener mit ihrer erlebten Psychotherapie und den äußeren Reaktionen auf die Verhaltensänderungen in der Umwelt als die Patienten der zusammengelegten Settinggruppe B/D. In einer weiteren statistischen Datenaufbereitung wurde untersucht, ob eventuell der Grad der erlebten Therapiezufriedenheit oder wahrgenommenen Reaktioen der Umwelt mit dem akzentuierten Gebrauch bestimmter Therapiemittel zusammenhängen könnte?

dazu wurden über alle Patienten (N = 50) die einen Zufriedenheitsfragebogen ausgefüllt hatten sowie über die Settinggruppen separat Zufriedenheitskategorien der Stufe I bis III gebildet, wobei diese Stufen folgendes Zufriedenheitserleben zusammenfassen:

- 0 bis 50 % = Stufe 1 = wenig bis mäßig zufrieden
- 60 bis 70 % = Stufe 2 = allgemein zufrieden
- 80 bis 100 % = Stufe 3 = sehr zufrieden

Jetzt wurde über Kreuztabellen über alle Patienten in den drei gebildeten Stufen ermittelt. Hierbei stellte sich im Chi-Quadrat-Test nach Pearson heraus, dass mit der Therapie allgemein und sehr zufriedene Patienten (Stufe 2 und 3) in der Frage 1a des Zufriedenheitsfragebogens tendenziell signifikant häufiger in der ersten Nennung der Frage 12 den schwarzen Riesensack bedeutsam und hilfreich kennzeichnen (Chi-Quadrat-Pearson: *(28, 924; df 22)*, asymptomische Signifikanz – zweiseitig *(0,147)*). Das sind *48 % der zufriedenen Patienten*. Bezogen auf die zweite Nennung der Frage 12 stellt sich heraus, dass diese Tendenz der zufriedeneren Patienten (Stufe 2 und 3) in Richtung der Würdigung der Kuscheltiere geht (Chi-Quadrat-Pearson: *(27, 839; df 24)*; asymptomische Signifikanz-zweiseitig *(0,267)*). Das sind knapp 40 % der zufriedenen Patienten.

Ab der dritten Nennung gibt es keine gewichteten Zuordnungsfelder mehr bezüglich der Zufriedenheitsgruppen.

Jetzt wurde noch weiterforschend gefragt, ob es in den Settinguntergruppen – differenziert nach den Stufen der Zufriedenheit bzgl. der Frage 1a – eine unterschiedliche Nennungsrangfolge der verwendeten Therapieobjekte in Frage 12 gäbe?

Auch hier ergibt sich der schon bekannte Trend, dass die zufriedeneren Patienten zwischen knapp der Hälfte bis zu ca. einem Drittel immer den schwarzen Riesensack als wichtigstes Therapiemittel nennen.

Als zweitwichtigstes Objekt werden auch durch zufriedeneren Patienten dieser drei Settinggruppen die Kuscheltiere favorisiert (Werte um 20%). Der Rest verteilt sich auf andere Medien per Zufall. Statistisch sind diese Vergleiche aufgrund der kleinen Stichproben oder großen Schwankungsbreite der Antworten bisher nicht signifikant.

4. Unterschiede der Settingruppen im Antwortverhalten der Fragen 1 bis 7 des Zufriedenheitsfragebogens

Wenn man einmal nur die Settinggruppen als Gruppe A (N=36), C (N=18) und B, D (N=14) gegenüberstellt und schaut, in welchen Antworttendenzen diese Gruppen bei den skalierten Fragen unterscheidbar sind, so ergibt ein Chi-Quadrat Vergleich (df = 2) folgendes markante Ergebnis:

Frage Nr.	*Settinggruppen*	*N*	*M*	*SD*	*Chi²-Prüfung*
3	Gruppe A	36	63,78	21,78	4,88; p<0,08 (Tendenz)
	Gruppe B/D	14	44,29	18,13	
5b	Gruppe A	36	66,76	22,86	8,42; p<0,05 sign.
	Gruppe B/D	14	38,57	17,73	
5d	Gruppe A	36	64,66	24,89	7,14; p<0,05 sign.
	Gruppe B/D	14	37,14	25,64	
6b	Gruppe A	36	67,57	19,35	5,27; p<0,05 sign.
	Gruppe B/D	14	44,29	24,39	
7a	Gruppe A	36	45,59	23,89	1,95; p<0,05 sign.
	Gruppe C	18	58,75	18,21	

Inhaltlich geht aus der Tabelle hervor, dass es in den dargestellten Unterfragen 3, 5b, 5d und 6b eine signifikant größere Zufriedenheit der Patientengruppe mit geschlossenem Gruppensetting gegenüber der Patientengruppe mit offenem Gruppen- oder Einzelsetting gibt. Bezogen auf die Fragen heißt das, dass die Gruppe A reflektiert, dass sie sich gesundheitsbewusster durch die Therapie verhält, dass sie sich zufriedener im sozialen und partnerschaftlichen Feld fühlen und dass sie den Eindruck haben, dass auch Freunde und Bekannte mit ihnen seit der Therapiearbeit zufriedener geworden sind. Der Zufriedenheitsunterschied zwischen der Gruppe der Patienten mit Traumasetting und geschlossenem Gruppensetting zeigt, dass möglicherweise die soziale Umwelt der Traumapatienten mit diesen Klienten vor der Psychotherapie zufriedener war als bei den anderen Patienten. Wenn dem so wäre, so konnte man explorativ der Frage nachgehen, ob die Traumapatienten aufgrund ihrer Störung ohne eine Behandlung angepaßter auftreten als andere Menschen bzw. sich in Folge der Störung mehr verschließen?

Weil aber generell keine statistischen Gruppenunterschiede für die Settinggruppen insgesamt gelten und auch geprüft werden muss, ob die schwierigeren Patienten in den Kursgruppen und ausschließlich Einzeltherapiesettings waren, sind diese ermittelten Beantwortungsunterschiede nur als Hypothese anzusehen.

Wir wissen als Behandler, dass wir von therapeutischen Prozess aus Patienten zunächst in Kursgruppen einladen und das die motivierten Patienten sich dann sehr für die geschlossene Therapiegruppe über zwei Jahre mit acht Veranstaltungen (vgl. 3.3.5 oben) interessieren. Deshalb ist auch klar zu belegen, dass Traumapatienten und Patienten mit geschlossenem Gruppensetting in der selben Beurteilungszeit mehr therapeutischen-Aufwand nutzen.

5. Auswertung der individuellen Fragebeantwortungen 13 bis 16 des Zufriedenheitsfragebogens

Hierbei handelt es sich um offene Fragen nach besonders hilfreichen Interventionen aus der Sicht des Patienten, den fröhlichsten und schlimmsten Therapiesituationen sowie den wichtigsten Erkenntnissen (vgl. Anhang 8.4). Die Antworten wurden in dieser ersten Erhebung noch nicht kategorisiert, weil ich dazu zunächst Forschungshypothesen erarbeiten will. Deshalb kann ich derzeit die jeweils 50 Antworten nur im emotionalen Eindruck auf mich beschreiben.

In der Frage 13 wurde nach den für den Patienten am meisten hilfreichen Interventionen in drei Stufen gefragt.

Bei über der Hälfte der 50 Patienten standen in diesen drei Zeilen positive Bemerkungen der psychoedukativen Therapieeinführung oder der Erläuterung von Diagnostik- und Behandlungskonzepten. Mit diesen strukturaufdeckenden Interventionen haben die Therapeuten nach Aussage der Patienten viel Schulderleben aus der Beziehung zum Klienten genommen und Eigeninitiative bewusst gemacht. Gleichsam positiv wirkte nach Ansicht vieler Patienten die klare Ableitung von aktuellen Verhaltensideen aus den verbalen therapeutischen Arbeiten.

Die zweithäufigste Nennung sind nach meiner Recherche einzelne Momente der Bewegungstherapie, wo Klienten eine hilfreiche Inszenierung mit der Gruppe oder dem Therapeuten lobten. Das betraf sowohl die Arbeit mit konkreten Medien (z.B. Ei oder Seil) wie auch körperliche Zuwendungen mit Händen oder schützenden Decken etc. Nach diesen Nennungen stehen annehmende zwischenmenschliche Dialoge unter den hilfreichen Situationen. Hier wurden große Nähegefühle durch gemeinsame Betroffenheit sowie die gute Verbalisationen diffuser Affekte hervorgehoben.

Ungefähr in vierter Linie werden harte Beziehungsklärungen genannt (Streit, Ausfallhonorare etc.). In fast gleichwertigen Zug bewerten Patienten die möglichen Settingwechsel und einige traumaorientierte Interventionen als besonders hilfreich. Eine andere Gruppe von Aussagen konnte nicht klassifiziert werden; sie betreffen viele Kleinigkeiten wie das Aussehen des Therapeuten, des Therapieraumes, der Terminvergabe, Geburtstage u.ä.

In der Frage 14 wurde im Anschluss an die Interventionseffektivität nach der einfach fröhlichsten Situation gefragt. Der Haupttrend war hier, dass eine Vielzahl von regressiven Gruppentherapieszenen oder einzelnen körperorientierten Bewegungsstunden beschrieben wurden, wo ein kindliches Spiel großen Spaß gemacht hatte. Die Variationsbreite ging von einfachem Tauziehen in der Gruppe, Tierzoospielen mit Plüschtieren, eine Gruppenbude bauen bis hin zu Geburtstagsfeiern in der »Kindergartengruppe«. In der Einzeltherapie waren es gemeinsame Lachsalven zwischen Patient und Therapeut, ein gemeinsames Plüschtierspiel oder eine Ungeschicklichkeit der Therapeuten. Die Tendenz zur sehr individuellen Humorbetrachtung war hier auch groß (fast 1/3 der Aussagen). Das war einmal ein komisches Telefonat mit einem Satzversprecher, ein Trommeln des Therapeuten, das Ende eines Streits oder eine Gruppentherapiepause mit großer Torte u.a..

Bei der Frage 15 waren die Antwortstrukturen noch breiter gefächert. Die einzige Tendenz in Bezug der am schlimmsten/schrecklichsten erlebten Therapiesituation waren wiederholt angeführte Beziehungsspannungen zwischen Patient und Therapeut. Hier ging es wieder einmal um das erste Missverstehen der Hintergründe für die Ausfallhonorarregelung, ein affektiv vorgetragenes Gefühl der Therapeuten, ein Restgefühl nach einer negativen Therapieerfahrung oder eine Nichterreichbarkeit der Therapeuten im Urlaub. Die anderen Schilderungen über als schlimm/schrecklich erlebte Therapieerfahrungen sind nicht kategorisierbar. Hier wird bspw. ein AIDS-Test genannt, der Angst auslöste. Oder aber es wird eine peinliche Situation mit Mitpatienten beschrieben (Brechreize oder Harndrang). Andererseits wurden in dieser Rubrik auch Erlebnisse genannt, die im Rahmen einer Therapiesitzung als sexueller Missbrauch im früheren Elternhaus oder als Gewaltszene im EMDR plötzlich den Patienten bewusst wurden

Die Frage 16 sollte in ihrem Inhalt, die Bedeutung der wichtigsten Erkenntnis oder Errungenschaft klären. Über die Hälfte der Patienten nannte hier wichtige Selbsterfahrungen, die zu mehr erwachsener Problemsicht, Konfliktlösungskompetenz und zu mehr gesunder Eigenverantwortung geführt hatten. Die Patienten schilderten oft Situationen, die sowohl in der Einzel- oder Gruppentherapie als auch im praktischen Leben in Zusammenhang gestanden hätten und sich gut transformieren ließen. Inhaltlich lehnte sich diese Tendenz an die Beantwortung der Patientenzufriedenheit in den Fragen 1 bis 7 an, weil klar wurde, in welchem Bereich die Patienten ihre positiven Veränderungen am meisten schätzten.

In der letzten Rubrik: Botschaften an die Therapeuten wurden Wünsche, Bestätigungen und Verbesserungsvorschläge niedergeschrieben.

Hier kam zum Ausdruck, dass Patienten verständliche Strukturen und gute Beziehungsverhältnisse brauchen und wertschätzten. Sie wünschen immer wieder eine Ausdehnung der Gruppenerfahrung und fanden es wichtig, dass die Therapeuten im Körperdialog beteiligt waren. Der gefühlsmäßige Ausdruck von großer Wut und ausgelassenem Humor wurde ebenfalls oft hervorgehoben und in der Erweiterung gewünscht.

5.2 Hypothesen und Ziele für weitere Effektforschung

Durch die unter 5.1 angeführten Ergebnisse konnten positive Behandlungsergebnisse i.S. einer quantitativen und qualitativen Bestätigung untermauert werden.

Der Einsatz von standardisierten Diagnostikverfahren sollte aber erhöht werden, um andere Stichprobenvergleiche möglich und sinnvoll zu erweitern.

Dazu könnten das STEP von Krampen (2002) wie auch der LEBI von Richter und Guthke (1996) gehören, damit auch das Erleben des Therapeuten mehr mit dem Patientenerleben in der konkreten Therapiestunde erfasst wird bzw. bei der qualitativen Einschätzung von Lebensereignissen normierte Vergleichswerte zum gewichteten Prä-Post-Vergleich bei Therapieveränderungen herangezogen werden können.

Die Ergebnisse der strukturellen, universellen Psychotherapie sprechen im Augenblick dafür, dass gerade Patienten, die ein flexibles Therapie- und Beziehungssetting in der therapeutischen Arbeit ermöglichen, in kurzer Zeit wichtige ganzheitliche Verhaltens- und Beziehungsstrukturveränderungen erleben. Die Kombination von Einzel- und Gruppentherapie scheint sich zu bewähren, besonders wenn die Patientengruppe als geschlossene Gemeinschaft mit Selbsthilfestrukturen arbeitet.

Hier müsste inhaltlich noch stärker erforscht werden, welche Patienten – warum – gerade hierbei größere Veränderungschancen bekommen und was die Besonderheit der therapeutischen Beziehung ist, wenn Klienten für diesen Weg nicht geeignet sind. In der Gruppentherapie, die allgemein ein breiteres Spektrum an sozialen wie individuellen Veränderungen problematisieren und entwickeln hilft, müssten die Wege der individuellen psychodynamischen Veränderungsprozesse noch mehr im Detail – d.h. besonders in der Widerspiegelung der betroffenen Teilnehmer – erlebnisnäher abgebildet werden. Leider stehen zur Prozessdiagnostik nur wenig handhabbare Inventarien zur Verfügung, die auch unter den Bedingungen einer ambulanten Praxis wirtschaftlich und organisatorisch vertretbar sind. Zu der individuelleren Prozessdiagnostik gehörte auch die differenzierte Abbildung des konkreten Therapieverlaufs von Diagnosegruppen im Prä-Post-Vergleich. In diesem Zusammenhang wäre es wichtig, das Problem der besseren und komplexeren Betrachtung von Außenkriterien mit in die wissenschaftliche Betrachtung einzubeziehen.

6. Zusammenfassung des Buches

In diesem Buch zu strukturellen Handlungsinszenierungen in der Psychotherapie wird ein theoriegeleiteter Behandlungsansatz vorgestellt, der für ambulante wie für stationäre Praktiker – zumindest in einzelnen Herangehensweisen – nützlich sein kann.

Zunächst werden bekannte psychotherapeutische Behandlungskonzepte und einige Strömungen gegenübergestellt, die in konkreten Aspekten gewürdigt und als Hintergrund der multimodalen und universellen Herangehensweise benannt werden. Andererseits beschreibe ich dabei auch kritische Seiten von klassischen und modernen Therapiekonzepten, von denen ich mich im Ansatz der strukturellen Handlungsinszenierungen bewusst abgrenze. Diese Begründungen führen in der Auseinandersetzung zu einem körperbewegungs- und traumaorientierten, beziehungsmutuellen Therapiekonzept, in welchem der Einbeziehung von beseelbaren Therapiemedien eine zentrale Stellung zukommt.

Für Körperbewegungsanalysen sprechen neuere Erfahrungen der analytischen Körperpsychotherapie wie auch Erkenntnisse etablierter kommunikativer Bewegungs- und Interaktionstherapien. Wichtig in diesem Zusammenhang ist der Aufbau einer anderen Arbeitsbeziehung zum Patienten, die in diesem Konzept als beziehungsmutuell bezeichnet wird und somit werden sowohl alte analytische Beziehungsgestaltungsexperimente aufgewert als auch eine abgewandelte Handhabung kreiert.

Der Ansatz der Psychotraumatologie wird im universellen Therapiekonzept oft tangiert, weil durch die Spontanität der strukturellen Bewegungssequenzen schnell Traumasymptome wiederbelebt werden können. Hier gilt es die Retraumatisierungsgefahr zu vermindern und gleichfalls neue Wege der Traumaexposition in einer abgestuften Behandlungsstruktur zu suchen. Dazu werden speziell Schrittfolgen in der Therapieplanung empfohlen, die hier von den Etappen der Kontaktaufnahme und Ressourcenstärkung hin zur focusorientierten Symptombearbeitung führen. Ist Sicherheit in diesen Behandlungsstrukturen eingetreten, kann in der Empfehlung des universellen Therapiekonzeptes zur experimentellen Focusbearbeitung und zur spezifischeren Traumaexposition, die auch in einer anderen Therapieform – wie EMDR oder Screeningtechniken – erfolgen kann, übergegangen werden.

Das Besondere in der hier geschilderten Herangehensweise ist im Grunde nur, dass die Behandlungsstrukturen psychoedukativ mit dem Patienten vorgeformt und ausgehandelt werden, so dass der Patient ein großes Maß an Eigenengagement entwickelt. Ziel ist es, die Störungs- und Behandlungsstruktur weitesgehend durchsichtig und in der Abfolge anschaulich zu machen. Für die besonderen neurotischen Beziehungsproblematiken wurden als Ergänzung der zwischenmenschlichen Übertragungsqualität Therapiemittel entwickelt, die eine wichtige Teilfunktion in der negativen oder auch positiven Beziehungsübertragung übergangsweise übernehmen, wenn sie in eine beseelbare Therapieatmosphäre eingebaut werden.

In der richtigen Verwendung werden diese atmosphärischen Symbolisierungsmedien für seelische Erlebenszustände zu Übergangs-Übertragungs-Objekten. Ein Teil dieser Therapiemittel wurde aus häufig in der Psychotherapie registrierten Problemzuständen des gefürchteten oder ersehnten Übertragungsniveaus explizit konstruiert und in verdinglichter Form gebaut, um in der Therapie als wirksame Hilfe zur Verfügung stehen zu können.

Durch erste statistische Bewertungen der Behandlungsergebnisse kann belegt werden, dass das Therapiekonzept der strukturellen Handlungsinszenierungen sowohl zu Verbesserungen der psychophysischen Leistungsfähigkeit führt als auch die Nützlichkeit des Gebrauchs von beziehungsgestaltenden Übergangs-Übertragungs-Objekten belegt.

Durch die trianguläre Handlungserweiterung am Objekt wird die klassische analytische Arbeit in der Übertragung – immer mehr zum flexiblen Arbeiten *an der Übertragung* bzw. zum zirkulären Übertragungsprozess in der Modellhandlung.

Die veränderte Übertragungskonzeption bewirkt auch eine andere Sicht auf die sogenannten Einsichts- oder/und Verhaltenswiderstände.

Hier sind eigene Theoriebausteine zu einem Konzept des psychischen Introjekts angeführt, die mit traumatherapeutischen Strukturkonzepten und eigenen Therapiebeobachtungen verbunden sind. Der Kern davon ist, dass Introjekte psychodynamisch als natürliche Wechselwirkungskräfte in der innerpsychischen Verhaltensregulation angesehen werden. Diese Wechselwirkungsmuster bleiben in der Eigendynamik erhalten, wenn sie nicht als *ganzes Störungssystem* behandelt werden. Dieses ganzheitliche Modell wird mit den Patienten zunächst psychoedukativ bearbeitet und immer genauer in psychodynamischen Arbeitstafeln als Tagebuchübersicht skizziert. Ausgehend von den Alltagsbeobachtungen des Patienten soll es hier zunächst eine gewisse Abstimmung im Störungskonzept geben, damit der Patient sich selbst gegenüber auch transparenter wird und sich für seinen eigenen Diagnostik- und Behandlungsprozess interessieren lernt, was letztlich auch einen wichtigen Teil von Behandlungswiderständen eleminieren hilft. Der Patient begreift dadurch, dass seine erlebten szenarisch gespeicherten Erfahrungen wahrscheinlich als gesamte Handlungssequenz mit Opfer- und Täterseiten verinnerlicht worden sind und er diese Regulationszirkel nur als Gesamtlösung verändern kann, was alle Bereiche seines psychophysischen Lebens betrifft.

Die Veranschaulichung der innerpsychischen Wechselwirkungsmechanismen zwischen Übertragungs- und Introjektseiten wird u.a. in einer eigens entwickelten Rollenspielstruktur verwirklicht, die in einer besonderen zweiten Nachfolgeversion für komplizierte Introjekte zu einer Introjekt-Generations-Struktur mutiert.

Zum Auslösen von alltagsähnlichen Störungssituationen und für das Erproben von neuen Verhaltensmodellen wird im Ansatz der strukturellen, universellen Psychotherapie besonders die Verzahnung von Einzel- und Gruppentherapie favorisiert.

In die komplexen Diagnostik- und Therapiestrukturen werden auch Verhaltensabbildungen des Patienten – wie seine geschriebenen Therapietagebuchtexte, Zeichnungen über sein seelisches Befinden sowie selbstgebaute Skulpturen aus Ton, Wachs zu seinen Therapiethematiken o.ä. gewinnbringend einbezogen. Hier zeigt sich, dass die seelische Begrifflichkeit reflektiert und durch kreative Gestaltungsmittel abgebildet werden kann. Andererseits sind gestalttherapeutische Mittel auch eine gute seelische Einstimmung auf die Schaffung einer therapeutisch relevanten Handlungsinszenierung des Patienten mit dem Therapeuten oder der Therapiegruppe bzgl. der Sichtbarmachung des Symptoms.

In psychodynamischen Arbeitstafeln der Einzeltherapie oder in dynamischen Strukturtafeln der Gruppentherapie werden in den angeführten Praxisbeispielen jeweils der Therapiehintergrund des Patienten als auch die Wahrnehmungen der Therapeuten oder der Therapiegruppe beschrieben, um daraus den Prozess der Settingwahl der Handlungsinszenierung begründet abzuleiten.

Dabei werden sowohl Fälle mit einfachen Kontaktinszenierungen als auch Therapiefälle mit komplizierten experimentellen Symptombearbeitungen in Vignetten dargestellt.

Langzeitfallbeispiele in der Einzel- und Gruppentherapie geben auch einen Eindruck über die konkrete Dauer oder Bedeutung der Kontakt- und Ressourcenstufen in der Therapieentwicklung.

In Rollenspielsettings zur o.g. Introjekt-Übertragungs- oder Introjekt-Generations-Struktur werden abschließend auch konkrete Fallbeispiele zur Handhabung und regietechnische Führung dieser Konstellationen aufgezeigt.

Im Nachgang an diese konkreten Praxiserfahrungen und diversen Fallbeispiele von Frauen und Männern in der strukturellen, universellen Psychotherapie werden erste statistische Fragebogenanalysen und kategorische Beantwortungsstrukturen im Sinne einer Prä-Post-Analyse nach mindestens 100 Therapiestunden in diesem Therapieverfahren angefügt.

Einbezogen wurden darin Patienten, die eine kontinuierliche Kombination von ambulanter Einzelpsychotherapie mit geschlossener ambulanter

Gruppenpsychotherapie, mit jeweils 2 1/2 Therapietagen im Quartal über zwei Jahre, erfahren haben. Verglichen werden diese Resultate mit Patienten derselben Stundenzahl, die aber nur offene Kursgruppen mit 2 Tagen mit variabler Teilnahme bekamen, sowie mit Patienten, die ausschließlich im Einzeltherapiesetting arbeiteten.

Als Ergebnis sticht hervor, dass bei allen Patienten Verhaltensveränderungen und Befindlichkeitsverbesserungen zu verzeichnen waren.

Hier gab es weniger Arztbesuche, Krankschreibungen und Arbeitsausfälle. Im Fragebogen der Patientenzufriedenheit zeigt die übergroße Mehrzahl der Patienten (N=50) mit 100 Therapiestunden eine zufriedene Haltung sich selbst, den Arbeitskollegen, der Familie und den Partnern gegenüber. Interessant waren hier natürlich die Differenzierungen. Patienten mit geschlossener Gruppentherapie in Verbindung mit Einzeltherapie hatten die zufriedenste Ausstrahlung und die größten Veränderungswerte. Beim Gebrauch der Therapieobjekte zeichnete sich der Trend ab, dass besonders Therapiemittel zur Aggressionsabfuhr und Aggressionsübertragung die größte Bedeutung hatten. Eine Spitzenstellung nahm hier der sogenannte „schwarze Riesensack« zum Schlagen und Treten ein. Dicht gefolgt von diesen Medienbedarf standen Objekte zur Kontakt- und Kommunikationsaufnahme sehr hoch im Kurs. Auffallend war hier besonders, dass Kuscheltiere als Übertragungsobjekte zum effektiven Einsatz in der regressiven Beziehungsarbeit zwischen Patient und Therapeut gelangten. Hierdurch konnten vertiefende Explorationen vorgenommen werden, entlastende elterliche Beziehungsangebote angenommen oder neue Kommunikationsstrukturen ausprobiert werden; ganz so wie es auch bei den o.g. komplizierten Übergangs-Übertragungs-Objekten unspezifischerer Natur der Fall gewesen war.

In den schriftlichen Nachbetrachtungen der Patienten war interessant, dass die Klienten offenbar besonders von strukturierten Bewegungsangeboten in der Interaktion profitierten, was natürlich bedeutet, dass sie das angebotene Setting gut angenommen haben.

Diese Klienten gaben außerdem zu verstehen, dass sie Humor in der Psychotherapie sehr schätzen und besonders beeindruckt über die gemeinsamen Therapieerfahrungen nachsinnen.

Problematisch aber wichtig werden – auch effektive – Beziehungsklärungen zwischen Patient und Therapeut eingestuft; ansonsten gibt es auch eine Reihe von sehr individuellen kleinen Beachtungspunkten, die Klienten als unvergesslich assoziieren.

Obwohl noch erweiterte Erfolgsmessungen mit festen Außenkriterien, Katamneseerhebungen in der Zukunft und besser validierte Messinstrumente fehlen, kann in diesem ersten Prä-Post-Vergleich eingeschätzt werden, dass mit dem strukturellen Ansatz der Handlungsinszenierungen ein Herangehen mit beseelbaren Therapiemedien kreiert wurde, dass sowohl in der Einzel- wie auch Gruppentherapie schweregradbezogen universell einsetzbar ist und in langzeittherapeutischer Sicht erfolgversprechend verwendet werden kann. Aspekte dieses – nach meiner Ansicht – für den Patienten gut durchschaubaren Therapiekonzeptes können auch in andere Therapieformen integriert werden.

7. Nachwort – Dr. Peter Geißler

Beim Lesen dieses Buches habe ich mich an recht grundsätzliche Fragen erinnert, die mich immer wiederbeschäftigt haben, seit ich Ende der 80er Jahre damit begonnen hatte, mein damaliges bioenergetisch-analytisches Vorgehen in Frage zu stellen. Eine dieser Fragen kreist um den Punkt, wie wichtig es im therapeutischen Vorgehen ist, die sog. negative Übertragung auf den Therapeuten durchzuarbeiten und zu verstehen. Auf der einen Seite stehen die positiv-korrigierende neuen Erfahrungen, die zweifellos weiterhin ihre Berechtigung haben; die unsere Klienten, wenn sie zum ersten Mal auf der körperlichen Ebene ein schon lange nicht gespürtes Gefühl wiederbeleben, staunen lassen – »Körperarbeit« wird aus der Sicht des Klienten in einem anfänglichen Stadium oft als »magisch« erlebt, weil sie gefühlshafte Erfahrungen in Intensitäten befördern kann, die auf der verbal-kognitiven Ebene nicht so leicht erreichbar sind. In einem um körperliche Aspekte erweiterten Setting werden »starke Gefühlserfahrungen« aber nicht selten durch eine einzige haltende Berührung ermöglicht, oder durch das Induzieren von körperlichem Stress. Das ist schon beeindruckend, und all dies hat mich seinerzeit auch fasziniert. Speziell »Körpergruppen« haben ihren eigenen Zauber, der Erlebniswert ist im Sog der Gruppenregression teilweise enorm. Retrospektiv kann ich sagen, dass die Vielfalt und auch die Intensität an Erfahrungen in meiner damaligen bioenergetischen Therapie- und Lehrzeit (in der Gruppe noch mehr als in der Einzeltherapie) wichtig war, um damals nicht mehr bewusste gefühlsmäßige Dimensionen in mir zu eröffnen.

Diese »starken Erfahrungen«, die von ihrer Wirkung vergleichbar sind wie Depot-Injektionen (dieser Vergleich stammt von Tilmann Moser), mich im Alltag immer eine Weile getragen, sie haben mir die Gewissheit vermittelt, dass es mehr in mir gibt an Kräften und Ressourcen, als ich alltäglich zu spüren vermag. Was mir – retrospektiv – weniger gelang, bestand darin, diese neuen Erfahrungen in einigermaßen organisierter Weise in den alltäglichen Umgang mit Menschen zu übertragen. Ich erlebte es damals eher so: die Therapiesituation war die eine Welt, der normale Lebensalltag die andere Welt. Trotzdem trugen mich die positiven Erfahrungen, die ich in der einen Welt der psychotherapeutischen Situation erlebt hatte, in der Regel eine ganze Weile, weil offenbar dadurch Ressourcen aktiviert worden waren, die mich stärkten und auch zeitweilig den Kontakt zu mir selbst und anderen Menschen veränderten (auf eher unspezifische und globale, wie ich heute meinen würde, und dennoch sehr spürbar).

In meiner auf die bioenergetische Analyse folgenden siebenjährigen Psychoanalyse (im Schnitt eine Wochenstunde im Sitzen) arbeitete ich daran, auf der Grundlage der damals wachgerufenen Gefühle kognitive Zuordnungen im Sinne eines Transfers von Erfahrungen in den Lebensalltag vorzunehmen. Die dabei gemachten Erfahrungen betrafen auch Übertragungs-Erfahrungen, d. h. im Hier und Jetzt erlebte Beziehungserfahrungen mit meiner Therapeutin, die teilweise auf indirekte Weise in den Vordergrund gerieten, indem sie mein Verhalten im Kontext mit anderen Bebachtungen deutete. Solche Deutungen bewirken, wenn sie »treffen«, umfassende »Aha«-Erlebnisse, vom Grad der Erschütterung der bisherigen Weltsicht durchaus vergleichbar mit körpertherapeutischen Erfahrungen.[1]

Hier war die psychoanalytische Erfahrung für mich ungemein bereichernd. Wenngleich ich heute resümiere, dass ich ohne die bioenergetische Vorerfahrung kaum in der Lage gewesen wäre, bestimmte Gefühlstiefen auch nur ahnungsweise nachzuvollziehen (z. B. wie es ist intensiv und ganzkörperlich zu weinen), so verhält es sich aus meiner jetzigen Sicht und Rolle als Psychotherapeut so, dass ich ohne mein mittlerweile erworbenes psychoanalytischen Wissen und Arbeitswerkzeug nicht in der Lage wäre, therapeutisches Geschehen als dynamischen Prozess zu verstehen und zu begleiten. Dies betrifft in erster Linie den Aspekt des Verstehens und Durcharbeitens der konflikthaften / negativen Übertragung des Patienten auf den Therapeuten, der im Allgemeinen viel Zeit braucht.

Endeten in meiner »bioenergetischen Zeit« viele Therapien nach etwa zwei Jahren, weil die Klienten dann offenbar den Eindruck hatten, genügend viele positive ressourcenaktivierende Erfahrungen gemacht zu haben, lernte ich später, dass aus beziehungsdynamischer Sicht nach zwei bis drei Jahren der spannende Teil der Arbeit oft erst beginnt, weil dann eben die »negative Übertragung« langsam erwacht bzw. im Erleben des Klienten unabweisbar wird. Das Durcharbeiten meiner eigenen negativen Übertragung, das im wesentlichen der psychoanalytischen Erfahrung vorbehalten blieb, fand ich aus therapeutischer Perspektive wiederum so fruchtbar und im Hinblick auf den »Ernstfall der Realität« auch so überzeugend, dass ich mittlerweile »das Lager« gewechselt habe und mich nunmehr als psychoanalytischer Psychotherapeut verstehe, der an langfristige selbstregulative Entwicklungsprozesse glaubt, der die Macht konflikthaften Geschehens vor allem im Hinblick auf das alltägliche Beziehungsgeschehen hoch bewertet, der aber auch für körperbezogene Erfahrungsbereiche grundsätzlich

[1] Ich bin in diesem Zusammenhang auch meinem jahrelangen Supervisor Jacques Berliner aus Belgien, einem Ex-Bioenergetiker, sehr dankbar, weil er wesentlich an diesem schrittweisen kognitiven Einordnen des Erlebten Anteil hatte; bei ihm und in meiner psychoanalytischen Einzelanalyse lernte ich, bestimmte zentrale Übertragungsfacetten aus meiner bioenergetischen Lehranalyse zu verstehen und zu integrieren, die im bioenergetischen Setting in dieser Form nie zur Sprache gekommen waren und auch kommen konnten.

offen geblieben ist. Meine Erfahrung ist, dass alltägliche zwischenmenschliche Beziehungen umso mehr an Lebendigkeit, an Tiefe, an Stabilität und an Kontinuität gewinnen, umso mehr die inneren konflikthaften Anteile gesehen, gespürt und verstanden werden. Ich hätte damals – auch in der Zeit meiner bioenergetischen Erfahrungen – nie geahnt, wie sehr ich neben bestimmten positiven Erfahrungen auch von Hass, Neid, Eifersucht und Misstrauen geprägt bin.

Daraus zu schließen, dass die psychoanalytische Erfahrung »besser« gewesen wäre als die bioenergetische, scheint mir dennoch nicht legitim. Beide Erfahrungen waren auf ihre Weise wichtig; beide waren ebenso auf ihre Weise unvollständig. Immer mehr gelange ich daher zur Überzeugung, dass es sich um zwei verschiedene Formen der Erfahrung handelte, wobei jeder Erfahrungsbereich sein Plus und auch seinen Preis hatte. Das große Plus der bioenergetischen Erfahrung war der Reichtum und die Intensität an erlebbarem Spür-Wissen, mit der Konsequenz, dass sich mein »Körper-Raum« auf eine Weise öffnete, die auch heute – zwanzig Jahre später – noch anhaltend wirksam ist. Der Preis dieses Erfahrungsreichtums auf körperlich-affektiver Ebene bestand darin, dass kognitive Zuordnung in einer Differenziertheit, die mir damals aber auch gar nicht wichtig gewesen war, eben nicht stattfinden konnte. Das spürende Erfahren war wichtig gewesen, nicht so sehr das »kopfige« Verstehen.[2]

Die psychoanalytische Erfahrung war unumgänglich, um Erfahrungen auf einer Mikro-Ebene der Interaktion überhaupt sehen zu lernen – wie durch ein Mikroskop. Ohne die bioenergetische Vorerfahrung wären diese Erfahrungen affektiv flach geblieben, da bin ich mir sicher. Ohne die nachträgliche psychoanalytische Erfahrung wären die vielen positiven Erlebnisse aus meiner bioenergetische Ära wie lose Fäden, die keinen gemeinsamen Bezugspunkt besitzen. Ohne die jahrelange psychoanalytische Bildung hätte ich auch heute noch eine Schwierigkeit, unbewusste Beziehungsdynamiken angemessen zu begreifen und auch – im Sinne von spontanen Enactments – zuzulassen und erst nachträglich zu verstehen.

Die Arbeiten des Ehepaar Vogt fügen gleichermaßen als »Werkstattbericht« der schon reichen Palette an körperbezogenen Erfahrungsmöglichkeiten eine weitere Dimension hinzu – die Erfahrung mit symbolisierenden Medien – und sind daher grundsätzlich zu begrüßen. Auf recht präzise Weise werden nachvollziehbare Angaben zu unterschiedlichen therapeutischen Situationen gemacht, es wird klar beschrieben, wie interveniert wird. Es werden Erläuterungen

2 Zynisch-scherzhaft habe ich einen Kollegen einmal den Vergleich anstellen hören, dass körperpsychotherapeutische Kollegen vergleichbar wären mit »Dinosauriern«, d. h. mit einem großen Bauch und einem kleinen Gehirn. Die in diesem Scherz enthaltene Abwertung möchte ich heute streichen und den Vergleich trotzdem gelten lassen.

gegeben zum Verhältnis zwischen Therapeut, Patient und den jeweiligen situationsabhängigen Funktion der benutzten Objekte. Solche detaillierten Darstellungen haben in der körpertherapeutischen Literatur bislang Seltenheitswert – erinnert sei in diesem Zusammenhang an die lehrbuchgleichen Darlegungen zum körpertherapeutischen Gruppengeschehen, wie sie Jacques Berliner,[3] Rudolf Maaser e. a.[4] und Frank Röhricht[5] vorgelegt haben, sowie an George Downings[6] Klassiker »Körper und Wort« in der Psychotherapie, in welchem er die Säuglingsforschung systematisch ins Verstehen mit einbezieht. Das vorliegende Buch kann das Verdienst für sich in Anspruch nehmen, sich in die bislang kurze Reihe ausgesprochen differenzierter körpertherapeutischer Darstellungen einzureihen.

Ralf Vogt, der sein therapeutisches Vorgehen innerhalb der letzten Jahre bereits in einer Reihe von Artikeln in Fachzeitschriften öffentlich bekannt gemacht hat, gelingt es, mit wissenschaftlicher Genauigkeit, teilweise Akribie die Bedingungen für das »Entstehen« beseelter Objekte in der therapeutischen Situation und damit verbundener Wirkungen zu verdeutlichen. Ebenso markiert er jene Schlüsselstellen im therapeutischen Vorgehen, an denen aus seiner Sicht des therapeutischen Prozesses dieser in die eine oder andere Richtung gelenkt werden sollte. Er bezieht Hinweise auf drohende Retraumatisierung bei einer übermäßigen Dynamisierung der Beziehung ebenso in seine Überlegungen ein wie die abfedernde Wirkung beseelte Objekte, die diese dann haben können.

Sein therapeutischer Ansatz kann aufgrund dieser Darstellung aus meiner Sicht als ressourcenaktivierendes Vorgehen im Rahmen eines tiefenpsychologischen Grundverständnisses des therapeutischen Geschehens lokalisiert

---

[3] Berliner, J. (2001): Beitrag der Gruppenarbeit zum individuellen Prozess in der körpervermittelten analytischen Psychotherapie. Teil 1. In: Geißler, P. (Hg.): Psychoanalyse und Körper. Psychosozial (Gießen), S. 175-247; Berliner, J. (1998): Beitrag der Gruppenarbeit zum individuellen Prozess in der körpervermittelten analytischen Psychotherapie. Teil 2. In: Analytische Körperpsychotherapie in der Praxis. Pfeiffer bei Klett-Cotta (Stuttgart), »Leben lernen« 127, S. 176-266; Berliner, J. (1994): Psychoanalyse, Bioenergetische Analyse, analytische körpervermittelte Psychotherapie: Konzepte und Praxis. Ähnlichkeiten, Unterschiede und Besonderheiten. In: Geißler, P. (Hg.): Psychoanalyse und Bioenergetische Analyse: Im Spannungsfeld zwischen Abgrenzung und Integration. Peter-Lang (Frankfurt), S. 53-147.

[4] Maaser, R., Besuden, F., Bleichner, F., Schütz, R. (1994): Theorie und Praxis der körperbezogenen Psychotherapie. Ein Leitfaden für die klinische Praxis. Kohlhammer (Stuttgart Berlin Köln).

[5] Röhricht, F. (2000): Körperorientierte Psychotherapie psychischer Störungen. Hogrefe (Göttingen Bern Toronto Seattle).

[6] Downing, G. (1994): Körper und Wort in der Psychotherapie. Leitlinien für die Praxis. Kösel (München).

werden. Der Umgang mit und die Verwendung von Symbolisierungsmedien reiht sich auf diese Weise in das Spektrum jener methodischer Ansätze ein, die in der Möglichkeit des Wechsels zu umgrenzten Szenen eine Chance sehen, festgefahrene Übertragungssituationen via Szenen- und Perspektivenwechsel wieder beweglich zu machen. Mittlerweile gibt es den einen oder anderen Psychoanalytiker, der zu einem solchen Settingwechsel auch offen steht und darüber publiziert, wie z. B. Jörg Scharff,[7] wenngleich man davon ausgehen kann, dass sich im psychoanalytischen Feld »hinter den Kulissen« diesbezüglich bereits wesentlich mehr tut, als in der Literatur bislang bekannt ist.

Im Versuch, psychoanalytisches bzw. tiefenpsychologisches Verstehen zu kombinieren mit »methodenfremden« Elementen (im Sinne einer Einführung von »Parametern«, wie der Psychoanalytiker Eissler dies nannte), hat sich innerhalb der letzten zehn Jahre so manches getan; auf kreative Weise wurden Kombinationsmöglichkeiten zutage gefördert,[8] und »Methodenintegration« ist heutzutage sehr modern geworden. Für den Praktiker stellt sich die Notwendigkeit der Methodenintegration ganz klar aufgrund der Herausforderung, für ein breites Spektrum von Patienten durch ein differenziertes Angebot unterschiedlicher Möglichkeiten des Vorgehens »patientenzentriert« zu arbeiten. In seinen einleitenden Worten macht Vogt deutlich, dass es ihm bei seinen Überlegungen im wesentlichen auch darum ging: die Effektivität des therapeutischen Arbeitens zu verbessern.

Aus einem psychoanalytischen Geist heraus ist es aber ebenso berechtigt und auch notwendig, die Sinnhaftigkeit, die Möglichkeiten und auch die Grenzen von Methodenkombinationen kritisch zu reflektieren. Innerhalb der »analytischen Körperpsychotherapie« kommt ein solcher Prozess in den letzten Jahren allmählich in Gang, auch wenn dazu seitens derer, die für diese Integration von »Psychoanalyse und Körper« einstehen, zu diesem speziellen Punkt noch nicht allzu viel geschrieben wurde.[9] Die Kritik kommt bisher hauptsächlich aus den Reihen von

---

[7] Scharff, J. (1998): Der »Erfahrungsraum« der Psychoanalyse und der »Erfahrungsraum« bei inszenierender Interaktion: ein erster Vergleich. Psychosozial 74, 21. Jg., Heft IV, S. 45-58.

[8] Vgl. dazu auch Fürstenaus Versuch der Integration von Psychoanalyse mit Elementen systemischer und hypnoider Verfahren. Fürstenau, P. (2002):Psychoanalytisch verstehen, Systemisch denken, Suggestiv intervenieren. Pfeiffer bei Klett-Cotta (Stuttgart), »Leben lernen« 144.

[9] Günter Heisterkamp und ich, die wir beide ein Lehrbuch dieses Ansatzes vorbereiten, sind auf diese Schwierigkeit recht bald gestoßen, indem wir nicht wussten, wie wir den methodischen Ansatz, den wir vertreten, eigentlich nennen sollten. Handelt sich dabei wirklich »noch« im Körperpsychotherapie, oder eigentlich bereits um eine spezielle Form der Psychoanalyse? Im Wiener Raum werden meine KollegInnen und ich von Therapeuten, die unseren Ansatz von außen her verfolgen, nicht umsonst »Körperanalytiker« genannt.

Psychoanalytikern, von denen viele aber keine oder nur unzureichende Selbsterfahrung mit körperpsychotherapeutischen Verfahren haben. Denn erst auf dem Hintergrund breiter Selbsterfahrung – so meine Behauptung – kann man »von innen« verstehen, was die Besonderheit der Erfahrungsdimension des »Körperlichen« eigentlich ausmacht und wo auch ihre Faszination liegt.

Angenehm ist daher das Ansinnen des Buchautors, mit seinem nun vorliegenden Buch im wesentlichen die gerade beginnende Diskussion um den Gewinn, aber auch den Preis solcher Integrationsversuche anregen zu wollen, wie er in seinen einleitenden Worten ausdrücklich klarstellt. Diese Diskussion ist wichtig.[10] In welche Richtung sie schließlich führen wird, scheint mir aus jetziger Sicht noch recht ungewiss zu sein. Der methodische Standort des Vogt´schen Ansatzes wird dabei vielleicht ein eigener Diskussionspunkt sein.

Wissenschaftlicher Diskurs ist das eine, die Herausforderungen, die sich für den »Praktiker« am immer unübersichtlicher werdenden »Psycho-Markt« stellen, etwas anderes. Gesetzliche Maßnahmen beeinflussen diese Entwicklung zusätzlich auf die eine oder andere Weise. In Österreich gießt derzeit der Versuch der Gründung einer neuen »Universität für Psychotherapie«, durch welchen das Erlernen psychotherapeutischer Verfahren auf ein akademisches Niveau gehoben werden soll (was grundsätzlich zu begrüßen ist), weiteres Öl ins Feuer und heizt den Konkurrenzdruck unter den Ausbildungsanbietern psychotherapeutischer Methoden enorm an. Man darf also gespannt sein, wohin sich all dies in den nächsten zehn bis zwanzig Jahren bewegen wird.

Im diesem Sinne schließe ich mich gern dem Anliegen Ralf Vogts an, indem auch ich eine intensive Diskussion des vorliegenden Buches und darin explizit ausformulierter und implizit enthaltener Thesen ausdrücklich begrüßen würde. Wir brauchen diese differenzierte Diskussionskultur auch weiterhin im so spannenden Zwischenbereich von Psychoanalyse und Körper.

---

[10] Ein Internet-Forum für diesen Dialog wurde im Rahmen der Gründung der Zeitschrift »Psychoanalyse und Körper« eröffnet: www.psychoanalyseundkoerper.com

8. Anhang

8.1 Abbildungen der verwendeten Therapieobjekte

Anhang zu 3.3.1.1 – Darstellung der Übergangs-Übertragungs-Objekte

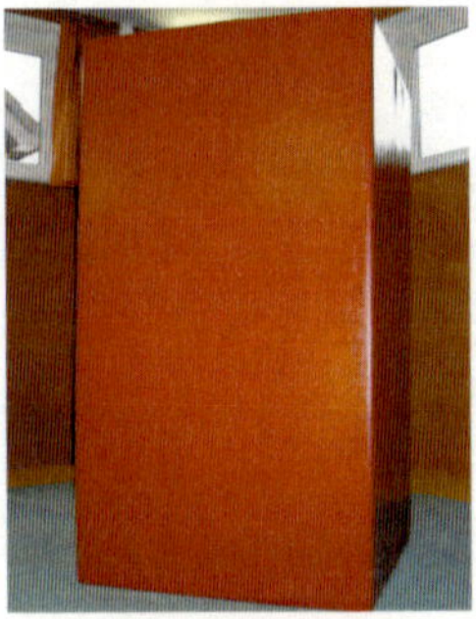

roter Riesenklotz

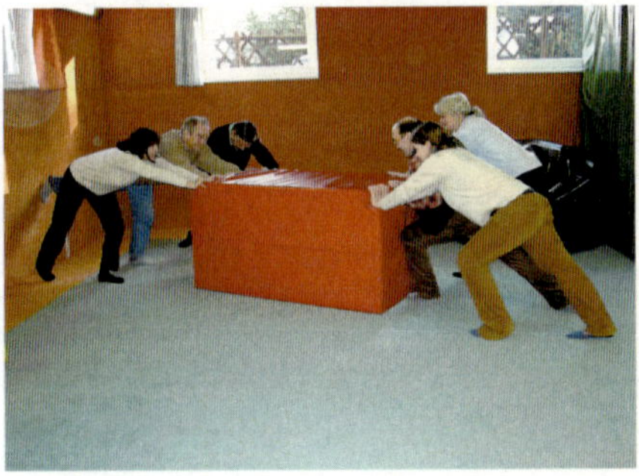

roter Riesenklotz in Inszenierung

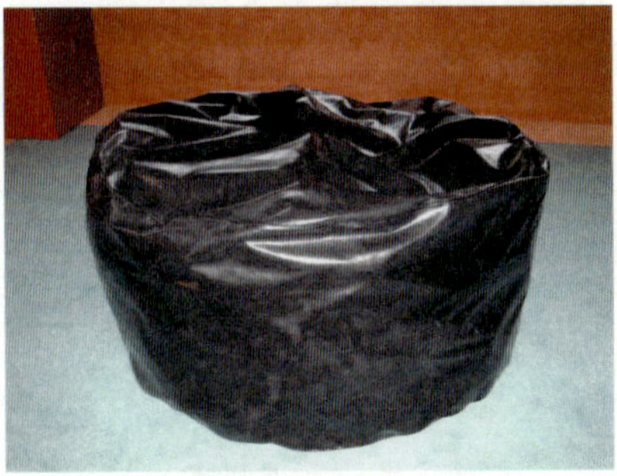

schwarzer, schlaffer Riesensack

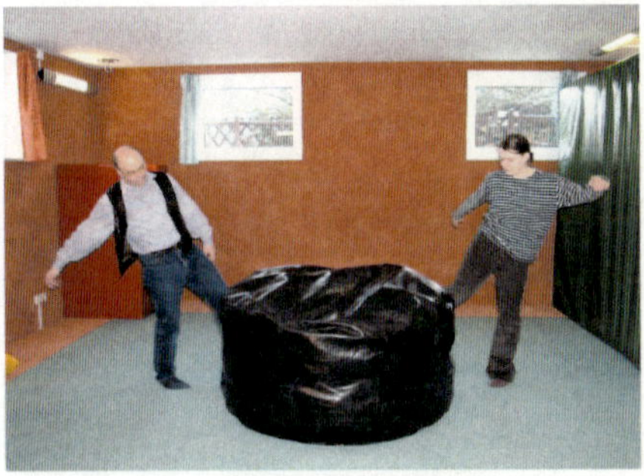

schwarzer, schlaffer Riesensack in Inszenierung

weiße Wand

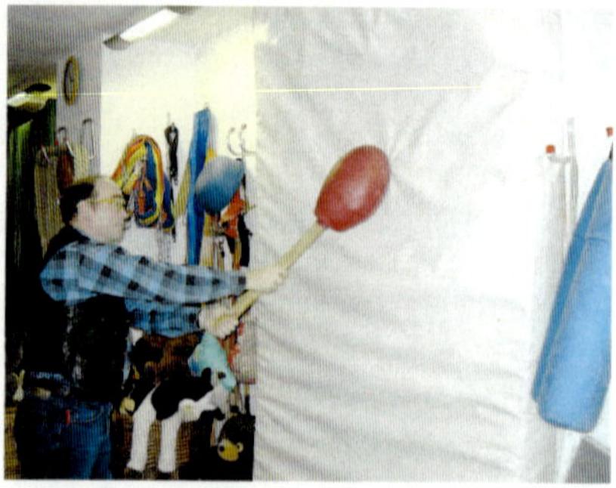

weiße Wand in Inszenierung

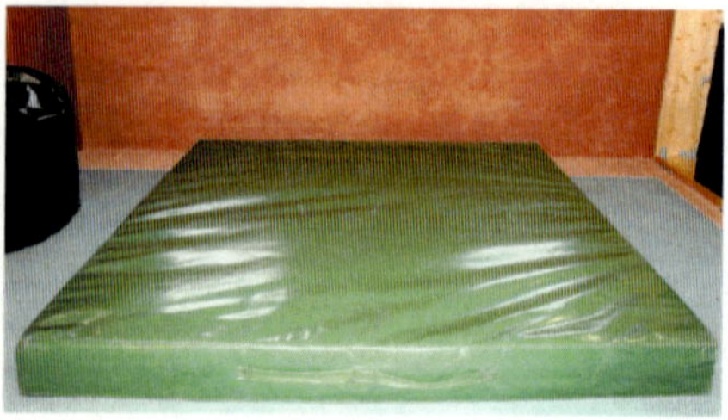

grüne Riesenmatte

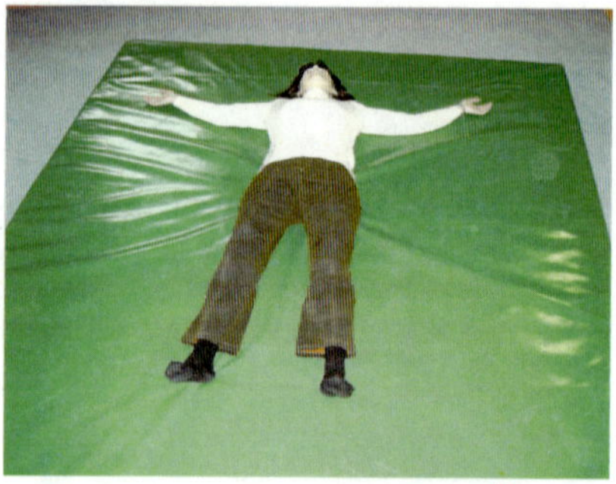

grüne Riesenmatte in Inszenierung

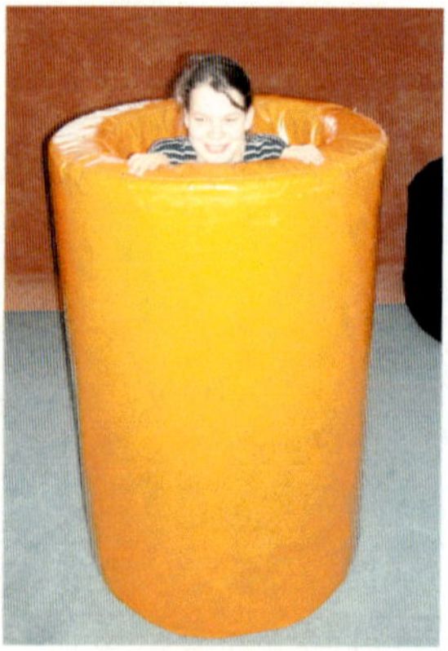

Riesentonne

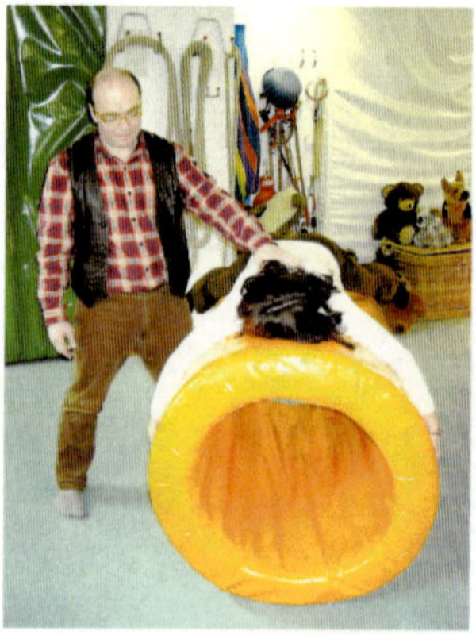

Riesentonne in Inszenierung

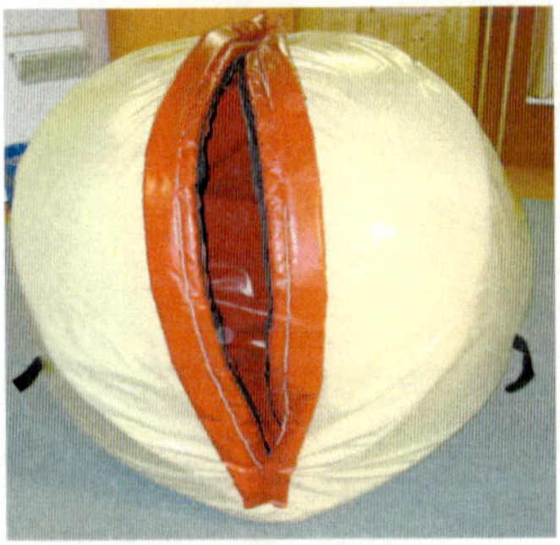

Riesenei

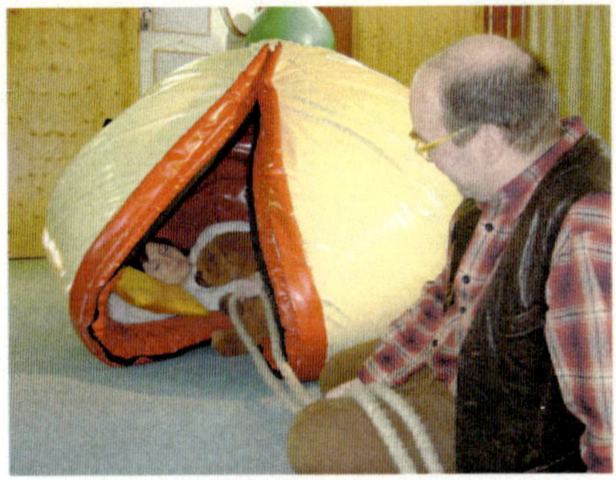

Riesenei in Inszenierung

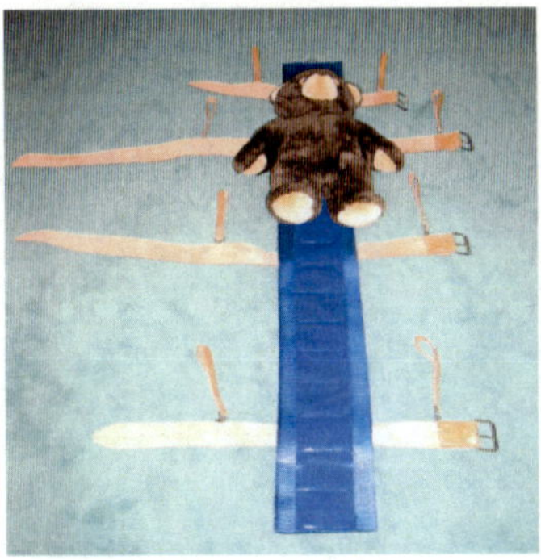

Gurtschwebe

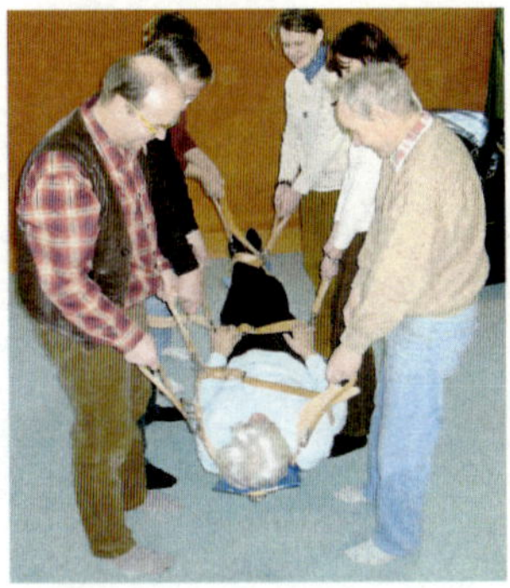

Gurtschwebe in Inszenierung

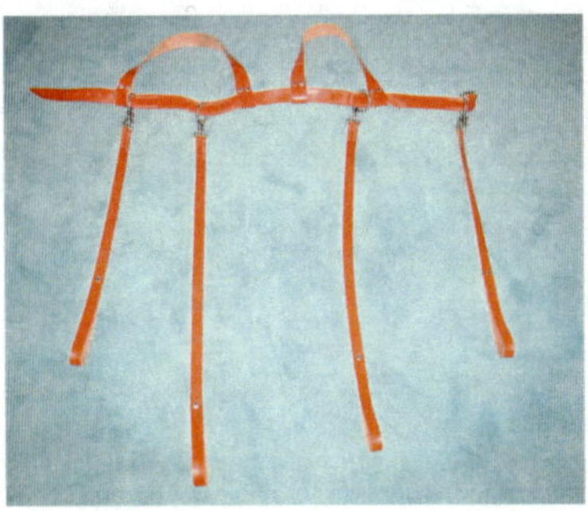

Zuggurt

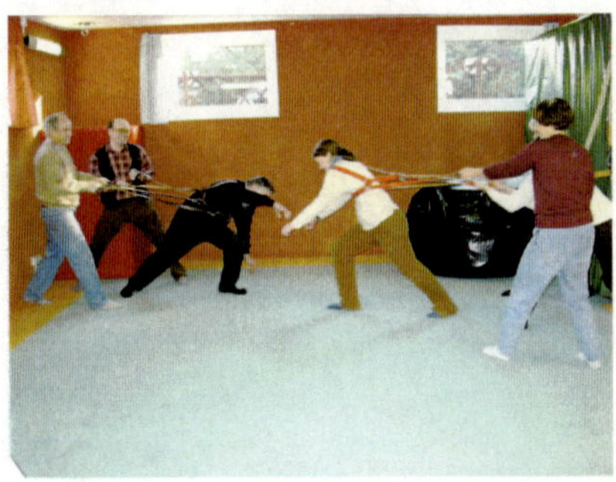

Zuggurt in Inszenierung

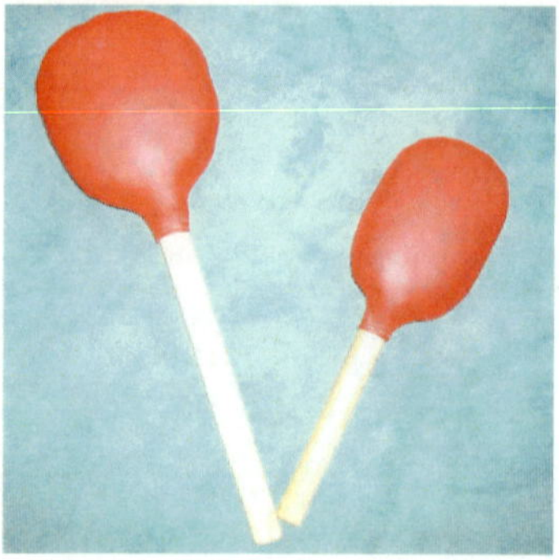

Keulen

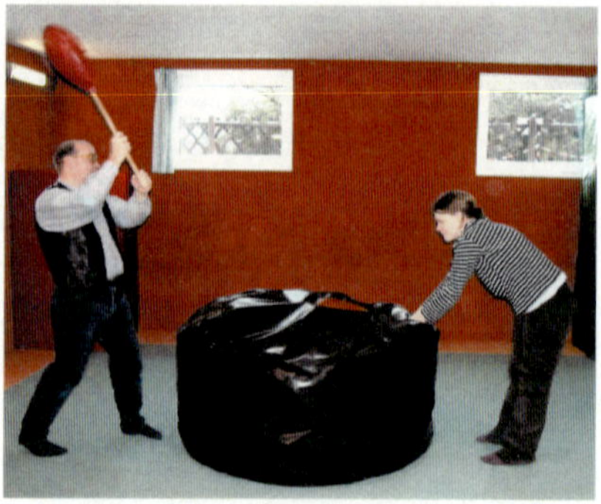

Keulen in Inszenierung

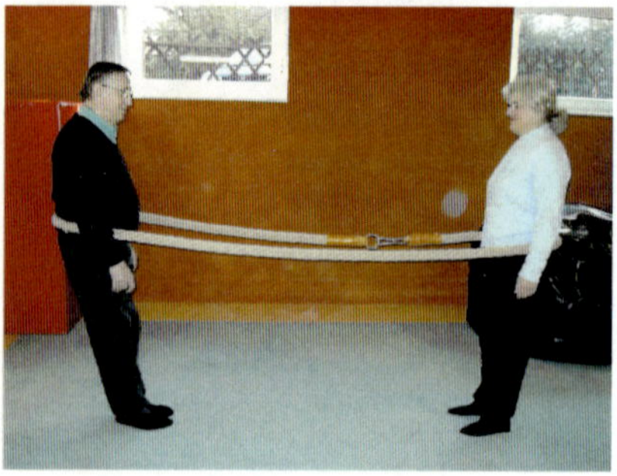

Gruppentau in Inszenierung

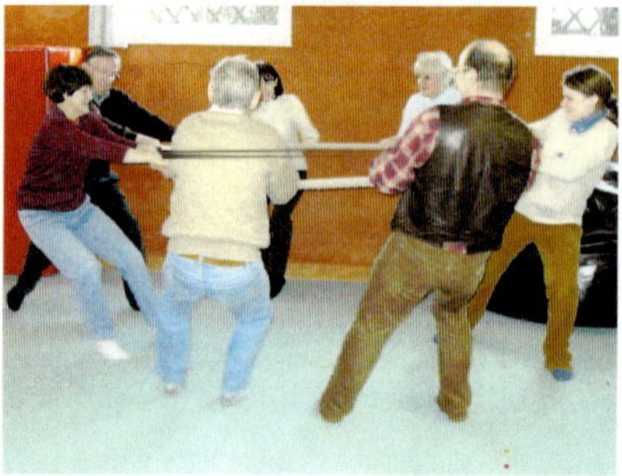

Gruppentau in Inszenierung

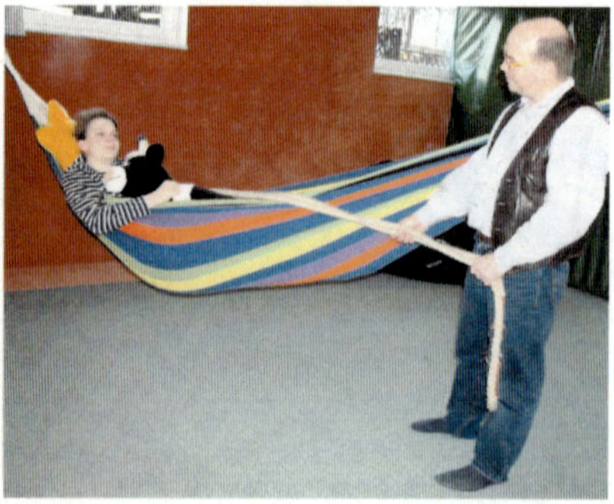

Hängematte in Inszenierung

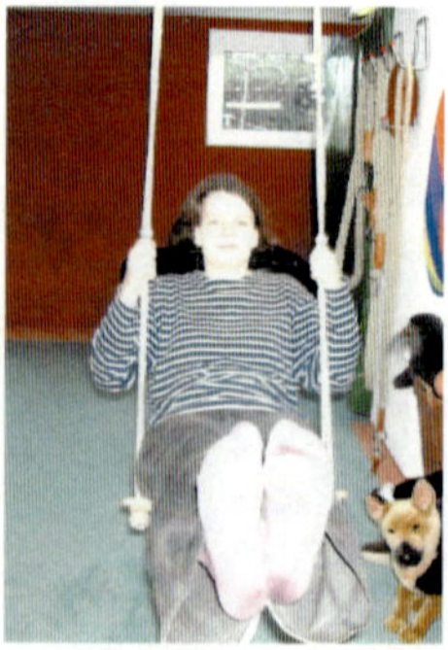

Schaukel in Inszenierung

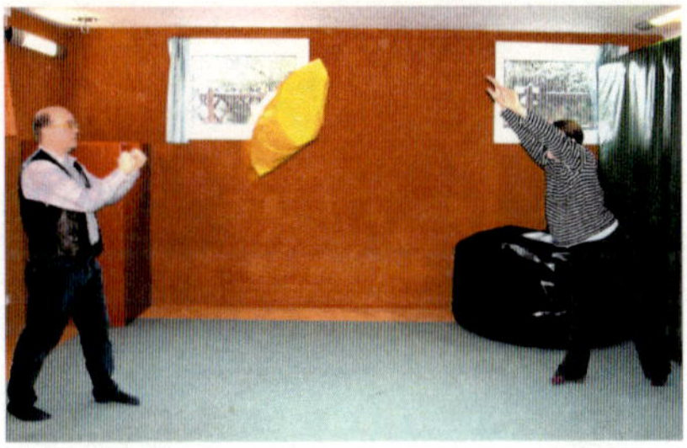

gelber Sack in Inszenierung

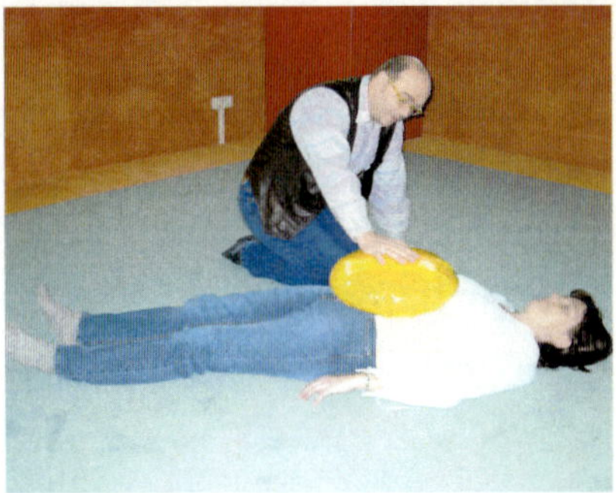

Bauchkissen in Inszenierung

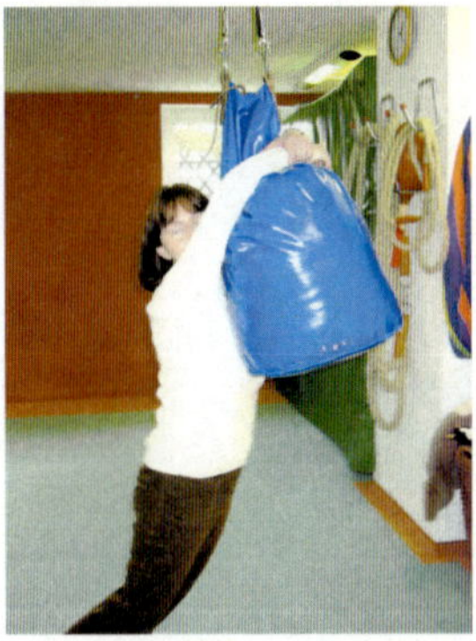

Schwungbeutel in Inszenierung

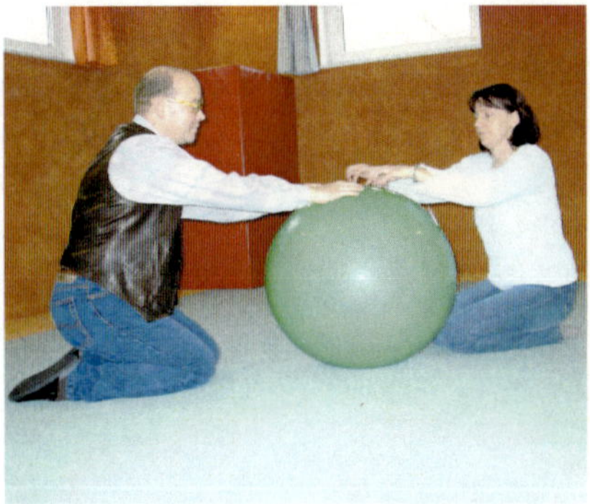

Fingerball in Inszenierung

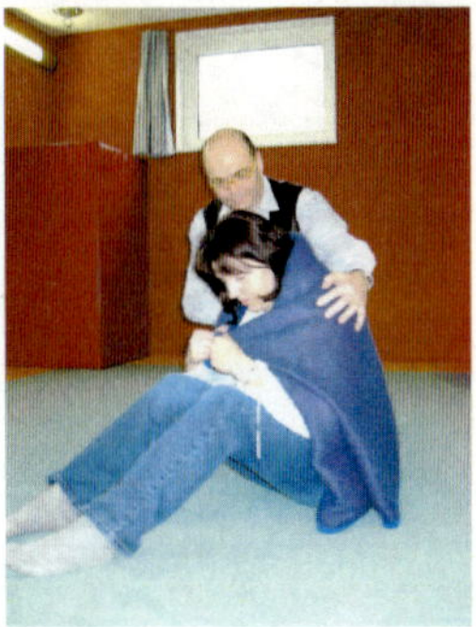

Decke in Inszenierung

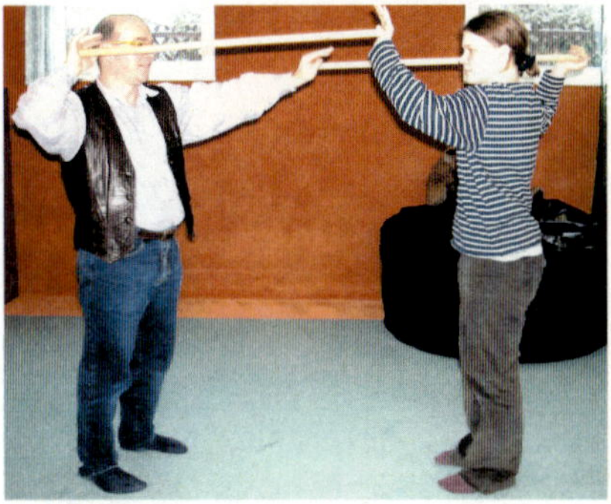

Stäbe in Inszenierung

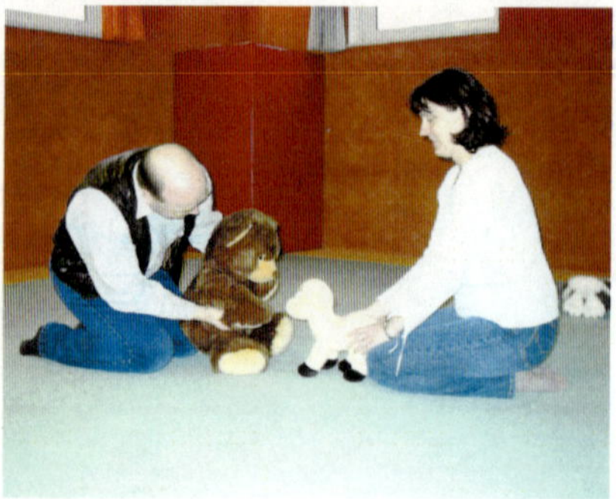

Plüschtiere in Inszenierung

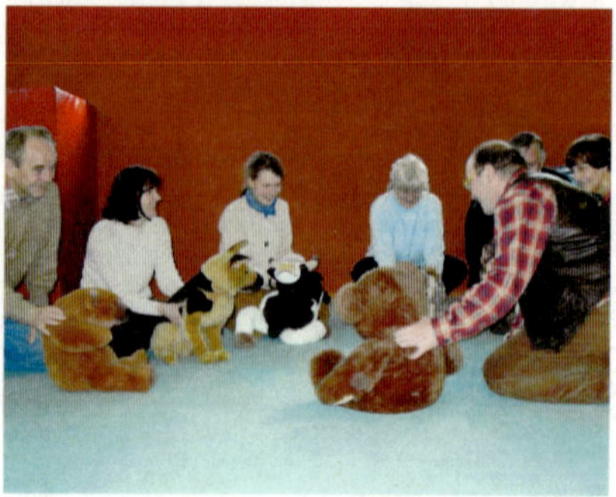

Plüschtiere in Inszenierung

8.2 Bilderverzeichnis ausgewählter Zeichnungen und Skulpturen zu Fallbeispielen der Patienten

Anhang zu 3.3.4 – Rubrik Therapiezeichnungen

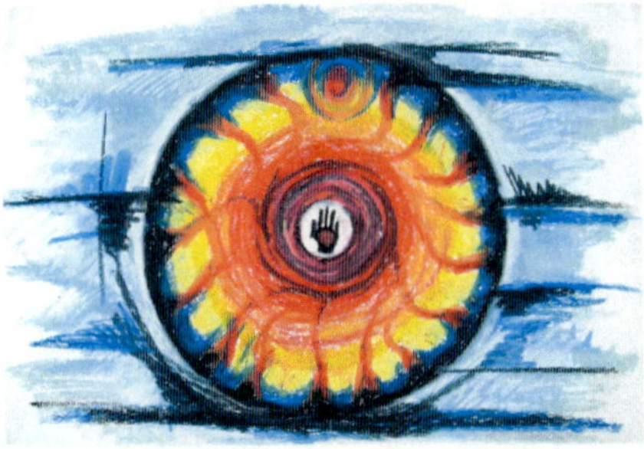

Patient A

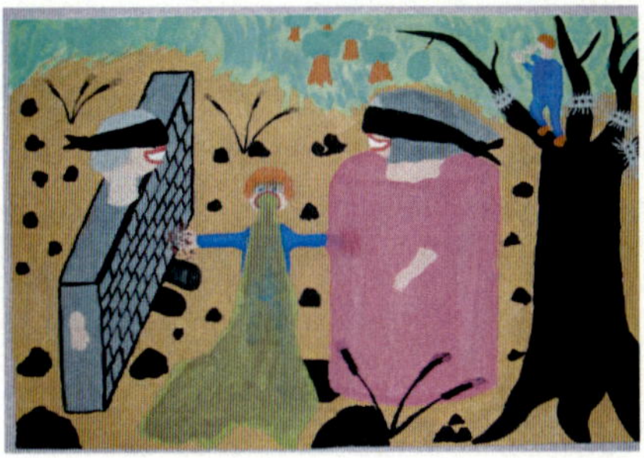

Patient B

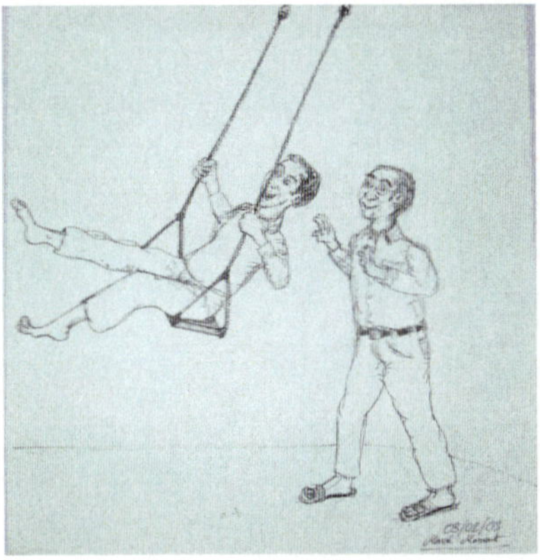

Patient C

Verlaufsübersicht von Zeichnungen des Patienten B

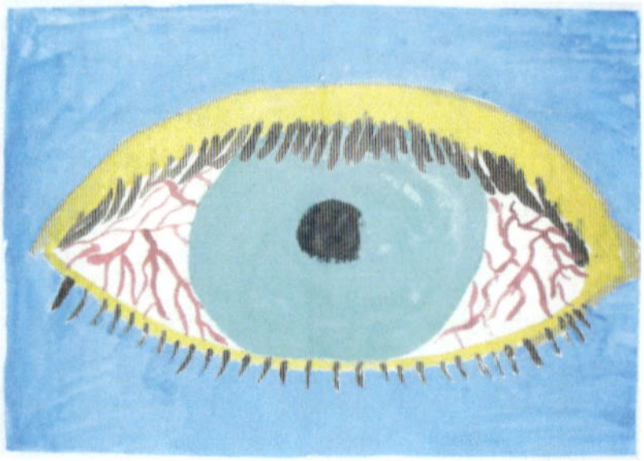

Abbildung B-1

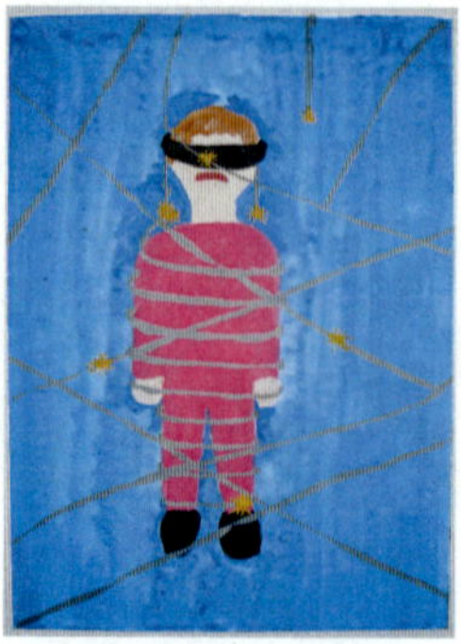

Abbildung B-2

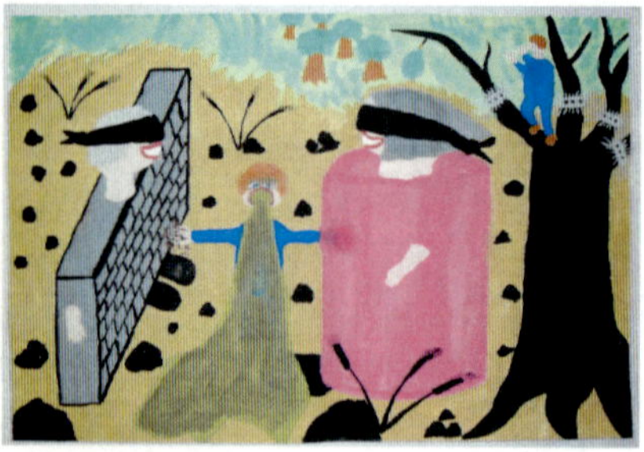

Abbildung B-3

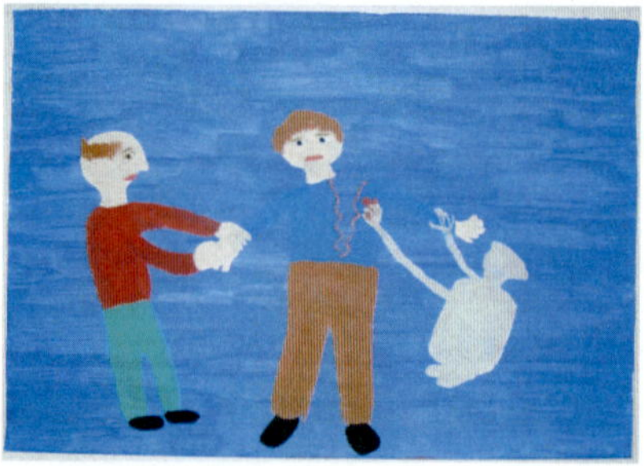

Abbildung B-4

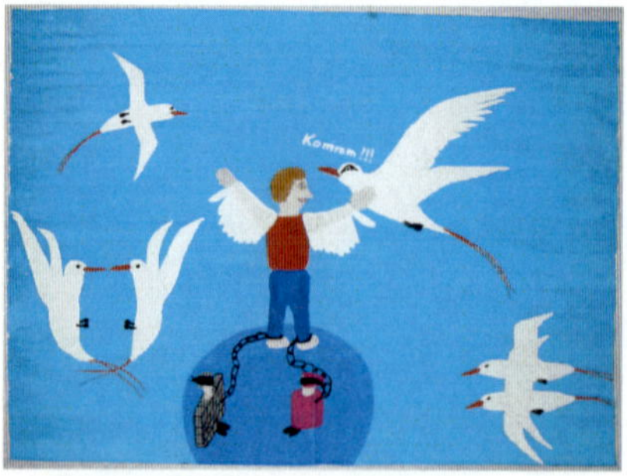

Abbildung B-5

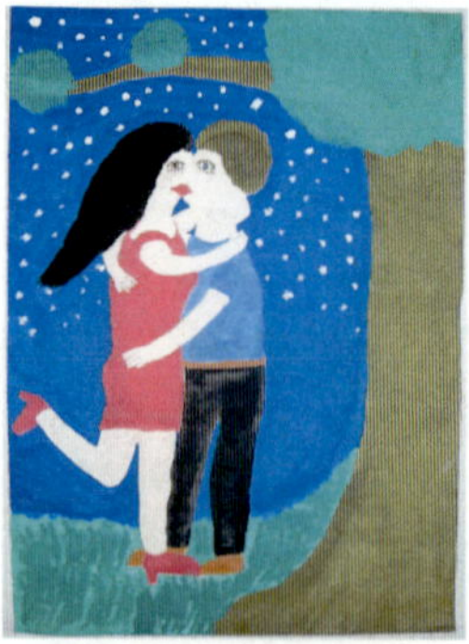

Abbildung B-6

Therapeutisches Kontaktregal

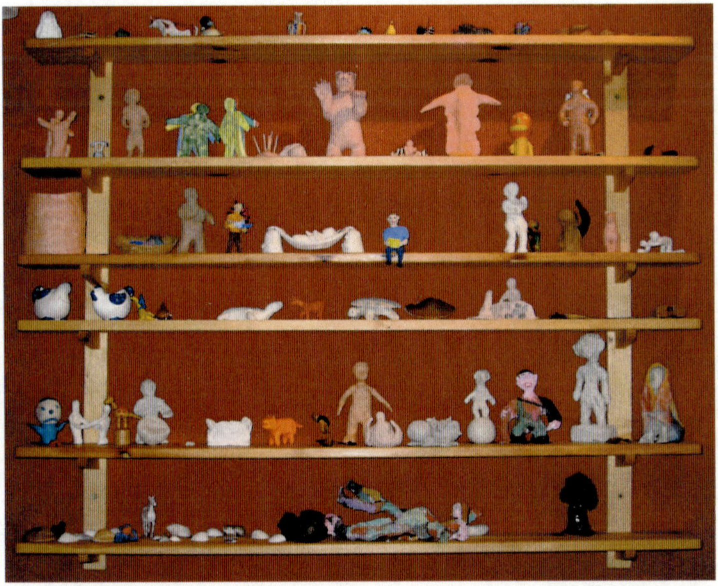

Kontaktregal im Gesprächsraum

Therapiefiguren

Patient D

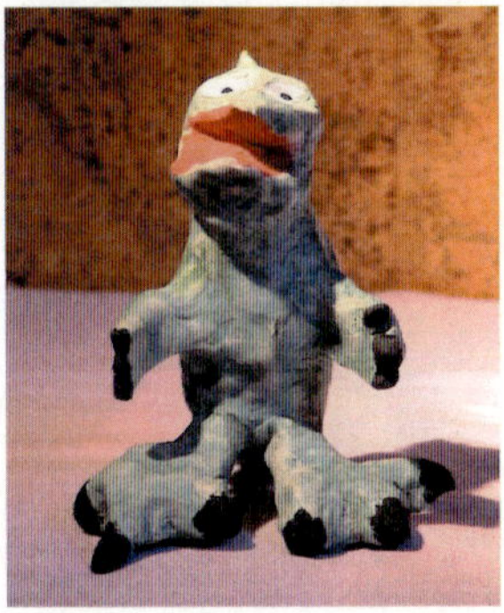

Abbildung D-1

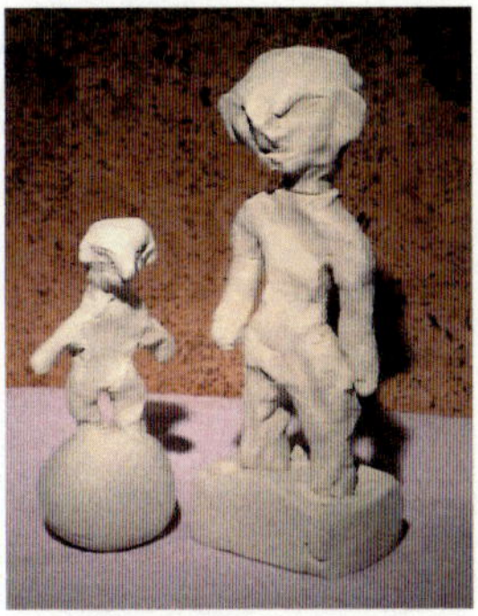

Abbildung D-2

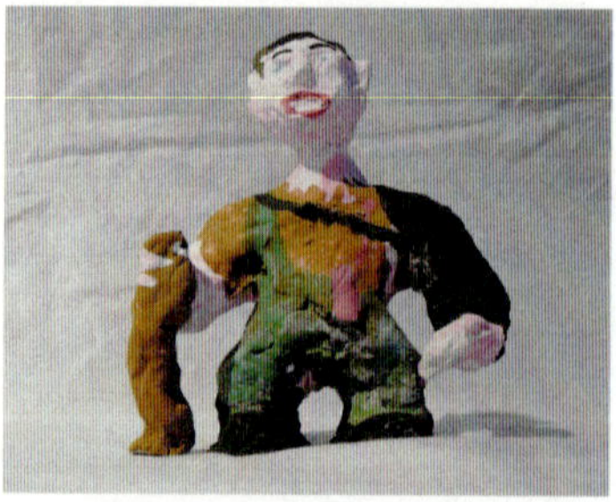

Abbildung D-3

Patient E

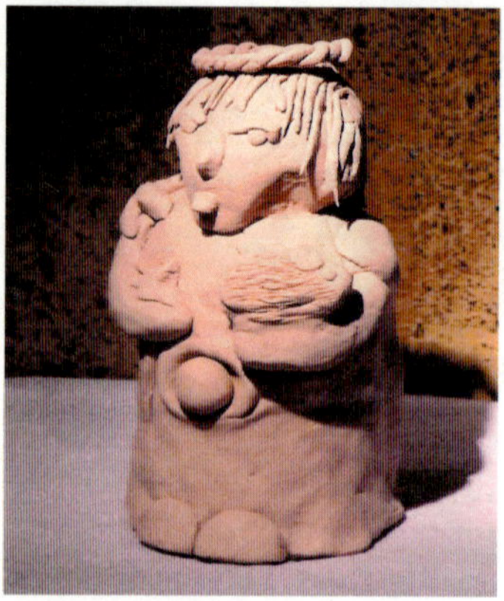

Abbildung E-1

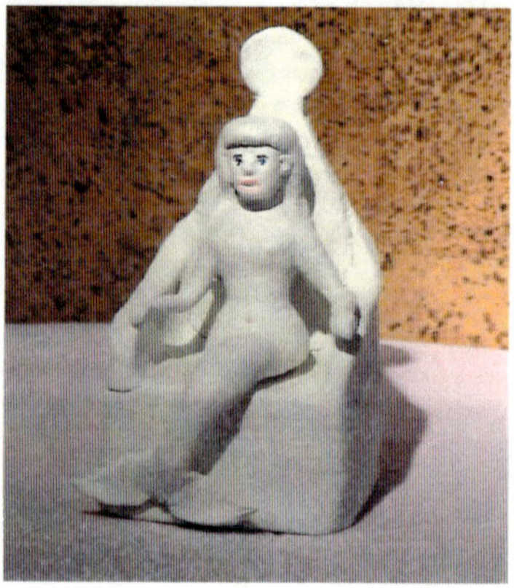

Abbildung E-2

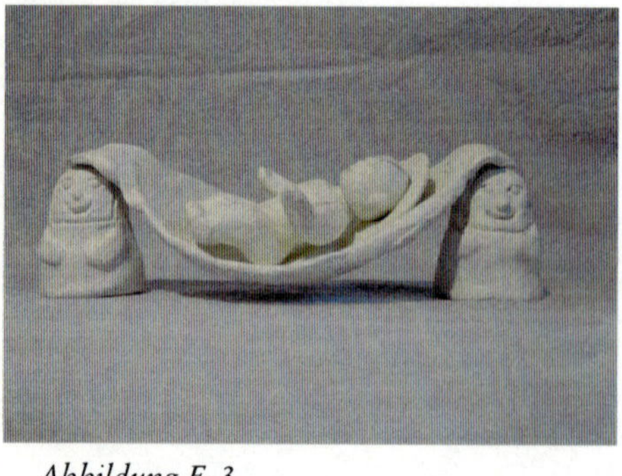

Abbildung E-3

Patient F

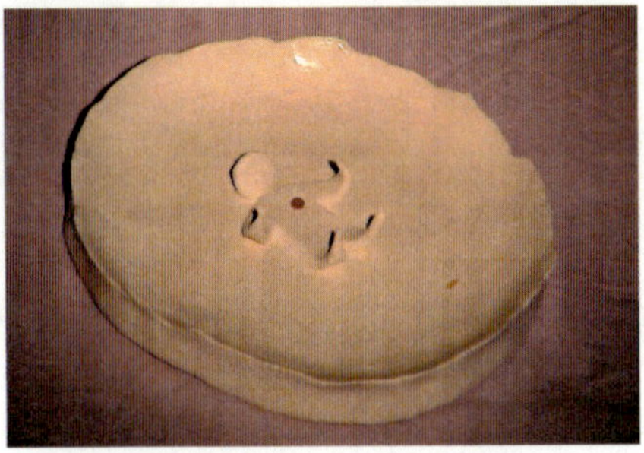

Abbildung F-1

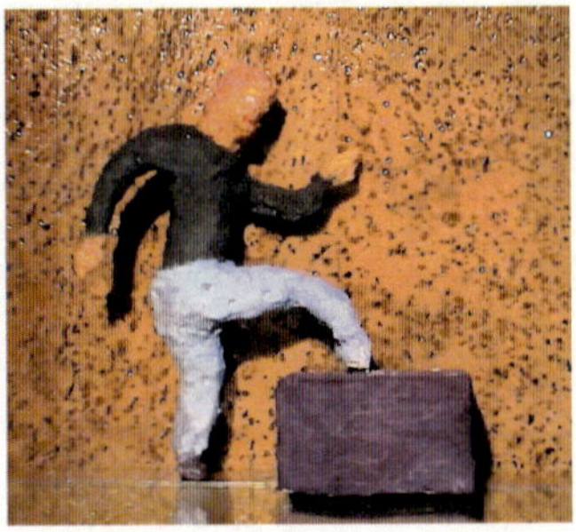

Abbildung F-2

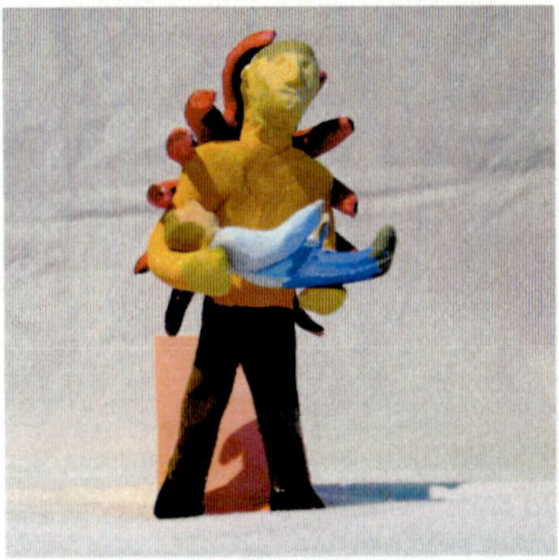

Abbildung F-3

Patient Detlef Heinel

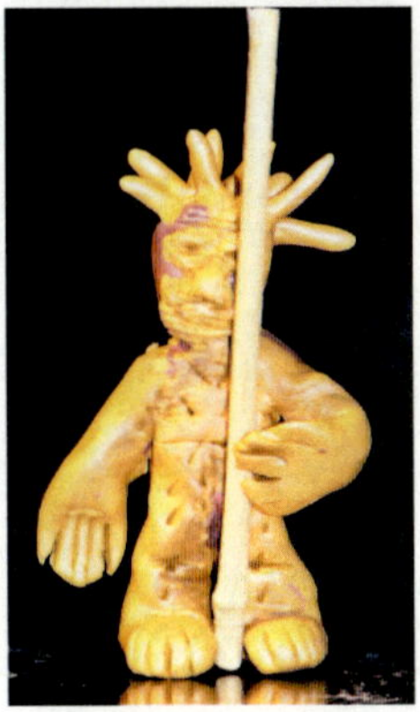

Abbildung H-1

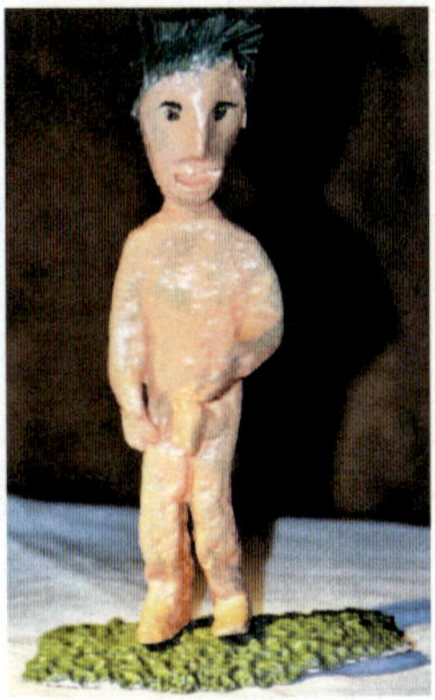

Abbildung H-2

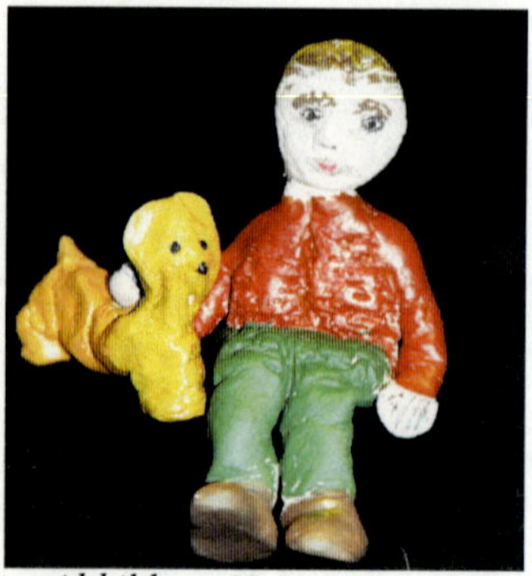

Abbildung H-3

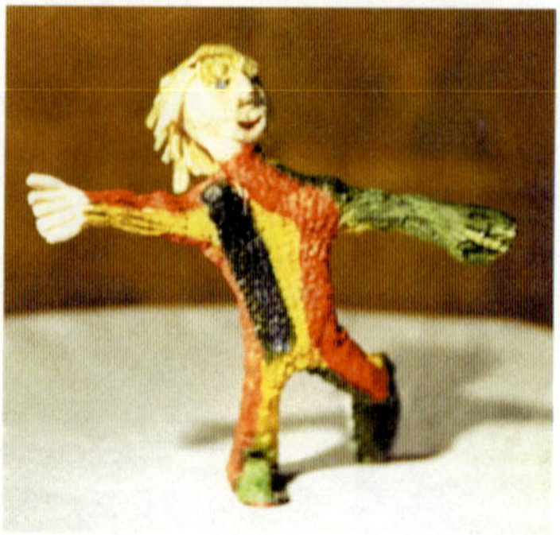

Abbildung H-4

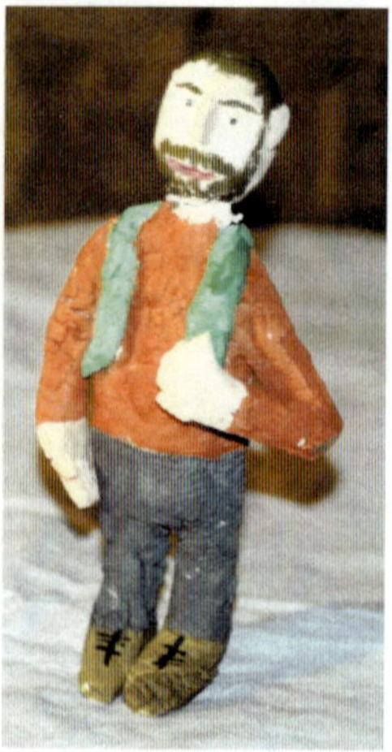

Abbildung H-5

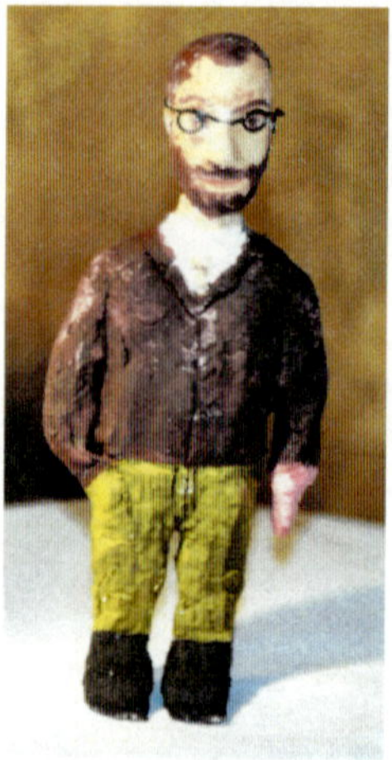

Abbildung H-6

8.3 Begriffserklärungen

In dieser Übersicht wird erklärt, wie wichtige kozeptuelle Begriffe dieses Buches verwendet oder entworfen wurden.

1. Übertragung

Neurotische Form der erlernten Selbstregulation.

Hier werden unbewusst oder bewusst und unausweichlich Verhaltensmuster reproduziert, die in der Wechselwirkung mit seelisch belastenden Bezugspersonen oder/und Lebensereignissen entstanden sind. Dabei wird i.S. der damaligen Überlebensstrategie oder des früheren Bewältigungserfolges entweder versucht, diese erlernten Verhaltensmuster erneut einzusetzen oder dem Wirksamwerden der erfahrenen Wechselwirkungsstrukturen entgegenzusteuern. Auslöser für Übertragungen sind psychisch als ähnlich wahrgenommene Bedingungen der gespiegelten Außen- und Innenwelt des Individuums.

Übertragungen können somit als völlige Differenzierungsschwäche, als partielle Fehleinschätzung oder als überhöhte Reaktion auf eine reale psychische Problemsituation auftreten. Die Mehrzahl der Übertragungen sind mit einer spürbaren Einschränkung der sonstigen Verhaltenskompetenzen i.S. von punktuellen Rückfällen oder/und mit deutlichen Einschränkungen der Lernfähigkeit für neue veränderte Wechselwirkungsstrukturen in Form reaktiver Blockaden verbunden.

Übertragungen hemmen somit die Entwicklung von erwachsenen Regulationsstrukturen und halten das Individuum in der Abhängigkeit der vormals beeinträchtigend erfahrenen Bezugspersonen oder/und Schädigungssituationen.

2. Introjekt

Neurotische Form der erworbenen Selbstregulation.

Hier werden unbewusst oder bewusst und unausweichlich Verhaltensmuster produziert und reproduziert, die in Wechselwirkung mit seelisch belastenden Bezugspersonen oder/und Lebensereignissen entstanden sind. Dabei wird i.S. einer Übernahme der damals erfahrenen (d.h. beobachteten oder/und erlittenen) Verhaltensmodelle versucht, diese prägenden Wechselwirkungsstrukturen selbst zum Zuwachs oder zur Stabilisierung eigener Verhaltens- oder Situationskontrolle einzusetzen. Die introjezierten Regulationsmuster werden dabei zur Steuerung von Strukturen der psychischen Bedingungen der Innen- oder Außenwelt genutzt.

Introjekte können somit als völlige Identifikationen mit den vormals beeinträchtigenden Kräften, als partielle Nachahmung der erlebten Beeinflussung oder als latentes Agieren im Sinne der früheren Prägungsmacht und -situation verstanden werden.

Introjekte werden durch unterschwelliges Modellernen sowie durch erheblichen negativen punktuellen oder/und langfristigen psychischen Druck (extremen Stress) verinnerlicht und gefestigt. Sie treten besonders aktiv in der aktuellen Verhaltensregulation auf, wenn das Individuum eine als ambivalent erlebte innerpsychische Spannung dadurch kurzfristig besser bewältigen möchte (Drang nach erfolgreicher Identitätsausweitung). Anderseits werden sie auch gerade dann spürbar, wenn die Auflockerung von alten Verhaltensstrukturen zu große Misserfolgsrisiken in sich birgt, so dass Entlastung in bekannten Stereotypen gesucht wird (Furcht oder Scham vor Identitätseinbußen). Introjekte beeinträchtigen somit besonders die Ausbildung neuer, eigenständiger, unterscheidbarer Strukturen beim Individuum, womit die Verbindung zur vormals beeinträchtigenden Bezugsperson oder/und Schädigungssituation aufrechterhalten wird.

3. Introjekt-Übertragungs-Tafel

Psychotherapeutisches Arbeitsmittel für Patient und Therapeut zur Abbildung der *prägenden psychodynamischen* Teilkräfte, um daraus Hypothesen für die seelische Wechselwirkungskonflikte in der funktionalen Selbstregulationsstörung ableiten zu können. Der Inhalt der Arbeitstafeln ist immer an den jeweiligen Therapiestand, das Verbalisierungsniveau des Klienten und die augenblickliche bewusst gemachte Widerstands- und Abwehrdynamik gebunden.

Die hypothetischen Einschätzungen sind je nach Phase der Therapie zwischen Patient und Therapeut mehr oder weniger unterschiedlich und münden in eine gemeinsame Arbeitshypothese (Fokus), aus dem konkrete Lösungsvorschläge für die therapeutische Inszenierungs- und Auswertungsarbeit abgeleitet werden sollen.

4. Übergangs-Übertragungs-Objekte

Sind Therapiemedien die zur Symbolisierung von innerpsychischen Problematiken im Rahmen von strukturellen Handlungsinszenierungen in der therapeutischen Arbeit eingesetzt werden.

Diese Therapieobjekte besitzen dabei größere oder kleinere seelische Anmutungsqualitäten, die diese therapeutsiche Arbeit beschleunigen können, wobei der Therapeut durch dieses triangulierende Objekt sowohl die Möglichkeit hat, schwierige Übertragungsseiten durch diese Medien zu ergänzen als auch mit dem Patienten am Abbau dieser Übertragungen gemeinsam zu arbeiten.

Ein therapeutisches Übergangs-Übertragungs-Objekt entsteht explizit und punktuell durch den beabsichtigten und indizierten Gebrauch, die beseelte

Erlebensqualität des Patienten in konkreten psychodynamischen Prozess und die abschließende weitestgehende Zurücknahme bzw. die Zurücknehmbarkeit der psychischen Regressionsatmosphäre durch den Patienten mit Unterstützung des Therapeuten.

5. Introjekt-Übertragungs-Rollenspiel
Rollenspielsetting in dem ein Modell für innerpsychische Regulationsinstanzen diagnostisch veranschaulicht und therapeutisch bearbeitbar gemacht werden soll.

Kern der aktiven Selbstauseinandersetzung des Patienten ist das Durchdringen der funktionalen Wechselwirkung zwischen seinen erlernten Übertragungs- und erworbenen Introjektseiten, um diese i.S. einer gesünderen. unabhängigeren Selbsregulation zu verändern.

6. Introjekt-Generations-Rollenspiel
Rollenspielsetting in dem ein Modell für innerfamiliäre Regulationsscripte über drei Generationen veranschaulicht und therapeutisch bearbeitbar gemacht werden soll.

Kern der aktiveren Selbsteinbringung des Patienten ist, dass Durchdringen der funktionalen Zusammenhänge zwischen seinen erlebten Übertragungs- und Introjektseiten mit den seelischen Introjekterfahrungen seiner Eltern als Kinder ihrer Eltern (Großeltern) bzw. wichtigen Bezugspersonen besser zu verstehen und deren Neurosekontext punktuell und einmalig zu einer modellhaften Lösung zu bringen, wodurch wiederum die eigene psychische Ablösung gefördert wird.

7. Strukturelle Handlungsinszenierungen
Sind Beziehungs- und Verhaltensmodelle zur aktiven Veranschaulichung und Bearbeitung von gestörten oder nicht genügend entwickelten Erlebens- und Handlungsregulationen des Patienten. Diese Inszenierungen können zur Förderung der psychischen Ressourcen, zur Behandlung von abgeleiteten Konfliktpunkten oder zur experimentellen Erforschung der Selbstregulation eingesetzt werden.

Patient, Therapeut oder/und eine Therapiegruppe arbeiten dabei in der Regel beziehungsmutuell, kooperativ zusammen, nachdem sie gemeinsam die Brisanz und das Ziel des Settings diskutiert, begründet, verhandelt und diagnostisch oder lösungsorientiert ausgerichtet haben.

8. Beziehungsmutuelles Vorgehen
In Anlehnung an Ferenczi (1932) soll hiermit ein zwischenmenschliches Verhältnis zwischen Patient und Therapeut gemeint sein, in dem beide Seiten

mit erarbeiteter Gleichwertigkeit, ein ähnliches Risiko der Spontanität, Tiefe und Schwingungsfähigkeit einer zwischenmenschlichen Wechselwirkung zum Zwecke einer therapeutisch indizierten gemeinsamen Handlung zulassen.

Im gewissen Unterschied zu Ferenczis Definition geht es hier aber nicht um einen vollen Rollentausch zwischen Patient und Therapeut, sondern nur um eine überdurchschnittlich spontane Transparenz und die schnelle Handlungsbereitschaft für den aktuellen Beziehungs- und Handlungsdialog. Der Therapeut und – wenn möglich – auch der Patient sind dabei sowohl in einer bedassten therapeutischen Dissoziation von reflektierenden erwachsenen psychischen als auch in spontan agierenden bzw. handelnden kindlichen oder intuitiv-archaischen Strukturen aktiv.

9. Körperbewegungsorientierung
Bedeutet hier, dass in der Regel nach der verbalen Beziehungs- und Verhaltensanalyse eine therapeutische Körperbewegungssequenz zur Veranschaulichung oder Behandlung der Störungsstruktur abgeleitet wird, die für Patient und Therapeut eine körperliche diagnostische Überprüfung des diskutierten Kontextes oder/und eine körperliche Verhaltenslösung als möglicherweise symbolisierte Vorstufe der anzustrebenden Selbstregulationsänderung anstrebt.

10. Traumaorientierung
Bedeutet hier, dass wichtige Erkenntnisse der modernen Psychotraumatologie berücksichtigt werden. Das betrifft sowohl das diagnostische Herangehen in der Untersuchung breiter, verzweigter Störungsursachen und -defizite i.S. von komplexen und Mehrfachstörungen als auch das therapeutische Arbeiten mit flexiblem und – wenn möglich und wichtig – mit wenig beziehungsdynamisierendem Setting.

Die Behandlungsstrategien der Psychotraumatologie finden sich auch in rollenspielartigen Zerlegen von Innenanteilen der Persönlichkeit, im Verständnis von Ressourcenstärkungen und im Umgang mit Triggern im therapeutischen Prozess.

Experimentelle psychotherapeutische Handlungsinszenierungen führen oft an traumatisierte Erlebenspunkte in der Selbsterfahrung des Patienten zurück, die manchmal eine Schlüsselstellung für die anzustrebende Verhaltensänderung besitzen.

8.4 Erhebungsfragebogen

Sehr geehrter Patient,
zum Ende der Therapie möchten wir gern Ihre Meinung zum Ergebnis unserer gemeinsamen Arbeit einholen. Deshalb bitten wir Sie die Fragen – so ehrlich und genau wie möglich – ausfüllen. Ihre Antworten werden vertraulich behandelt. Die Ergebnisse der Auswertung kommen allen Patienten zugute.

Zutreffende Prozentzahl bitte ankreuzen. Danke.

1.) Wie sehr sind Sie mit der erlebten Therapie heute zufrieden?

a) **allgemein**

0% | 10% 20% | 30% 40% | 50% | 60% | 70% | 80% 90% | 100%

b) mit der **Therapieform**

0% | 10% 20% | 30% 40% | 50% | 60% | 70% | 80% 90% | 100%

c) mit der/dem **Therapeutin/Therapeuten**

0% | 10% 20% | 30% 40% | 50% | 60% | 70% | 80% 90% | 100%

d) mit den gebotenen **Übungschancen** in der Therapie?

0% | 10% 20% | 30% 40% | 50% | 60% | 70% | 80% 90% | 100%

e) **mit sich selbst** während der Theapiearbeit

0% | 10% 20% | 30% 40% | 50% | 60% | 70% | 80% 90% | 100%

2.) Wie sehr hat sich Ihr persönliches **Wertesystem** durch die Therapie verändert?

0% | 10% 20% | 30% 40% | 50% | 60% | 70% | 80% 90% | 100%

3.) Wie sehr hat sich Ihr **gesundheitsbewußtes Verhalten** (körperlich, sozial) durch die Therapie verändert?

0% | 10% 20% | 30% 40% | 50% | 60% | 70% | 80% 90% | 100%

4.) Wie groß ist Ihre **jetzige Zufriedenheit,** im Lebensumfeld?

a) Arbeitsfeld / Kollegen

0% | 10% 20% | 30% 40% | 50% 60% | 70% | 80% | 90% 100%

b) soziales Feld (Freunde, Bekannte, etc.)

0% | 10% 20% | 30% 40% | 50% | 60% | 70% | 80% 90% | 100%

c) familiäres Feld (Eltern, Kinder)

0% | 10% 20% | 30% 40% | 50% | 60% | 70% | 80% 90% | 100%

d) partnerschaftliches Feld

0% | 10% 20% | 30% 40% | 50% | 60% | 70% | 80% 90% | 100%

5.) **Wie sehr** hat sich Ihre Zufriedenheit durch die therapeutische Arbeit **verändert**?

a) Arbeitsfeld / Kollegen

0% | 10% 20% | 30% 40% | 50% | 60% | 70% | 80% 90% | 100%

b) soziales Feld (Freunde, Bekannte, etc.)

0% | 10% 20% | 30% 40% | 50% | 60% | 70% | 80% 90% | 100%

c) familiäres Feld (Eltern, Kinder)

0% | 10% 20% | 30% 40% | 50% | 60% | 70% | 80% 90% | 100%

d) partnerschaftliches Feld

0%	10%	20%	30%	40%	50%	60%	70%	80%	90%	100%

6.) Wie sehr sind die **Menschen ihres Umfeldes jetzt *mit Ihnen*** - ggf. mit Ihren **Veränderungen** – zufrieden?

a) Arbeitsfeld / Kollegen

0%	10%	20%	30%	40%	50%	60%	70%	80%	90%	100%

b) soziales Feld (Freunde, Bekannte, etc.)

0%	10%	20%	30%	40%	50%	60%	70%	80%	90%	100%

c) familiäres Feld (Eltern, Kinder)

0%	10%	20%	30%	40%	50%	60%	70%	80%	90%	100%

d) partnerschaftliches Feld

0%	10%	20%	30%	40%	50%	60%	70%	80%	90%	100%

7.) **Wie groß** war die Zufriedenheit Ihres Lebensumfeldes mit Ihnen **vor der Therapie**?

a) Arbeitsfeld / Kollegen

0%	10%	20%	30%	40%	50%	60%	70%	80%	90%	100%

b) soziales Feld (Freunde, Bekannte, etc.)

0%	10%	20%	30%	40%	50%	60%	70%	80%	90%	100%

c) familiäres Feld (Eltern, Kinder)

0%	10%	20%	30%	40%	50%	60%	70%	80%	90%	100%

d) partnerschaftliches Feld

0%	10%	20%	30%	40%	50%	60%	70%	80%	90%	100%

Bitte füllen Sie die Lücken aus.

8.) Geben Sie an, **wieviele Tage** Sie ca. auf der Arbeit, beim Studium o.ä. gefehlt haben

a) <u>vor</u> der Therapie: ____ Tage im Jahr

b) <u>nach</u> der Therapie (bzw. zum jetzigen Zeitpunkt): ____ Tage im Jahr

9.) Geben Sie an, **welche Arztgruppen** Sie wegen Ihrer Symptome aufsuchen mußten.

a) <u>vor</u> der Therapie

1. ____________________________
2. ____________________________
3. ____________________________

b) <u>nach</u> der Therapie

1. ____________________________
2. ____________________________
3. ____________________________

10.) Geben Sie an, **wieviele** Arztbesuche Sie **insgesamt** ca. wegen Ihrer Symptome vornehmen mussten.

a) <u>vor</u> der Therapie: ____ Tage im Jahr

b) <u>nach</u> der Therapie: ____ Tage im Jahr

11.) Geben Sie an, **wieviele Tage** Sie im Jahr im **Krankenhaus** wegen Ihrer Symptome waren.

a) <u>vor</u> der Therapie: ____ Tage im Jahr

12.) **Welche Therapiemittel** erlebten Sie in der Therapie als **besonders hilfreich und warum**? (Bspw. gelber Sack, Seil, Kuscheltiere, Stäbe, Bälle, Hängematten, Schaukel, Ei, Tonne, Gurte, roter Klotz, schwarzer Sack, Keule, Matte, usw.)

1. ________________, weil ____

2. ________________, weil ____

3. ________________, weil ____

4. ________________, weil ____

5. ________________, weil ____

13.) Welche Interventionen der Therapeutin / des Therapeuten waren besonders hilfreich und warum?

1. ____

2. ____

3. ____

14.) Welche war die schönste / fröhlichste Situation für Sie während der gesamten Therapie?

____

____

15.) Welche war die schlimmste / schrecklichste Situation für Sie während der gesamten Therapie?

____

____

16.) Welche ist Ihre wichtigste Erkenntnis oder Errungenschaft durch die Therapie?

____

____

Botschaften an die Therapeuten zur weiteren Verbesserung der therapeutischen Arbeit:

____

____

Vielen Dank für Ihre ehrlichen Antworten und Ihr Engagement zur Verbesserung unserer gemeinsamen Arbeit. Wir wünschen Ihnen für Ihren weiteren Lebensweg alles Gute!

8.5 Bezugsmöglichkeiten der erprobten Therapieobjekte

8.6 Derzeitige Kriterien der Zusatzausbildung im Ansatz struktureller Handlungsinszenierungen in der Psychotherapie

Ausbildungsbedingungen für das Zertifikat zum Therapeuten für strukturelle Handlungsinszenierungen in der Psychotherapie

Voraussetzungen:

I. Abgeschlossene Ausbildung zum:
- Diplompsychologen mit psychotherapeutischer Orientierung
- Diplommedizinermit psychotherapeutischer Orientierung
- Diplomsozialpädagogen mit psychotherapeutischer Orientierung

(andere Berufsgruppen mit Psychotherapieausrichtung nur nach Vorklärung)

II. Tätigkeit oder beginnende Tätigkeit im Bereich der psychologischen Therapie oder Beratungsarbeit.

III Ein erfolgreich durchgeführtes Bewerbungsgespräch an der Akademie für Ganzheitliche Psychotherapie zur Abklärung der Ausbildungsrichtlinien und des Bewerbungskontextes.

Bedingungen während der Ausbildung:

I. Theoriebasisseminar zur strukturellen, universellen Psychotherapie mit Handlungsinszenierungen

II. Teilnahme an drei ausgewählten Theorie- und Praxisseminaren an der Akademie für Ganzheitliche Psychotherapie.
1) Seminar zur Traumapsychotherapie (freie Wahl)
2) Seminar zur Körperpsychotherapie (freie Wahl)
3) Seminar zur Kinder- oder Erwachsenenpsychotherapie (freie Wahl)

(Bereits vorher erworbene Teilnahmebescheinigungen der Akademie für Ganzheitliche Psychotherapie zu den Fachgebieten können eingereicht werden.)

III. Teilnahme an vier Selbsterfahrungskursen zur strukturellen, universellen Psychotherapie mit Handlungsinszenierungen, wovon einmal das Level A, einmal Level B und zweimal Level C absolviert werden sollte.

IV. Zwei Fallsupervisionen mit Videoband zur Behandlung mit struktureller, universeller Psychotherapie mit Handlungsinszenierungen (1 Fallsupervision pro Teilnahme möglich).

V. Zwei Langzeitsupervisionen mit Videoband mit mindestens 3 aufeinander folgenden Sitzungen pro Fall zur Behandlung mit struktureller, universeller Psychotherapie mit Handlungsinszenierungen innerhalb eines Jahres (wie unter IV.).

VI. Ein erfolgreiches Abschlussgespräch zur Theorie und Praxis von struktureller, universeller Psychotherapie.

Die Kosten für die Seminare, Selbsterfahrungskurse und der Aufnahmeprozedur sind in der Akademie zu erfragen.

8.7 Literaturanhang

ADLER, A. (1927): Studie über die Minderwertigkeit von Organen. München: Bergmann.

ADLER, A. (1973): Der Sinn des Lebens, Frankfurt/M.: Fischer.

AMBER, R. (1996): Farbe ist Leben. Essen: Synthesis-Verlag.

ARNOLD, W.; EYSENCK, H.J.; MEILI, R. (1993): Lexikon der Psychologie. Bd. 1-3, Freiburg: Herder, 11. Aufl..

BALINT, M. (HRSG., 1936): Schriften zur Psychoanalyse: Sandor Ferenczi. Frankfurt/M.: Fischer, 2 Bde.

BALINT, M. (1970): Therapeutische Aspekte der Regression. Die Theorie der Grundstörung. Stuttgart: Klett-Cotta.

BARZ, H. et.al. (1986): Heilung und Wandlung: C.G. Jung und die Medizien, Zürich: Artemis.

BAULIG, V. (2001): Psychoanalytische Wurzeln der Gestalttherapie, S. 245-261 in Fuhr et.al. (2001): Handbuch der Gestalttherapie. Göttingen: Hogrefe.

BAURIEDL, T. (1994): Auch ohne Couch. Stuttgart: Klett-Cotta, 3. Aufl. (1999).

BECK, D. (1974): Kurzpsychotherapie, Bern: Huber.

BECKER, H. (1997): Konzentrative Bewegungstherapie – Integrationsversuch von Körperlichkeit und Handeln im psychoanalytischen Prozeß.Gießen: Psychosozial-Verlag, 2. Aufl. (2001).

BETTIGHOFER, S. (1998): Übertragung und Gegenübertragung im therapeutischen Prozeß. Stuttgart: Kohlhammer, 2. Aufl. (2000).

BION, W.R. (1971): Erfahrungen in Gruppen und andere Schriften. Stuttgart: Klett-Cotta

BOADELLA, D.C. (1991): Befreite Lebensenergie, Einführung in die Biosynthese. München: Kösel.

BOCIAN, B.; STAEMMLER, F.-M. (HRSG.) (2000): Gestalttherapie und Psychoanalyse, Göttingen: Vandenhoeck & Ruprecht.

BOYESEN, G. (1987): Über den Körper die Seele heilen. München: Kösel.

BRÄUTIGAM, W.; CHRISTIAN, P. (1973): Psychosomatische Medizin. Stuttgart: Thieme, 1. Aufl..

CLAUß, G.; EBNER, H. (1974): Grundlagen der Statistik. Berlin: Volk und Wissen

O´CONNOR, J.; SEYMOUR, J. (1992): Neurolinguistisches Programmieren: Gelungene Kommunikation und persönliche Entfaltung, Freiburg i. Bg.: VAK Verlag für Angewandte Kinesiologie.

DAMM, S.R. (1995): Mehrphasentherapie. München: Pfeiffer.

DORNES, M. (1998): Der kompetente Säugling. Frankfurt/M.: Fischer, 8. Aufl..

DORNES, M. (1997): Die frühe Kindheit. Frankfurt/M.: Fischer.

DORNES, M. (2000): Affektspiegelung – Zur symbol- und identitätsbildenden Funktion früher Interaktion. In: STREECK (Hrsg.): Erinnern, Agieren und Inszenieren. Göttingen: Vandenhoeck & Ruprecht.

DORNES, M. (2002 a): Ist die Kleinkindforschung irrelevant für die Psychoanalyse? In Z. Psyche, H. 56, S. 888-921.

DORNES, M (2002 b): Menschenbilder in Psychoanalyse und Säuglingsforschung:
Konflikt oder Dialog? unveröffentlichter Vortrag auf 3. Wiener Symposium »Psychoanalyse und Körper«, Wien, 27./28.09.2002.

DOWNING, G. (1996): Körper und Wort in der Psychotherapie. München: Kösel.

DÜHRSSEN, A. (1962): Katamnestische Ergebnisse bei 1004 Patienten nach analytischer Psychotherapie. In Z. Psychosom. Med., H. 10, S. 94 –113.

DÜHRSSEN, A; JORSWIECK, E. (1965): »Untersuchung zur Leistungfähigkeit psychoanalytischer Behandlung«. In: Z. Nervenarzt, H. 36 (1965), S. 166 –169.

EBERLING, W.; HARGENS, J. (HRSG., 1996): Einfach kurz und gut. Dortmund: Borgmann.

ELLIS, A. (1977): Die rational-emotive Therapie. München: Pfeiffer.

ERMANN, M. (1994): Sandor Ferenczis Aufbruch und Scheitern. Sein Umgang mit der Regression aus heutiger Sicht. In: Z. Psyche, 48. Jg., H. 8, S. 706-719.

FABER, F. R.; HAARSTRICK, R. (1991): Kommentar Psychotherapierichtlinien. Neckarsulm: Jungjohann, 2. Aufl..

FERENCZI, S. (1921): Weiterer Ausbau der »aktiven Technik« in der Psychoanalyse. In: Ferenczi, S. (1964) Bausteine zur Psychoanalyse, Bd. II, Stuttgart: Huber, 2. Aufl.

FERENCZI, S.; RANK, O. (1924): Entwicklungsziele der Psychoanalyse. Wien: Intern. Psychoanal. Verlag.

FERENCZI, S. (1928): Die Elastizität der psychoanalytischen Technik. In: Ferenczi, S. (1964) Bausteine zur Psychoanalyse, Bd. III, Stuttgart: Huber, 2. Aufl.

FERENCZI, S. (1931): Kinderanalysen mit Erwachsenen. In: Ferenczi, S. (1964): Bausteine zur Psychoanalyse. Bd. III, Stuttgart: Huber, 2. Aufl..

FERENCZI, S. (1932): Sprachverwirrung zwischen den Erwachsenen und dem Kind. In: Ferenczi, S. (1964): Bausteine zur Psychoanalyse. Bd. III,Stuttgart: Huber, 2. Aufl..

FERENCZI, S. (1964): Bausteine zur Psychoanalyse. Bd. I bis III, Stuttgart: Huber, 2. Aufl..

FERENCZI, S.; GRODDECK, G. (1986): »Briefwechsel 1921 – 1933. Frankfurt/M.: Fischer.

FERENCZI, S. (1988): Ohne Sympathie keine Heilung. Das klinische Tagebuch von 1932. Frankfurt/M.: Suhrkamp.

FISH, R; WEAKLAND, J.H.; SEGAL, L. (1991): Strategien der Veränderung; Systemische Kurzzeittherapie. Stuttgart: Klett-Cotta, 2. Aufl..

FORTUNE, CH. (1994): Der Fall »R.N.« Sander Ferenczi radikales psychoanalytisches Experiment. In: Z. Psyche, 48. JG., H. 8, S. 683 – 703.

FRANKE, G.H. (2000): Brief Symptom Inventory von L.R. Derogatis (Kurzform der SCL-90-R), Göttingen: Beltz Test GmbH.

FREUD, S. (1892 – 1939): Gesammelte Werke. Bd. I bis XVIII. (Gesamtausgabe 1969). Frankfurt/M.: Fischer.

FREUD, S. (1920): Jenseits des Lustprinzips. In: Gesammelte Werke, (1969), Bd. XIII.

FREUD, S. (1950): Aus den Anfängen der Psychoanalyse. London: Imago Publishing.

FREUD, S. (1962): Aus den Anfängen der Psychoanalyse 1887 – 1902. Briefe an Wilhelm Fließ. Frankfurt/M.: Fischer.

FREUD, S. (1968): Briefe 1873 – 1933 (Hrsg. Ernst und Lucie Freud). Frankfurt/M.: Fischer.

FREUD, S. (1969): Ges. Werke, Bd. I –XVIII, »Zur Ätiologie der Hysterie.« Bd. I, S. 423-459, Frankfurt/Main: Fischer, 3. Aufl..

FREUD, S. (1972): Briefe (Hrsg. Magarete Mitscherlich-Nielsen). Frankfurt/M.: Suhrkamp.

FREUD, S. (1975): Studienausgabe, Bd. I – X. Frankfurt/M.: Fischer, 6. Aufl..

FUHR, R.; SRECKOVIC, M.; GREMMLER-FUHR, M. (2001): Handbuch der Gestalttherapie. Göttingen: Hogrefe, 2. Aufl..

FÜRSTENAU, P. (2001): Psychoanalytisch verstehen – systemisch denken – suggestiv intervenieren. Stuttgart: Pfeiffer bei Klett-Cotta.

GEIßLER, P. (1994). Psychoanalyse und bioenergetische Analyse im Spannungsfeld zwischen Abgrenzung und Integration. Berlin: Peter Lang Verlag.

GEIßLER, P. (HRSG., 1998): Analytische Körperpsychotherapie in der Praxis. München: Pfeiffer bei Klett-Cotta.

GEIßLER, P. (HRSG., 2001 a): Über den Körper zur Sexualität finden. Gießen: Psychosozial-Verlag.

GEIßLER, P. (2001 b): Mythos Regression. Gießen: Psychosozial-Verlag.

GEIßLER, P. (2002): Psychoanalyse und Körper: Überlegungen zum gegenwärtigen Stand analytischer Körperpsychotherapie. In Z. Psychoanalyse und Körper. 1. Jg., H. 1, S. 37-81.

GEIßLER, P. (2003): Körperbilder, Sammelband zum 3. Wiener Symposium »Psychoanalyse und Körper«. Gießen: Psychosozial-Verlag.

GEUTER, U. (1996): Körperbilder und Körpertechniken in der Psychotherapie. In: Z. Psychotherapeut, Bd. 41, S. 99 – 106.

GINDLER, E. (1926): Gymnastik des Berufsmenschen. In Stolze, H.

(Hrsg. 1984), Kommunikative Bewegungstherapie. Berlin: Mensch und Leben.

GRÄFF, CH. (1989): Konzentrative Bewegungstherapie in der Praxis. Stuttgart: Hippokrates, 2. Aufl..

GRAWE, K.; DONATI, R.; BERNAUER, F. (1994): Psychotherapie im Wandel. Von der Konfession zur Profession. Göttingen: Hogrefe.

GRAWE K. (1998): Psychologische Therapien. Göttingen: Hogrefe.

GRINDER, J.; BANDLER, R. (1994): Therapie in Trance; Hypnose: Kommunikation mit dem Unbewußten. Stuttgart: Klett-Cotta, 7. Aufl..

GRODDECK, G. (1966): Psychoanalytische Schriften zur Psychosomatik. Wiesbaden: Limes.

GUTHKE, J. (1996): Intelligenz imTest: Wege der psychologischen Intelligenzdiagnostik. Göttingen: Vandenhoeck & Ruprecht.

HACKER, W. (1977): Arbeits- und Ingenieurpsychologie. Berlin: Deutscher Verlag der Wissenschaften, 2.Aufl..

HACKER, W. (1980): Optimierung von kognitiven Arbeitsanforderungen. Bern: Huber.

HALEY, J. (1989): ordeal therapie. Hamburg: ISKO-Press, 1. Aufl..

VAN DER HART, O.; NIJENHUS, E.R.S.; STEELE, K. (2003): The haunted self: Chronic traumatization and the psychology of action. New York: Norton.

HEIGEL-EVERS, A.; OTT, J. (1994): Die psychoanalytisch-interaktionelle Methode. Göttingen: Vandenhoeck & Ruprecht.

HEINRICH, V. (2001): Übertragungs- u. Gegenübertragungsbeziehung in der Körperpsychotherapie. In: Z. Psychotherapie Forum, H. 9, S. 62 – 70.

HEISTERKAMP, G. (1993): Heilsame Berührungen. München: Pfeiffer.

HEISTERKAMP, G. (1999): Zur Freude in der analytischen Psychotherapie. In: Z. Psyche, H. 53, S. 1247-1265.

HEISTERKAMP, G. (2000): Die leibliche Dimension in psychodynamischen Psychotherapien. In: REIMER, C.; RÜGER, U. (Hrsg.) Psychodynamische Psychotherapien. Berlin: Springer.

HEISTERKAMP, G. (2002): Basales Verstehen; Handlungsdialoge in Psychotherapie und Psychoanalyse. Stuttgart: Pfeiffer bei Klett-Cotta.

HELLINGER, B. (1997): Ordnungen der Liebe. In Kursbuch, Heidelberg: Kösel.

HELLINGER, B. (1998): Wo Schicksal wirkt und Demut heilt. Heidelberg: Kösel.

HENNIG, H. (HRSG.) (1999): Katathym – imaginative Psychotherapie als analytischer Prozeß. Lengerich: Pabst.

HESSEL, A.; SCHUMACHER, J.; GEYER, M.; BRÄHLER, E. (2001): Symptom-Checkliste SCL-90-R: Testtheoretische Überprüfung und Normierung an einer bevölkerungsrepräsentativen Stichprobe. In Diagnostica, H. 47/1, S. 27-39.

HIPPLER, B.; GÖRLITZ, G. (2001): Selbsterfahrung in der Gruppe. Stuttgart: Pfeiffer bei Klett-Cotta.

HOCHGERNER, M. (2002): Stützende und konfliktzentrierte Arbeit am Körperbild. Unveröff. Manual vom 3. Wiener Symposium Psychoanalyse und Körper, Wien, 2002.

HOFFMANN-AXTHELM, A. (HRSG., 1996): Schock und Berührung. In Körper und Seele, Bd. 4, Basel/Muttenz: Schwabe. 2. Aufl.

HOFMANN, A. (1999): EMDR in der Therapie psychotraumatischer Belastungssyndrome. Stuttgart: Thieme.

HOLDEREGGER, H. (1993): Der Umgang mit dem Trauma. Stuttgart: Klett-Cotta.

HUBER, M. (1995): Multiple Persönlichkeitsstörung in Deutschland. S. 2 – 12. In: van der Hart, O.; Peter, B. (Hrsg.: Hypnose und Kognition, Bd. 12, H. 2, 1995) München: Steinbauer & Rau

HUBER, M. (2003): Trauma und die Folgen. Trauma und Traumabehandlung. Teil 1. Paderborn: Junfermann.

HUBER, M. (2003): Wege der Traumabehandlung. Trauma und Traumabehandlung. Teil 2. Paderborn: Junfermann.

DE JONG, P.; BERG, I.K. (1998): Lösungen (er-)finden. Das Werksattbuch der lösungsorientierten Kurztherapie. Bd. 17, Dortmund: Borgmann.

JUNG, C.G. (1976): Gesammelte Werke. Olten-Freiburg i. Brsg.: Walter.

KELEMAN, S. (1990). Körperlicher Dialog in der therapeutischen Beziehung. München: Kösel.

KLEIN, M. (1932): Die Psychoanalyse des Kindes. Wien: Internat. Psychoanalyse Verlag.

KLEIN, M. (1962): Das Seelenleben des Kleinkindes und andere Beiträge zur Psychoanalyse. Stuttgart: Klett-Cotta.

KLUFT, R.P.: zur Anwendung hypnotischer Interventionen bei der Behandlung von Dissoziativen Identitätsstörungen, S. 13-33. In: Peter, B. u. Kaiser, C. (1995): Hypnose und Kognition, Bd. 12, H. 12.

KLÜWER, R. (1995): Agieren und Mitagieren – zehn Jahre später. In Z. für psychoanal. Theorie und Praxis, X, 1, S. 45 – 70.

KOEMEDA-LUTZ, M. (2003): Zwischenergebnisse zur Wirksamkeit von ambulanten Körperpsychotherapien. In: Z. Psychotherapie Forum, H 11, S. 70-79.

KÖNIG, K. (1991): Praxis der psychoanalytischen Therapie. Göttingen: Vandenhoeck & Ruprecht.

KÖNIG, O. (2003): Ein unmöglicher Beruf: Zur Professionalisierung der Gruppendynamik. In: Z. Gruppenpsychother. Gruppendynamik Jg. 39, H 3, S. 261-277.

KÖHLER, CH.; KIESEL, A. (1972): Bewegungstherapie für funktionelle Störungen und Neurosen. Leipzig: J. A. Barth.

VAN DER KOLK, B.A.; MC FARLANE, A.C.; WEISAETH, L. (2000): Traumatic Stress. Paderborn: Junfermann.

KOLLBRUNNER, J. (2001): Der kranke Freud. Stuttgart: Klett-Cotta.

KOSELLEK, I. U. R. (1993): Tanz als ganzheitliches Therapieangebot, München: Pflaum.

KRAMPEN, G. (2002): STEP, Stundenbogen für die Allgemeine und Differentielle Einzelpsychotherapie. Göttingen: Hogrefe.

KRÜGER, A. (1998): Energie oder Beziehung. Forum der Bioenergetischen Analyse, H. 1.

KRÜGER, A. (2001). »Energie oder Beziehung« – Zum multimodalen Verständnis von Energie und Beziehung und die psychotherapeutischen Konsequenzen für die Arbeit mit frühen Störungen. In: MAAZ, H.-J.; KRÜGER, A. H. (Hrsg.). Integration des Körpers in die analytische Psychotherapie. Lengerich: Pabst.

KURTZ, R. (1988): Körperzentrierte Psychotherapie. Die Hakomi-Methode. Essen: Synthesis, 3. Aufl..

LABAN, R.v. (1926): Tänzerische Gymnastik. In: Pallat / Hilter (Hrsg): Künstlerische Körperschulung, Breslau: Hirt-Verlag.

LACHAUER, R. (1992): Der Focus in der Psychotherapie. München: Pfeiffer bei Klett-Cotta. 1999, 2. Aufl..

LAPLANCHE, J,; PONTALIS, J. B. (1991): Das Vokabular der Psychoanalyse. Frankfurt/M.: Suhrkamp, 10. Aufl..

LEONTJEW, A. (1979): Tätigkeit – Bewußtsein – Persönlichkeit. Berlin: Volk und Wissen, 1. Aufl..

LEVINE, P. A. (1998): Trauma-Heilung. Das Erwachen des Tigers. Essen: Synthesis-Verlag.

LICHTENBERG, J. D. (1991): Psychoanalyse und Säuglingsforschung. Berlin: Springer.

LIENERT, G. A. (1969): Testaufbau und Testanalyse. Weinheim: Beltz. 3. Aufl..

LOHSE, H.; LUDWIG, R.; RÖHR, M. (1986): Statistische Verfahren für Psychologen, Pädagogen und Soziologen. Berlin: Volk und Wissen, 2. Aufl..

LORENZER, A. (1991): Der Symbolbegriff und seine Problematik in der Psychoanalyse. In: OELKERS, J.; WEGENAST, K. (Hrsg.): Das Symbol – Brücke des Verstehens. Stuttgart: Kohlhammer.

LORENZER, A. (2000): Sprachzerstörung und Rekonstruktion; Vorarbeiten zu einer Metatheorie der Psychoanalyse. Frankfurt/Main: Suhrkamp, 5. Aufl..

LOWEN, A. (1967): The Betrayal of the Body. New York: Macimillan.

LOWEN, A. (1976). Bioenergetik. Der Körper als Retter der Seele. Bern: Scherz.
LOWEN, A. (1979): Bio-Energetik. Reinbek b. Hamburg: Rowohlt TB-Verlag.
LOWEN, A. (1981). Körperausdruck und Persönlichkeit. München: Kösel.

LURIJA, A. (1982): Sprache und Bewußtsein, Berlin: Volk und Wissen.

MAAZ, H.-J. (1997 a): Psychodynamische Einzeltherapie. Lengerich: Pabst.
MAAZ, H.-J.; HENNIG, H.; FIKENTSCHER, E. (HRSG., 1997 b): Analytische Psychotherapie im multimodalen Ansatz. Lengerich: Papst.
MACK, B. (HRSG., 2001): Core Dynamik, Wege zum Kern. Paderborn: Junfermann.
MÄRTENS, M.; PETZOLD, H. (HRSG., 2002): Therapieschäden. Risiken und Nebenwirkungen von Psychotherapie, Mainz: Matthias-Grünewald-Verlag.
MAHLER, M.S.; PINE, F.; BERGMANN, A. (1980): Die psychische Geburt des Menschen. Frankfurt/M.: Fischer, 16. Aufl. (1999).
MAURER, Y. (1999): Der ganzheitliche Ansatz in der Psychotherapie. Wien: Springer-Verlag.
MERTENS, W. (1993): Einführung in die psychoanalytische Therapie. Bd. 1-3 Stuttgart: Kohlhammer, 2. Aufl..
MINUCHIN, S.; FISCHMAN, H.C. (1988): Praxis der strukturellen Familientherapie. Freiburg i. Bg.: Lambertus, 3. Aufl..
MORENO, J.L. (1939): Psychodramatic shock therapy. J.: Sociometry, H. 2, S. 1-30.
MORENO, J.L. (1946): Psychodrama. New York.
MORENO, J.L. (1959): Gruppenpsychotherapie und Psychodrama. Stuttgart: Thieme.
MOSER, T. (1987): Der Psychoanalytiker als sprechende Attrappe. Frankfurt/M.: Suhrkamp.
MOSER, T. (2000): Ethik der Berührung; Entgegnung zur konservativen psychoanalytischen Kritik. Unveröffentl. Vortrag auf dem 2. Münchner Tag für körperorientierte Psychotherapie, München.
MOSER, T. (2001): Dämonische Figuren. Frankfurt/M.: Suhrkamp.
MOSER, T. (2002): Fleischfressende Pflanze und Stierkampf: Zwei Handlungs-Formen aus der analytischen Körperpsychotherapie. In: Z. Psychoanalyse und Körper. 1. Jg., H. 1, S. 105 – 118.
MÜLLER-POZZI, H. (1991): Psychoanalytisches Denken. Stuttgart: Huber.

NITSCH-BERG, H.; KÜHN, H. (2000): Kreative Medien und die Suche nach Identität. Bd. I und III, Köln: Edition Humanistische Psychologie.

OPPELT, R. (2002): Die Kinder des Tantalus. Wien: Czernin.

PAWLOW, I.P. (1953): Sämtliche Werke. Berlin: Akademie-Verlag.

PEICHL, J. (2000): Verstrickungen in der Übertragung und Gegenübertragung bei der Therapie von Traumapatienten. In: Z. Psychotherapeut, Bd. 45, H. 6, S. 366-376.

PESSO, A. (1986): Dramaturgie des Unbewußten. Stuttgart: Klett-Cotta, 2. Aufl. (1999).

PETER, B.; KRAIKER, C. (HRSG., 1989): Hypnose und Dissoziation. In: Z. Hypnose und Kognition, Bd. 6, H. 2.

PETZOLD, H. (1988): Integrative Bewegungs- und Leibtherapie. Bd. I und II Paderborn: Junfermann, 3. Aufl. 1996.

PETZOLD, H. (2000): Body Narratives; Leibtherapeutische Behandlung von Trauma-PatientInnen. Unveröffentl. Vortrag auf dem 2. Münchner Tag für körperorientierte Psychotherapie, München.

PETZOLD, H. (2001): Gestalttherapie aus der Sicht der Integrativen TherapieIn: Fuhr et.al. (2001): Handbuch der Gestalttherapie. Göttingen: Hogrefe.

PETZOLD, H.; ORTH, I. (1999): Die Mythen der Psychotherapie. Paderborn: Junfermann.

PETZOLD, H.; SIEPER, J. (1993): Integration und Kreation, 2 Bde., Paderborn: Junfermann, 2. Aufl. 1996.

PIERRAKOS, J. (1976): The case of the broken heart. In: Boadella, D.: In the Wake Reich. Norwich: Fletcher & Son.

PIERRAKOS, J. (1987): Core Energetik. Essen: Synthesis.

POHLEN, M.; BAUTZ-HOLZHERR, M. (1995). Psychoanalyse – das Ende einer Deutungsmacht. Reinbek b. Hamburg: Rowohlt TB-Verlag.

PORTELE, H. (2001): Gestaltpsychologische Wurzeln der Gestalttherapie, S.263-278, In: Fuhr, R. et.al. (2001) Handbuch der Gestalttherapie. Göttingen: Hogrefe.

RACKER, H. (1959): Übertragung und Gegenübertragung. München: Reinhardt.

REICH, W. (1933): Charakteranalyse. Wien: Selbstverlag.

REICH, W. (1936): Die Sexualität im Kulturkampf, Kopenhagen: Sex-Pol-Verlag.

REICH, W. (1987): Die bio-elektrische Untersuchung von Sexualität und Angst. Frankfurt/M.: Nexus Verlag.

REIMER, C.; RÜGER, U. (2000): Psychodynamische Psychotherapien. Berlin/ Heidelberg: Springer.

RETZER, A. (HRSG., 1991): Die Behandlung psychotischen Verhaltens. Heidelberg: Auer.

RICHTER-APPELT, H. (HRSG., 2002): Verführung-Trauma-Mißbrauch. Gießen: Psychosozial-Verlag, Erstaufl. 1997.

RICHTER, V; GUTHKE, J. (1996): Leipziger Ereignis- und Belastungsinventar (LEBI) Göttingen: Hogrefe.

ROSEN, S. (1990): Die Lehrgeschichte von Milton H. Erickson. Hamburg: iskopress, 2. Aufl..

SACHSE, R. (1997): Persönlichkeitsstörungen. Göttingen: Hogrefe.
SATIR, V. (1973): Familienbehandlung – Kommunikation und Beziehung in Theorie, Erleben und Therapie. Freiburg i.B.: Lambertus, 1. Aufl..
SCHROEDER, B. (1994): Atemekstase – Rebirthing. Essen: Synthesis-Verlag. 2. Aufl..
SCHULTE, D. (1993): Wie soll Therapieerfolg gemessen werden? Zeitschrift für Klinische Psychologie, H. 22/4, S. 374-397.
SCHUMACHER, J.; RESCHKE, K.; SCHRÖDER, H. (HRSG., 2002): Mensch unter Belastung Frankfurt: Verlag f. Akadem. Schriften.
SCHWEITZER, J.; RETZER, A.; FISCHER, R. (1992): Systemische Praxis und Postmoderne. Frankfurt/M.: Suhrkamp, 1. Aufl..
SELVINI PALAZZOLI, M.; BOSCOLO, L.; CECCHIN, G.; PRATA, G. (1991): Paradoxon und Gegenparadoxon, Stuttgart: Klett-Cotta, 7. Aufl., (1. Aufl. 1977).
DE SHAZER, S. (1989 a): Wege der erfolgreichen Kurztherapie. Stuttgart: Klett-Cotta.
DE SHAZER, S. (1989 b): Der Dreh. Heidelberg: Carl-Auer-Verlag, 1. Aufl..
SIEGEL, E.; TRAUTMANN-VOIGT, S.; VOIGT, B. (1997): Tanz- und Bewegungstherapie. Frankfurt/M.: Fischer.
SIMON, F.B. (1988): Unterschiede, die Unterschiede machen. Berlin: Springer.
SKINNER, B.F. (1953): Science and human behavior, Free Press, New York Deutsch: Wissenschaft und menschliches Verhalten, München: Kindler, 1973.
SMUCKER, M. (2003): Cognitive behavioral treatment for adult survivors of childhood Trauma. Milwaukee, unveröffentlichtes Seminarmanuskript, Leipzig 2003.
SOLLMANN, U. (1984): Bioenergetische Analyse. Essen: Synthesis.
STEPHAN, I. (1992): Die Gründerinnen der Psychoanalyse. Stuttgart: Kreuz.
STERN, D.N. (1991): Tagebuch eines Babys. München: Piper, 8. Aufl. (2000).
STERN, D.N. (1996): Die Lebenserfahrung des Säuglings. Stuttgart: Klett-Cotta, 5. Aufl..
STIERLIN, H. (1981): Die Beziehungsrealität Schizophrener. In: Z. Psyche, H. 35, S. 49 – 65.
STOLZE, H. (1984): Die Konzentrative Bewegungstherapie; Grundlagen und Erfahrungen. Berlin: Springer, 2. Aufl., 1989.
STREECK, U. (HRSG., 2000): Erinnern, Agieren und Inszenieren. Enactments und Szenische Darstellungen im therapeutischen Prozeß. Göttingen: Vandenhoeck und Ruprecht.

TANSLEY, D.V. (1989): Radionik. Essen: Synthesis.
TRAUTMANN-VOIGT, S.; VOIGT, B. (HRSG., 1998): Bewegung ins Unbewußte. Frankfurt/M.: Brandes und Aspel.
TRAUTMANN-VOIGT, S.; VOIGT, B. (2001): Tiefenpsychologische Aspekte der Körpertherapie und der Tanztherapie. In: Z. Psychotherapeut, Bd. 46, H. 1.
TRAUTMANN-VOIGT, S.; VOIGT, B. (2002): Verspieltheit als Entwicklungschance. Gießen: Psychosozial-Verlag.

VOGT-HILLMANN, M.; BURR, W. (1999): Kinderleichte Lösungen – Lösungsorientierte Kreative Kindertherapie. Dortmund: Borgmann.

VOGT-HILLMANN, M.; EBERLING, W.; DAHM, M.; DREESEN, H. (HRSG., 2000): Gelöst und los! Dortmund: Borgmann.

VOGT, R. (2001 a): Analytische multimodale Körperpsychotherapie mit Übergangs-Übertragungs-Objekten als Symbolisierungsmedien. In TRAUTMANN-VOIGT, S.; VOIGT, B.: Bewegung und Bedeutung. Köln: C. Richter, S. 112 – 132.

VOGT, R. (2001 b): Zum Einsatz und zur Konstruktion von Übergangs-Übertragungs-Objekten als Symbolisierungsmedien in der analytisch-multimodalen Körperpsychotherapie. In MAAZ, H.-J.; KRÜGER, A.: Integration des Körpers in die analytische Psychotherapie. Lengerich: Pabst, S. 97 –141.

VOGT, R. (2001 c): Zur körpertherapeutischen Regressionsförderung mit Übergangs-Übertragungs-Objekten. Forum der Bioenergetischen Analyse. H. 1, S. 47 – 79.

VOGT, R. (2001 d): Übergangs-Übertragungs-Objekte in der multimodalen analytischen Körperpsychotherapie. In BAHRKE, U.; ROSENDAHL, W.: Psychotraumatologie und Katathym-imaginative Psychotherapie. LENGERICH: PABST, S. 447 – 468.

VOGT, R. (2001 e): Fallvignetten zur Arbeit mit Übergangs-Übertragungs-Objekten. Forum der Bioenergetischen Analyse. H. 2, S. 51 – 66.

VOGT,R. (2002 a): Beseelte Spielräume durch Übergangs-Übertragungs-Objekte In: TRAUTMANN-VOIGT, S.; VOIGT, B.: Verspieltheit als Entwicklungschance. Gießen: Psychosozialverlag, S. 173 – 208.

VOGT,R. (2002 b): Veränderung und Lösung von Übertragungsbarrieren in der analytischen Körperpsychotherapie durch den Einsatz von Übergangs-Übertragungs-Objekten. In: Z. Psychotherapie Forum, H. 10, S. 22 – 37.

VOGT,R. (2002 c): Veränderung und Lösung von Übertragungsbarrieren in der analytischen Körperpsychotherapie durch den Einsatz von Übergangs-Übertragungs-Objekten. In: Z. Psychotherapie Forum, H. 10, S. 22 – 37.

VOGT, R. (2003): Beseelbare Objekte zur analytischen prozessnahen Handlungsdiagnostik und –therapie im körperpsychotherapeutischen Setting. Fallvignetten zum methodischen Vorgehen –. In: Z. Psychoanalyse und Körper, 2, S. 41 – 58.

WATKINS, J.G.; WATKINS, H.H. (2003): Ego-States – Theorie und Therapie. Heidelberg: Auer.

WATZLAWICK, P. (HRSG., 1991): Die erfundene Wirklichkeit. Wie wissen wir was wir zu wissen glauben? Beiträge zum Konstruktivismus. München: Piper, 7. Aufl..

WEAKLAND, J.H.; FISCH R.; WATZLAWICK, P.; BODIN, A.M. (1974): Brief Therapy: Focused Problem Resolution. Family Process 13, S. 141 – 168.

WEEKS, G.R.; L'ABATE, L. (1985): Paradoxe Psychotherapie. Stuttgart: Enke.

WINNICOTT, D. (1974): Reifungsprozesse und fördernde Umwelt. München: Kindler.

WOLLSCHLÄGER, M.-E. U. WOLLENSCHLÄGER, G (1998): Der Schwan und die Spinne. Bern: Hans Huber.

WÖLLER, W.; KRUSE, J. (2001): Tiefenpsychologisch fundierte Psychotherapie, Stuttgart: Schattauer.

WORM, G. (1999): Zum Verstehen von Übertragungsprozessen durch Interaktion. Unveröffentl. Vortrag auf dem 4. Bonner Symposium zur angewandten Körperpsychotherapie. Bonn.

WYGOTSKI, L. S. (1986): Denken und Sprechen. Frankfurt/Main: Fischer, 6. Aufl..

ZEIG, J.; GILLIGAN, S.G. (HRSG., 1990): »Brief Therapy. Myths, methods and metaphors« New York: Brunner / Mazel.